护理敏感质量指标应用与评价

◎ **主编** 段玉梅　童宗武　李长琼

辽宁科学技术出版社
LIAONING SCIENCE AND TECHNOLOGY PUBLISHING HOUSE

拂石医典
FU SHI MEDBOOK

内容简介

本书主要从"结构—过程—结果"三个维度,设计了系统的护理质量全流程的监控评价标准。结合医院管理实践,总结出护理质量全院通用护理指标、专科护理指标、专病护理指标。经反复讨论和征求多位护理专家意见,形成了对这些指标的计算方法、变量定义、数据来源和采集方式的共识。通过多年的数据收集、分析和反馈,广泛听取护理管理者及使用者意见和建议,不断修正和完善,最终达成了目前的统一。可供广大的护理工作者和医护服务管理者参考使用。

图书在版编目(CIP)数据

护理敏感质量指标应用与评价／段玉梅,童宗武,李长琼主编 . —沈阳:辽宁科学技术出版社,2022.2

ISBN 978 – 7 – 5591 – 2354 – 1

Ⅰ. ①护… Ⅱ. ①段… ②童… ③李… Ⅲ. ①护理 – 质量指标 – 评价 Ⅳ. ①R47

中国版本图书馆 CIP 数据核字(2021)第 258935 号

出版发行:辽宁科学技术出版社
          北京拂石医典图书有限公司
地   址:北京海淀区车公庄西路华通大厦 B 座 15 层
联系电话:010-57262361/024-23284376
E – mail:fushimedbook@163.com
印 刷 者:三河市双峰印刷装订有限公司
经 销 者:各地新华书店

幅面尺寸:185mm×260mm
字   数:574 千字   印   张:23.75
出版时间:2022 年 2 月第 1 版   印刷时间:2023 年 3 月第 2 次印刷

责任编辑:李俊卿   责任校对:梁晓洁
封面设计:潇 潇   封面制作:潇 潇
版式设计:天地鹏博   责任印制:丁 艾

如有质量问题,请速与印务部联系 联系电话:010-57262361

定   价:75.00 元

编委名单

主　编　段玉梅　童宗武　李长琼

副主编　窦方燕　可　秦　马秀芝　柯　静
　　　　　王春燕　张　薇

编　委　（以姓氏汉语拼音为序）

蔡　警　巢　娜　陈红（消化内科）

陈红（护理部）　陈　莎　陈苏娅

谌　晨　崔　雯　代　卉　邓惠琼

丁宗品　董　嘉　董云春　段红静

段筱凤　冯　婷　高秀芳　胡　燕

黄　瑜　江　莎　蒋　艳　金钰红

晋文洁　瞿丽波　李春梅　李海燕

李锡花　林雪梅　刘丽媛　刘　倩

罗　艺　罗云梅　马丽萍　马儒萍

纳　微　潘绍芝　潘志娟　宋成荣

宋玲艳　速凤媛　孙　鹏　孙燕娥

谭艳琼　万秋兰　王海超　王劲松

王丽英　王　琼　王瑞丽　吴汝琴

吴晓倩　武燕霞　夏　红　谢碧梅

徐建清　许丽芬　杨玲（心内科）

杨云娜　姚丽萍　叶　丽　叶艳胜

张丽珍　张　睿　张树萍　张锡丽

张有琼　赵丽娟　周翠萍　周廷艳

周文瑞

医院管理质量为先，质量管理是护理管理的重要组成部分。敏感质量指标可以成为护理管理者解决质量问题和保障患者安全的重要抓手，这已达成业内的共识。识别护理问题、量化护理风险、改进过程的监测和改进结果的评估，都离不开质量指标。

沿着这个方向，玉溪市人民医院护理部自 2015 年下半年开始，广泛学习国内外护理质量管理经验，派出多名管理人员参加各类护理质量管理培训，构建了医院护理敏感质量指标模型，并于 2017 年开始在全院试行。

期间参阅了《护理敏感质量指标实用手册（2016 版）》、《护理敏感质量指标监测基本数据集实施指南（2018 版）》及诸多与护理质量管理相关的文献资料，结合医院质量管理的实践经验，回顾了近五年玉溪市人民医院在敏感质量指标应用过程中存在的问题和管理需求，在各科室进行数据收集、上报、汇总分析和反馈，广泛听取一线护士的意见和建议，围绕医院护理质量问题及监测重点，不断修正和完善这些指标，共梳理出 12 个全院通用护理指标和 54 个专科护理指标、55 个专病护理指标，从院级—专科—专病三个层面打造护理安全管理模型。经反复讨论和征求多位护理专家意见，形成了对这些指标的计算方法、变量定义、数据来源和采集方式的共识，并取得了一定成效。如院级通用指标"院内压力性损伤发生率"，2017 年玉溪市人民医院发生率为 0.93%，我们以问题为导向，通过构建结构—过程—结果，逐项量化管理指标，用数据识别环节漏洞，制定针对性改进措施后院内压力性损伤发生率逐年下降，2018 年为 0.82%，2019年为 0.60%，2020 年为 0.28%，2021 年 1～9 月为 0.22%。再如专科指标"卒中相关性肺炎护理管理合格率"，通过对口腔护理、床头抬高、气道护理、进食/鼻饲护理等过程指标的监测，及时纠正偏离的护理行为，从而降低了卒中相关性肺炎的发生率。

本书详细介绍了玉溪市人民医院每项护理质量指标的设计方法，其具有三个显著特点。一是指标能完整定义，并能在循证和临床经验支持下，结合医院实际技术水平达成共识，可以在一定时期内作为护理质量标准。二是指标标准有弹性、可修正。护理质量的标准并不是亘古不变的真理，它可以随着时间的改变、技术的进步、政策的变化而有所修正。三是所有指标均来源于上级部门要求、行业标准和玉溪市人民医院历史数据中监测到的常见问题，以解决医院实际护理问题为目的，利用医院现有资源从结构—过程—结果三个维度设计质量指标，形成护理质量持续改进的长效机制。

我们希望通过分享实践中摸索出来的护理敏感质量指标运用经验，与广大护理工作者和管理者共同推进护理质量的持续改进工作，并诚恳希望各位读者、专家提出宝贵意见。

玉溪市人民医院护理部

2021 年 10 月

目 录

第一章 概　述

护理质量管理的核心首先是对"护理质量"有正确的认识，否则在学习一堆管理专有名词后，医院的护理质量不仅不会进步，反而会因为员工缺乏对护理质量的共识，无法理解医院在质量管理方面提出"这样那样"的要求，从而无法达成最初设立的目标，或放弃之前付出的努力。同样，护理质量也要遵循科学管理规律，在设计护理敏感质量指标时，要认识到护理质量的核心是"与患者健康结局密切相关"。因此，围绕核心设计出既体现护理工作特点和专业性，也具有敏感度，并且能将目标"具体化"的护理质量指标，可使护理质量更具象，最终实现护理质量的不断改善。

一、护理服务质量管理体系构建

护理服务质量受护理机构的组成结构、服务流程、患者健康结局的影响；好的护理服务是以最小的风险和最低的成本为患者提供最适宜的服务。被证明成熟有效且国内外通用的护理质量管理手段，不外乎"结构—过程—结果"三个层面。

（一）结构层面

结构是指护理机构对服务对象资源的安排，包括人、财、物的投入及制度流程的建立、人员培训等，属于预防成本，也是服务质量提升的保障。

放诸四海皆准的指标参数很难被顺利操作，参考标准因简化了很多临床上看不见或具有文化性质的因素，因此通常只是最低标准。护理质量的标准视人、事、时、地、物的不同应有所调整。不是花钱越多质量就越好，结构层面的花费是为了保持良好的护理质量必须投入的质量规划成本、培训成本、流程控制成本等。结构本身是静态且长期的一种安排，不能反映短期或当下的护理服务质量。

本书中的结构指标，均是因地制宜选择目前性能最佳的投入，力所能及从源头上保障患者安全。

（二）过程层面

过程是指护理人员是否按标准作业程序、规章制度或行业指南操作程序为患者提供护理服务，其标准必须符合专业要求而非服务者心中的期望。

过程标准通常以流程的方式出现，要求符合简单、迅速、安全和精细的条件，在保障护理质量的同时提升工作效率，注重"把对的事以对的方法一次就做对"。

因为过程本身是动态的，会随着时空因素的不同而变化，所以测量难度较结构指标困难很多。本书的过程指标，充分考虑了指标的敏感度和重要性，通过实地检查、访谈患者、HIS 系统大量信息化手段等多个维度，结合结果指标尽可能还原过程场景，为问题分析与识别提供客观数据。

（三）结果层面

结果是指患者因接受了护理服务获得的目前或未来健康状态的改变。健康状态包括生理、心理和社会的健康状况。

结果层面的成本包括成功成本和失败成本。失败成本又包括因不良事件、差错、事故、纠纷、院内感染等事件而产生的健康损害和相关费用，以及负面隐形成本。

本书通过不良事件上报、HIS 系统数据采集、投诉反馈等手段，采集结果指标数据，通过分析识别患者安全管理中的风险点，判断结构投入是否合理、过程管控是否科学，为护理质量问题改进效果评价提供依据。

二、测量护理敏感质量指标数据的注意事项

除了护理服务涉及的方面，一些与护理服务并无直接联系的因素也会对护理质量的测量产生影响。

（一）影响因素 1：测量者的身份

执行护理质量测量的人会因为自身具备的某些特殊条件，对护理质量的测量有不同的要求。护理服务的外在干扰因素太多，测量者的能力与认知往往会干扰测量结果。

避免方法：制定查检表，对测量人员集中培训，对查检方式、样本量、抽样方法、记录方式做统一要求，发现问题及时反馈，组织讨论后统一回复。

（二）影响因素 2：测量结果的运用

护理专业人员测量护理质量的重点是获得的护理质量指标是否在技术的可接受范围，或符合专业人员共同遵守的标准。因此，测量结果多具有技术参考依据。此时除了测量结果必须绝对数量化外，参考指标也应尽量以国家行业标准、政策要求、本院历史数据为准，以维持数据的科学性。

（三）影响因素 3：其他行业的影响力

医院对护理质量管理的观念有很多是从其他行业转变而来的，并不是因为医院不注重护理质量，而是其他行业对新的质量管理观念的接受度较高。最近几年流行的全面质量管理（total quality management，TQM），就是从企业管理学习来的经验。护理行业逐渐开始注意护理质量是可以具体化的事实，在测量护理质量上开始相信非技术指标、开始注意前期预防、开始由过去注重过程的测量转而注重与结果有关的指标。

（四）影响因素 4：数据的取得

数据的取得对测量护理质量而言也是一个具有影响力的因素。并非每一种数据都需要特别设计才可以取得，一些指标可以从过去的统计数字中统计出来。即使在测量的过程中必须使用设计好的测量工具，也并不代表一定能够获得有价值的结果。例如，缺乏足够的经费或无法找到足够的样本数。

总之，护理管理者运用敏感指标改进护理质量，应从切实解决与患者健康结局密切相关的护理问题出发，注重目标导向和结果导向，以数据说话，避免主观臆断。通过结构—过程—结果三个维度，做好改进项目或监测项目的成本投入规划，优化工作流程，以结果评价改进效果。过程中关注数据的科学性与客观性，与监测者和执行者不断沟通交流，达成改进共识，最终形成敏感指标管理的良性循环，使广大患者受益。

第二章 通用护理敏感质量指标

一、护理人力资源配置合格率

（一）指标定义及结构

1. 护理人力资源配置　根据法律法规及行业标准，结合各专业护理范围种类、工作量及服务对象需求确定人员配置数额，满足患者护理需求，以确保护理工作安全、高效、有序开展。

2. 护理人力资源配置合格率

一级指标	二级指标	三级指标	指标维度
护理人力资源配置合格率	院级配置	全院床护比	结构指标
		住院病区床护比	
	科级管理	平均每天护患比	过程指标
		每住院患者24小时平均护理时数	
	有效落实	责任护士分管患者数合格率	结果指标
		护士分管患者能级对应合格率	

（二）计算公式

$$全院床护比 = \frac{同期全院执业护士总人数}{统计周期内全院实际开放床位数}$$

1. 分子说明　医院所有护理岗位的执业护士总人数，包括病产假等各类休假护士、外出进修护士等。计算方法为统计周期初与统计周期末执业护士总人数之和除以2。

2. 分母说明　统计周期内全院实际开放床位数。如统计周期内实际开放床位有变动，计算方法为统计周期初实际开放床位数与统计周期末实际开放床位数之和除以2。

3. 纳入标准

（1）分子：临床护理岗位护士、护理管理岗位护士、其他护理岗位护士、护理岗位的返聘护士、护理岗位的休假护士等。

（2）分母：所有编制床位，以及经医院确认，有固定物理空间和标准床单位配置，可以常规收治患者的床位。

4. 排除标准

（1）分子：非护理岗位人员、未取得护士执业资格人员、未在本院注册的护士。

（2）分母：抢救室床位、观察室床位、手术室床位、麻醉恢复室床位、血液透析室床位、接产室的待产床和接产床、母婴同室新生儿床、检查床、治疗床、临时加床。

$$住院病区床护比 = \frac{同期住院病区执业护士总人数}{统计周期内全院实际开放床位数}$$

1. 分子说明　所有病区护理岗位总人数，包括各个病区在护理岗位的病产假等各类休假护士、外出进修护士等。

2. 分母说明　统计周期内全院实际开放床位数。

3. 纳入标准

分子：临床护理岗位护士、护理管理岗位护士、其他护理岗位护士、护理岗位的返聘护士、护理岗位的休假护士。

分母：所有编制床位，以及经医院确认，有固定物理空间和标准床单位配置，可以常规收治患者的床位。

4. 排除标准

分子：非护理岗位人员、未取得护士执业资格人员、未在本院注册的护士。

分母：抢救室床位、观察室床位、手术室床位、麻醉恢复室床位、血液透析室床位、接产室的待产床和接产床、母婴同室新生儿床、检查床、治疗床、临时加床。

$$平均每天护患比 = \frac{同期每天白、夜班患者数之和}{统计周期内每天白、夜班责任护士之和}$$

1. 分子说明　统计周期内某病区每天白、夜班护理住院患者数之和。

2. 分母说明　统计周期内某病区每天白、夜班责任护士数之和。

3. 纳入标准

（1）分子：全天患者数 =［（白班接班时在院患者数 + 白班时段内新入患者数）×（白班时长 ÷8）］+［（夜班接班时在院患者数 + 夜班时段内新入患者数）×（夜班时长 ÷8）］。

（2）分母：统计周期内直接护理患者的责任护士总人数。全天责任护士数 = 白班

责任护士数之和 + 夜班责任护士数之和。（责任护士数 = 每位责任护士工作时长 ÷ 8）

4. 排除标准

（1）分子：统计周期内办理住院手续但实际未到达病区即撤销住院手续或退院的患者，母婴同室新生儿。

（2）分母：不包括统计周期内治疗护士、办公班护士、护士长等非责任护士。如护士长承担责任护士岗位，则计算为责任护士数；进修护士如已变更注册地点独立负责护理患者应计算在内。

$$每住院患者 24 小时平均护理时数 = \frac{同期住院病区执业护士上班小时数}{统计周期内住院患者实际占用床日数}$$

1. 分子说明　统计周期内某病区所有执业护士上班小时数之和。

2. 分母说明　统计周期内某病区住院患者实际占用床日数之和。

3. 纳入标准

（1）分子：住院病区执业护士实际上班小时数等同于提供的护理时数，住院病区执业护士包括病区护士、病区护士长、病区返聘护士、规培/进修的执业资格注册地点变更到医院的护士。

（2）分母：占用的正规病床日数、临时加床日数。

4. 排除标准

（1）分子：未取得护士执业资格人员及非住院病区护士（如门诊、手术室等）上班小时数。

（2）分母：占用的急诊抢救床日数、急诊观察床日数、手术室床日数、麻醉恢复室床日数、血液透析室床日数、接产室的待产床和接产床床日数、母婴同室新生儿床日数、检查床床日数、治疗床床日数。

$$责任护士分管患者数合格率 = \frac{同期责任护士分管患者合格人次数}{统计周期内责任护士分管患者抽查总人数} \times 100\%$$

1. 分子说明　统计周期内使用《护理人力资源配置管理查检表》对各病区分别抽查 5 人次，对责任护士分管患者数评价依据内容完全做到的记为合格人次，未完全做到的记为不合格人次。

2. 分母说明　统计周期内使用《护理人力资源配置管理查检表》对各病区抽查总人次（5 人次）。

3. 纳入标准　统计周期内某病区所有责任护士数、所有办理入院手续并入住病区的患者数。

4. 排除标准　统计周期内某病区未直接护理患者的护士数、办理住院手续但实际未到达病区即撤销住院手续或退院的患者数、母婴同室新生儿。

$$护士分管患者能级对应合格率 = \frac{同期护士分管患者能级对应抽查合格人次数}{统计周期内护士分管患者能级对应抽查总人数} \times 100\%$$

1. 分子说明　统计周期内使用《护理人力资源配置管理查检表》对各病区分别抽查 5 人次，对责任护士分管患者能级对应评价依据内容完全做到的记为合格人次，未完全做到的记为不合格人次。

2. 分母说明　统计周期内使用《护理人力资源配置管理查检表》对各病区抽查总人次（5 人次）。

3. 纳入标准　统计周期内某病区所有责任护士数、所有办理入院手续并入住病区的患者数。

4. 排除标准　统计周期内某病区未直接护理患者的护士数、办理住院手续但实际未到达病区即撤销住院手续或退院的患者、母婴同室新生儿。

（三）数据统计

1. 统计周期为每月。
2. 全年值不可以采取各月均值获取，应直接通过公式计算。
3. 每个统计周期均应完成数据汇总。

（四）指标意义

患者治疗结局与护理人力资源配置、所提供护理服务的护士工作能力、所获得的护理时数密切相关。在全院护士配置满足医院现有规模的前提下，监测各病区的实际护患比、每住院患者 24 小时平均护理时数、责任护士分管患者数合格率、护士分管患者能级对应合格率，可以帮助管理者了解各科室护理人力资源配置是否合理，预判护理质量风险，分析影响患者结局质量的影响因素，做好应对和预案，指导科室进行合理的护理人力资源配备及质量改进。

（五）评价标准

护理人力资源配置管理查检表

三级指标名称	评价依据	合格	不合格	监测方法
全院床护比	①同期全院执业护士总人数；②统计周期内全院实际开放床位数；③全院、普通病房、手术间、ICU、母婴同室、层流病房、产房等各专科护士床护比配置标准	标准床护比	实际床护比	HIS 系统提取

三级指标名称	评价依据	合格	不合格	监测方法
住院病区床护比	①同期全院执业护士总人数；②同期住院病区执业护士总人数；③各住院病区执业护士数；④统计周期内全院实际开放床位数；⑤统计周期内各病区实际开放床位数	标准床护比	实际床护比	HIS系统提取
平均每天护患比	①各病区白班责任护士数；②各病区白班接班患者数；③各病区白班新入患者数；④各病区夜班责任护士数；⑤各病区夜班接班患者数；⑥各病区夜班新入患者数；⑦白班护患比；⑧夜班护患比；⑨平均每天护患比	持续监测	持续监测	HIS系统提取
每住院患者24小时平均护理时数	①各病区床位数；②各病区住院患者实际占用床日数；③各病区执业护士上班小时数；④全院床位数；⑤全院住院患者实际占用床日数；⑥全院各病区执业护士上班小时数	持续监测	持续监测	HIS系统提取
责任护士分管患者数合格率	①普通病房每位责任护士分管患者平均≤8个；②普通病房责任护士分管特级护理患者≤2个；③ICU/PICU/NICU/母婴同室/产房/血透室等按行业标准配置护士及排班；④科室二级监护室按1:1.5床护比配置护士；⑤责任护士分管特级/重症患者数白班与夜班一致	合格人数	不合格人数	HIS系统提取，现场抽查
护士分管患者能级对应合格率	①≤N1级护士负责二、三级护理患者，在上级护士指导下负责一级护理患者；②N2级护士负责一、二级护理患者，在上级护士指导下负责危重患者；③N3级护士负责一级护理患者，在上级护士指导下负责急危重患者；④N4级护士负责急危重、疑难患者	合格人数	不合格人数	HIS系统提取，现场抽查

（段玉梅　窦方燕）

二、病区管理合格率

（一）指标定义及结构

1. **病区管理**　是医院管理的重要组成部分。通过建立一套规范、科学的标准化病区管理体系，可以提高服务质量，减少安全隐患，打造安全高效的医疗场所。

2. 病区管理合格率

一级指标	二级指标	三级指标	指标维度
病区管理合格率	人员管理	护士仪容仪表规范率	过程指标
		患者管理合格率	
	区域管理	病房管理合格率	
		护士站管理合格率	
		治疗室管理合格率	
		护士值班室管理合格率	
		库房管理合格率	
	安全管理	仪器设备管理合格率	
		用电管理合格率	
		用氧管理合格率	
		消防管理合格率	

（二）计算公式

$$护士仪容仪表规范率 = \frac{同期护士仪容仪表抽查合格人数}{统计周期内护士仪容仪表抽查总人数} \times 100\%$$

$$患者管理合格率 = \frac{同期患者管理抽查合格人数}{统计周期内患者管理抽查总人数} \times 100\%$$

$$病房管理合格率 = \frac{同期病房管理抽查合格条目数}{统计周期内病房管理抽查总条目数} \times 100\%$$

$$护士站管理合格率 = \frac{同期护士站管理抽查合格条目数}{统计周期内护士站管理抽查总条目数} \times 100\%$$

$$治疗室管理合格率 = \frac{同期治疗室管理抽查合格条目数}{统计周期内治疗室管理抽查总条目数} \times 100\%$$

$$护士值班室管理合格率 = \frac{同期护士值班室管理抽查合格条目数}{统计周期内护士值班室管理抽查总条目数} \times 100\%$$

$$库房管理合格率 = \frac{同期库房管理抽查合格条目数}{统计周期内库房管理抽查合格总条目数} \times 100\%$$

$$仪器设备管理合格率 = \frac{同期仪器设备管理抽查合格例数}{统计周期内仪器设备管理抽查总例数} \times 100\%$$

$$用电管理合格率 = \frac{同期用电管理抽查合格条目数}{统计周期内用电管理抽查总条目数} \times 100\%$$

$$用氧管理合格率 = \frac{同期用氧管理抽查合格条目数}{统计周期内用氧管理抽查总条目数} \times 100\%$$

$$消防管理合格率 = \frac{同期消防管理抽查合格条目数}{统计周期内消防管理抽查总条目数} \times 100\%$$

1. 分子说明

（1）人员管理：统计周期内使用《病区管理查检表》进行督查，护士仪容仪表抽查 5 位护理人员/每病区，患者管理抽查 5 位患者/每病区，对评价依据内容完全做到的记为合格人次，未完全做到的记为不合格人次。

（2）区域管理、安全管理：统计周期内使用《病区管理查检表》进行督查，仪器设备管理抽查 5 项仪器设备/每病区，对评价依据内容完全做到的记为合格，未完全做到的记为不合格；其余指标按照评价依据依次督查，评价依据下每一项督查条目完全做到的记为合格条目数，未完全做到的记为不合格条目数。

2. 分母说明　统计周期内使用《病区管理查检表》进行督查的总人数/总例次/条目总数。

3. 纳入标准　统计周期内所有护理单元。

4. 排除标准　门诊、急诊、手术室、医技部门、消毒供应中心。

（三）数据统计

1. 统计周期为每月。

2. 全年值不可以采取各月均值获取，应直接通过公式计算。

3. 每个统计周期均应完成数据汇总。

（四）指标意义

安全、整齐、清洁的病区环境，可以使工作人员提高工作效率，缓解工作压力。避免物品混杂和过期，标识清晰，减少安全隐患，减少不良事件的发生，保障安全。同时能主动发现安全隐患并防患于未然，保障生命财产安全。为患者提供安全舒适的就医环境，使患者安心配合治疗，改善就医体验。通过监测病区管理合格率，可以及时发现病区管理中存在的问题，及时整改，对打造安全高效的医疗场所具有重要意义。

（五）评价标准

病区管理查检表

三级指标名称	评价依据	合格人/例/条目数	不合格人/例/条目数	监测方法
护士仪容仪表规范率	①着装干净整洁，不戴首饰，长发戴头花，指甲干净不涂色，不留长指甲；②疫情期间戴口罩、圆帽，穿长袖长裤，普通病房标准预防一级防护，发热门（急）诊、传染病区等按分级防护标准执行（一、二、三级防护）			现场抽查
患者管理合格率	①每位患者陪客人数≤1人；②疫情期间患者及家属有核酸监测结果，佩戴口罩；③根据自理能力提供相应级别生活服务；④患者口腔无异味、发须/皮肤/指甲干净、会阴清洁；⑤患者衣物干净舒适，各类管道标识清楚，整理规范，禁止管道置于地面；⑥患者离开病床时责任护士需将各类管道整理规范，关闭仪器			现场抽查
病房管理合格率	①病房整洁、安静、安全、无异味；②床单位干净，床下无杂物；③床头柜物品摆放有序；④地面无水渍；⑤垃圾分类放置（无医疗、生活垃圾混放）			现场抽查
护士站管理合格率	①工作区清洁整齐；②物品摆放有序，分类放置；③来访人员首问负责制，接待来访人员及接听电话使用文明用语；④不从事与工作无关活动			现场抽查
治疗室管理合格率	①每天清洁，每周彻底打扫一次；②物品、药品分类放置，标识清晰；③无私人物品；④严格执行无菌技术操作；⑤无菌物品效期管理规范；⑥垃圾分类规范；⑦每天消毒有记录			现场抽查
护士值班室管理合格率	①清洁、整齐，物品分类放置，有序放置，桌面无食物残渣，房间无异味；②床铺平整、干净，被套、床单每周更换一次；③电器规范管理，无安全隐患；④进出随手锁门；⑤生活垃圾及时清理			现场抽查
库房管理合格率	①物资进出登记，账物相符；②按类存放，标识清晰；③效期管理有效；④无危化品存放；⑤按最小存放量入库；⑥无私人物品、无垃圾存放			现场抽查
仪器设备管理合格率	①建立登记本，有交接记录；②定数量、定点放置；③定期检查维护；④仪器、设备有状态标识；⑤护士掌握使用方法及应急预案			现场抽查

三级指标名称	评价依据	合格 人／例／条目数	不合格 人／例／条目数	监测方法
用电管理合格率	①病房床头医用综合治疗带，禁止医疗抢救用电以外的其他用电；②病房、护士站、值班室无违规大功率电器；③护士掌握用电有关紧急预案			现场抽查
用氧管理合格率	①护士知晓病房氧气管理规范、用氧注意事项及应急预案；②患者/家属知晓用氧注意事项；③病区严禁烟火，不在供氧带上悬挂物品；④备用氧气瓶固定有效，标识清楚，防尘到位；⑤湿化装置完好，在有效期内			现场抽查
消防管理合格率	①疏散通道无堵塞；②病区及楼梯间禁止吸烟；③安全出口标识醒目；④灭火器及消防栓无物品遮挡；⑤护士知晓火灾应急流程及本岗位职责；⑥护理人员知晓灭火器、灭火毯使用原则及方法；⑦护理人员知晓科室安全逃生通道及电源开关、灭火器材摆放位置与数量			现场抽查

（段玉梅　窦方燕　张　薇）

三、护理文书管理合格率

（一）指标定义及结构

1. 护理文书　是指患者疾病诊断、治疗、护理、康复等行为细节和过程的客观记录，要求准确、及时、全面地记录疾病发生、发展、转归和护理的全过程。

2. 护理文书管理合格率

一级指标	二级指标	三级指标	指标维度
护理文书管理合格率	护理文书分类	体温单合格率	结果指标
		医嘱处置合格率	
		护理记录单合格率	

（二）计算公式

$$体温单合格率 = \frac{同期体温单抽查合格人数}{统计周期内体温单抽查总人数} \times 100\%$$

$$医嘱处置合格率 = \frac{同期医嘱处置抽查合格人数}{统计周期内医嘱处置抽查总人数} \times 100\%$$

$$护理记录单合格率 = \frac{同期护理记录单抽查合格人数}{统计周期内护理记录单抽查总人数} \times 100\%$$

1. 分子说明　统计周期内使用《护理文书管理查检表》进行督查，每条项目抽查5 人次，对评价依据内容完全做到的记为合格人次，未完全做到的记为不合格人次。

2. 分母说明　统计周期内使用《护理文书管理指标查检表》进行督查总人次（5人次）。

3. 纳入标准　统计周期内所有住院患者的体温单、医嘱处置、护理记录单。

4. 排除标准　非住院患者护理文书（如门诊病历和急诊病历）。

（三）数据统计

1. 统计周期为每月、每季度或每年。

2. 全年值不可以采取各月均值获取，应直接通过公式计算获得。

3. 每个统计周期均应完成数据汇总。

（四）指标意义

护理文书书写质量很大程度上反映了一个医院护理人员的工作责任心和实际工作能力，也反映了一个医院护理质量的管理水平。护理记录不仅是处理医疗纠纷判定法律责任的重要佐证、评价护理质量的重要内容，也是教学和科研的重要资料，因此加强对护理文书质量的控制，提出并整改护理文书和护理过程中存在的问题，对不断改进护理质量和护理服务水平具有重要的意义。护理管理者可通过系统实时、快速、便捷地掌握各护理单元和全院护理文书存在的问题，及时、全面地分析反馈，采取有针对性的措施，及时整改。

（五）评价标准

护理文书管理查检表

三级指标名称	评价依据	合格人次	不合格人次	监测方法
体温单合格率	①体温、脉搏、呼吸记录频率符合要求；②高热患者降温处理后半小时监测体温并有标识；③各种特殊标记绘制正确；④入院时身高、体重、血压有记录；⑤住院期间根据病情或医嘱测量血压有记录，每周或据医嘱测量体重并记录；⑥根据病情或医嘱记录出入量			HIS系统提取
医嘱处置合格率	①医嘱处理及时；②医嘱执行正确；③药敏试验结果、输血医嘱执行时双签名，标记及时、正确；④A类、B类高危药品执行时双签名			HIS系统提取
护理记录单合格率	①患者病情变化有护理措施与观察记录；②患者特殊检查治疗有护理措施与观察记录；③患者特殊用药后有观察记录；④转诊、转科或出院有护理小结；⑤护理记录客观、规范，无不当的复制、粘贴、缩写或专有名词，无错字；⑥记录体现专科特点及阳性体征；⑦除浅静脉置管及头皮针之外的所有管道均须记录导管类型、数量、部位、固定、敷料、长度/深度、通畅，以及引流液的颜色、性状、量等；⑧准确记录，无提前记录			现场抽查，HIS系统提取

（段玉梅　窦方燕　张　薇）

四、患者身份识别管理合格率

（一）指标定义及结构

1. **患者身份识别**　是指护士在进行给药、治疗、护理、标本采集、手术等护理活动中至少同时使用两种标识对患者的身份进行查对、核实，如姓名、病案号、出生日期等，禁止仅以房间或床号识别，不得采用条码扫描的信息识别技术作为唯一识别方法。

2. 患者身份识别管理合格率

一级指标	二级指标	三级指标	指标维度
患者身份识别管理合格率	身份识别	身份标识正确率	结构指标
	有效落实	查对制度落实率	过程指标
		PDA 使用规范率	
	重点环节	转科交接执行合格率	过程指标
		手术患者交接执行正确率	

（二）计算公式

$$身份标识正确率 = \frac{同期身份标识抽查合格人数}{统计周期内身份标识抽查总人数} \times 100\%$$

$$查对制度落实率 = \frac{同期查对制度抽查合格人数}{统计周期内查对制度抽查总人数} \times 100\%$$

$$PDA\ 使用规范率 = \frac{同期\ PDA\ 使用抽查合格人数}{统计周期内\ PDA\ 使用抽查总人数} \times 100\%$$

$$转科交接执行合格率 = \frac{同期转科交接抽查合格人数}{统计周期内转科交接抽查总人数} \times 100\%$$

$$手术患者交接执行正确率 = \frac{同期手术患者交接抽查合格人数}{统计周期内手术患者交接抽查总人数} \times 100\%$$

1. 分子说明　统计周期内使用《患者身份识别管理查检表》进行督查，每条项目抽查 5 人次，对评价依据内容完全做到的记为合格人次，未完全做到的记为不合格人次。

2. 分母说明　统计周期内使用《患者身份识别管理查检表》进行督查总人次（5 人次）。

3. 纳入标准　住院患者、门急诊就诊患者、门诊或急诊检查或治疗患者。

4. 排除标准　非本医疗机构治疗或检查患者。

（三）数据统计

1. 统计周期为每月。

2. 全年值不可以采取各月均值获取，应直接通过公式计算。

3. 每个统计周期均应完成数据汇总。

（四）指标意义

患者身份识别是保证医院相关运作流程和患者安全目标的要求，是各项护理工作流程中的第一项。通过指标监测，可及时发现问题并整改，促进规范患者身份识别，杜绝为患者服务的过程中因识别错误导致患者伤害事件的发生，保障患者安全。

（五）评价标准

患者身份识别管理查检表

三级指标名称	评价依据	合格人次	不合格人次	监测方法
身份标识正确率	①腕带字迹清晰，信息正确；②腕带佩戴于右手腕，特殊情况佩戴于左手腕或足踝；③所有患者均须佩戴腕带，松紧以能放入示指为宜；④床头卡患者信息正确，换床/出院/转科应及时更换			现场抽查
查对制度落实率	①各项护理操作前/中/后均严格执行查对制度（医嘱正确、患者正确、途径正确）；②使用高危药品、输血操作时执行双人查对			现场抽查
PDA使用规范率	①护士使用本人工作号进行操作；②所有给药、标本采集在操作前/后均须使用 PDA 扫描患者腕带（无二维码的手动执行）；③信息确认后方能进行操作；④PDA 不能作为患者唯一身份识别方式			现场抽查
转科交接执行合格率	①身份识别正确；②患者皮肤情况交接到位；③病情、输液、管道、病历等交接清楚；④交接记录完整、规范，时间清晰，有双方护士签名；⑤重点部门（急诊、病房、手术室、ICU、产房、新生儿的转接）科室内有转科交接制度及流程			现场抽查
手术患者交接执行正确率	①术前按《手术患者护理交接记录单》逐项进行核查并双方确认签字；②术后按《手术患者护理交接记录单》逐项进行核查并双方确认签字			现场抽查

（段玉梅　窦方燕　张　薇）

五、输血管理合格率

（一）指标定义及结构

1. 静脉输血　将全血或成分血如血浆、红细胞、白细胞或血小板等通过静脉输入体内的方法。

2. 输血管理合格率

一级指标	二级指标	三级指标	指标维度
输血管理合格率	输血操作	输血技术操作规范执行正确率	过程指标
	输血记录	输血护理文书记录正确率	

（二）计算公式

$$输血技术操作规范执行正确率 = \frac{同期输血技术操作抽查正确人数}{统计周期内输血技术操作抽查总人数} \times 100\%$$

$$输血护理文书记录正确率 = \frac{同期输血护理文书记录抽查正确例数}{统计周期内输血护理文书记录抽查总例数} \times 100\%$$

1. **分子说明**　统计周期内使用《输血管理查检表》进行督查，每条项目抽查 5 人次/5 例次，对评价依据内容完全做到的记为合格人次/例次，未完全做到的记为不合格人次/例次。

2. **分母说明**　统计周期内使用《输血管理查检表》进行督查总人次（5 人次）/总例数（5 例次）。

3. **纳入标准**　统计周期内所有输血的住院患者。

4. **排除标准**　院外输血 4 小时内住院患者、输血未结束出院及转院患者。

（三）数据统计

1. 统计周期为每月。

2. 全年值不可以采取各月均值获取，应直接通过公式计算。

3. 每个统计周期均应完成数据汇总。

（四）指标意义

输血在临床治疗中起着不可替代的作用，是一项常见的护理技术，一旦出现错误将对患者的生命健康造成严重危害。通过输血管理指标加大对输血护理管理的监督力度，加强临床输血安全质量管理，可以切实维护患者安全，有效提升护理质量。

（五）评价标准

输血管理查检表

三级指标名称	评价依据	合格人次	不合格人次	监测方法
输血技术操作规范执行正确率	①采集血标本、治疗室、床旁均执行双人双查双签名；②输血器标准合格；③三查八对无误后方能输入；④经输血科取出血液后30分钟内完成输注；⑤暂不输用的必须放2～6℃冰箱保存，冰箱取出后需要自然复温10分钟方可输注；⑥每袋血制品输注时间＜4小时；⑦血液内不得加入其他药物；⑧两袋血之间需要用生理盐水冲洗干净；⑨输注时先慢后快，根据年龄及病情调节滴数；⑩按时巡视，发现异常及时处理			现场抽查
输血护理文书记录正确率	①3次双核查签名落实；②《输血监测记录单》填写规范完整；③输血不良反应情况如实填写			HIS系统提取

（段玉梅　窦方燕　张　薇）

六、危急值管理合格率

（一）指标定义及结构

1. 危急值　是指检验结果非常异常，当出现这样的检验结果时，患者可能已处于危险的边缘，临床如不及时处理，可能危及患者的安全甚至生命。

2. 危急值管理合格率

一级指标	二级指标	三级指标	指标维度
危急值管理合格率	信息管理	危急值接获记录正确率	过程指标
	措施管理	危急值处置正确率	

（二）计算公式

$$危急值接获记录正确率 = \frac{同期危急值接获记录抽查正确人数}{统计周期内危急值接获记录抽查总人数} \times 100\%$$

$$危急值处置正确率 = \frac{同期危急值处置抽查正确人数}{统计周期内危急值处置抽查总人数} \times 100\%$$

1. 分子说明　统计周期内使用《危急值管理查检表》进行督查，每条项目抽查 5 人次，对评价依据内容完全做到的记为合格人次，未完全做到的记为不合格人次。

2. 分母说明　统计周期内使用《危急值管理查检表》进行督查总人次（5 人次）。

3. 纳入标准　统计周期内所有办理入院手续并入住病区的患者。

4. 排除标准　非住院患者（门诊、留观患者）、新生儿。

（三）数据统计

1. 统计周期为每月。

2. 全年值不可以采取各月均值获取，应直接通过公式计算。

3. 每个统计周期均应完成数据汇总。

（四）指标意义

危急值的管理，可以让临床医生及时得到检验结果，从而迅速给予患者有效的救治或干预措施，挽救患者的生命，否则患者可能会有生命危险，失去最佳的抢救时机，出现严重后果。而医疗安全是医院提高医疗护理质量的重中之重，又是医院落实质量管理，提升医院综合实力的关键，所以危急值的管理显得更为重要。通过对指标的监测，可以及时发现危急值管理中的疏漏并行相应措施整改，保障医疗安全。

（五）评价标准

危急值管理查检表

三级指标名称	评价依据	合格人次	不合格人次	监测方法
危急值接获记录正确率	①《危急值报告登记本》信息记录完整正确，字迹清楚，能有效识别和确认"危急值"；②确认本科室存在该患者，如有转科或出院应告知检验科患者去向；③对信息内容复述一遍，须经对方确认无误			现场抽查
危急值处置正确率	①接获危急值后及时通知医生（≤3 分钟）；②根据医嘱立即执行，严密观察病情变化；③护理记录单上详细记录处理过程；④护理记录单上危急值数值与《危急值报告登记本》一致；⑤无论有无医嘱均应在护理记录单上记录			现场抽查

（段玉梅　窦方燕　张　薇）

七、药品安全管理合格率

（一）指标定义及结构

1. **药品** 是指用于预防、治疗、诊断人的疾病，有目的地调节人的生理机能并规定有适应证或者功能主治、用法和用量的物质，包括中药、化学药和生物制品等。

2. **药品安全管理合格率**

一级指标	二级指标	三级指标	指标维度
药品安全管理合格率	规范管理	药物标识正确率	过程指标
		药物放置正确率	
		药物效期管理规范率	
		药物批号管理正确率	
		药物基数管理正确率	
	执行管理	药物作用知晓率	
		给药查对制度落实率	
		高危药品执行正确率	
		口服药发放正确率	

（二）计算公式

$$药物标识正确率 = \frac{同期药物标识抽查合格例数}{统计周期内药物标识抽查总例数} \times 100\%$$

$$药物放置正确率 = \frac{同期药物放置抽查合格例数}{统计周期内药物放置抽查总例数} \times 100\%$$

$$药物效期管理规范率 = \frac{同期药物效期管理抽查合格例数}{统计周期内药物效期管理抽查总例数} \times 100\%$$

$$药物批号管理正确率 = \frac{同期药物批号管理抽查合格例数}{统计周期内药物批号管理抽查总例数} \times 100\%$$

$$药物基数管理正确率 = \frac{同期药物基数管理抽查合格例数}{统计周期内药物基数管理抽查总例数} \times 100\%$$

$$药物作用知晓率 = \frac{同期药物作用知晓抽查合格人数}{统计周期内药物作用知晓抽查总人数} \times 100\%$$

$$给药查对制度落实率 = \frac{同期给药查对制度落实抽查合格人数}{统计周期内给药查对制度落实抽查总人数} \times 100\%$$

$$高危药品执行正确率 = \frac{同期高危药品执行抽查合格例数}{统计周期内高危药品执行抽查总例数} \times 100\%$$

$$口服药发放正确率 = \frac{同期口服药发放抽查合格人数}{统计周期内口服药发放抽查总人数} \times 100\%$$

1. 分子说明　统计周期内使用《药品安全管理查检表》进行督查，每项指标抽查 5 例次/5 人次，对评价依据内容完全做到的记为合格人次，未完全做到的记为不合格人次。

2. 分母说明　统计周期内使用《药品安全管理查检表》进行督查，每项三级指标督查总数（5 例次/5 人次）。

3. 纳入标准　统计周期内医院所有护理单元。

4. 排除标准　无。

（三）数据统计

1. 统计周期为每月。

2. 全年值不可以采取各月均值获取，应直接通过公式计算获得。

3. 每个统计周期均应完成数据汇总。

（四）指标意义

通过监测护理单元药品安全管理合格率情况，督促护士严格落实药品管理有关规定，确保药品质量，保证患者用药安全、有效。

（五）评价标准

药品安全管理查检表

三级指标名称	评价依据	合格人次	不合格人次	监测方法
药物标识正确率	①病区各类药品标识清晰；②药品规格与标识内容一致；③药品种类与标识内容一致；④容易混淆（外观相似、读音相似）的药品有区分标识；⑤高危药品标识醒目；⑥麻醉/精神类药品标识醒目；⑦外用药品标识醒目			现场抽查
药物放置正确率	①药品摆放整齐，无医嘱外药品；②药品保管的条件符合规范（避光、防潮、冷藏等）；③药柜的注射剂、内服药与外用药分开放置；④高危药品/精神药品/反射性药品/医疗毒性药品/易制毒化学品等应设置专门的存放区域，标识醒目			现场抽查
药物效期管理规范率	①不得有过期药品；②发现有效期在 6 个月以内的药品，应有近效期警示牌标识；③药品失效期小于 1 个月，应到相关部门进行领取更换			现场抽查
药物批号管理正确率	①同种药品不同批号分类摆放；②不同批号之间标识清楚			现场抽查
药物基数管理正确率	①建立登记本并规范登记；②常备药品基数种类及数量与登记本一致；③药品无沉淀、污染、变质、过期、标签模糊等现象			现场抽查
药物作用知晓率	①责任护士知晓患者所用药物的治疗作用、禁忌证、配伍禁忌、不良反应表现；②护士知晓发生药品不良反应的处理及上报流程			现场抽查
给药查对制度落实率	①严格执行"三查八对一注意"；②操作前 PDA 扫描患者手腕带进行身份识别，同时需要口语化查对；③身份识别无误后对所执行的医嘱信息在 PDA 端进行再次核对，无误后方可执行；④同时使用两种识别方式核对患者身份；⑤核对方法、程序正确			现场抽查

三级指标名称	评价依据	合格人次	不合格人次	监测方法
高危药品执行正确率	①使用毒、麻、限剧药时经过双人核对；②高危药品运用至患者过程中双人核对；③规范张贴警示标识			现场抽查
口服药发放正确率	①按给药时间分次发放口服药（特殊情况除外）；②严格执行查对制度；③告知药物作用，服药注意事项及不良反应；④根据患者病情及自理能力协助服药，确保服药到口			现场抽查

（段玉梅　窦方燕　张　薇）

八、住院患者压力性损伤风险管理合格率

（一）指标定义及结构

1. 压力性损伤　由于压力、剪切力和/或摩擦力而导致皮肤、皮下组织和肌肉及骨骼的局限性损伤，常发生在骨隆突处。

2. 医院获得性压力性损伤　是指患者入院24小时后新发生的压力性损伤，也包括社区获得性压力性损伤患者在住院24小时后又发生了新部位的压力性损伤。

3. 住院患者压力性损伤风险管理合格率

一级指标	二级指标	三级指标	指标维度
住院患者压力性损伤风险管理合格率	专项培训	规章制度知晓率	结构指标
	风险管理	风险评估正确率	过程指标
		高风险患者上报正确率	
		干预措施正确率	
	患者结局	住院患者院内压力性损伤发生率	结果指标

（二）计算公式

$$规章制度知晓率 = \frac{同期规章制度抽查合格人数}{统计周期内规章制度抽查总人数} \times 100\%$$

$$风险评估正确率 = \frac{同期内风险评估抽查合格人数}{统计周期内风险评估抽查总人数} \times 100\%$$

$$高风险患者上报正确率 = \frac{同期高风险患者上报合格人数}{统计周期内高风险患者上报总人数} \times 100\%$$

$$干预措施正确率 = \frac{同期干预措施抽查合格人数}{统计周期内干预措施抽查总人数} \times 100\%$$

$$住院患者院内压力性损伤发生率 = \frac{同期住院患者院内压力性损伤新发病例数}{统计周期内住院患者总数} \times 100\%$$

1. 分子说明

（1）结构、过程指标：统计周期内使用《住院患者压力性损伤风险管理查检表》进行督查，每项指标抽查 5 人次，对评价依据内容完全做到的记为合格人次，未完全做到的记为不合格人次。

（2）结果指标：统计周期内住院病区患者中新发院内压力性损伤的病例数，如果患者从 A 科室转入 B 科室，或者在统计周期内多次发生压力性损伤，均作为 1 例计算；有一处或多处压力性损伤发生者，计算为 1 例。

2. 分母说明

（1）结构、过程指标：统计周期内使用《住院患者压力性损伤风险管理查检表》进行督查总人次（5 人次/例次）。

（2）结果指标：统计周期内住院患者总数。

3. 纳入标准　统计周期内所有办理入院手续并入住病区的患者。

4. 排除标准　已办理入住但未到达病区就撤销或者办理出院的患者、入院时间不满 24 小时的患者。

（三）数据统计

1. 统计周期为每月。

2. 全年值不可以采取各月均值获取，应直接通过公式计算。

3. 每个统计周期均应完成数据汇总。

（四）指标意义

护理人员通过压力性损伤风险管理指标可以了解其发生的现状、趋势、特征及影响因素，为其预防、控制等管理活动提供依据，以进行历史性、阶段性的自身比较，或与国家、地区标杆水平相比较，并进行目标性改善，可减少院内压力性损伤发生，减轻患者痛苦，提高其生活质量。

（五）评价标准

住院患者压力性损伤风险管理查检表

三级指标名称	评价依据	合格人次	不合格人次	监测方法
规章制度知晓率	①知晓医院制度；②知晓评估工具；③知晓风险等级识别要求；④知晓评估时限要求及频率；⑤知晓干预措施内容；⑥知晓记录要求；⑦知晓不良事件上报流程			现场抽查
风险评估正确率	①纳入准入条件的患者入院时均有评估；②入院/转入 8 小时内完成首次评估；③使用评估工具评估；④风险级别与患者实际相符；⑤评估频率与风险等级对应；⑥记录及时、规范、无缺项			现场抽查
高风险患者上报正确率	①普通住院患者 Braden 评分≤12 分、重症监护病房患者 Braden 评分≤9 分，护士在 HIS 系统中填写《难免压力性损伤申报表》上报；②院外/院内压力性损伤在 HIS 系统中填写《医院压力性损伤上报表》，院内压力性损伤需要同时填写《医院不良事件上报表》；③时限：8 小时内；④上报内容必须经护士长审核			现场抽查
干预措施正确率	①Braden 评分≤12 分患者、院外/院内压力性损伤患者均按《压力性损伤集束化护理措施》执行；②每班检查皮肤，尤其是受压部位；③q2h 翻身；④使用 pH 弱酸性/中性洗液、皮肤清洁干燥、使用皮肤屏障产品；⑤使用减压或压力再分布器材；⑥个体化营养指导；⑦护理措施按要求落实到位，记录规范			现场抽查
住院患者院内压力性损伤发生率	患者入院 24 小时后新发生的压力性损伤	发生例次	住院患者总数	HIS 系统提取

（段玉梅　窦方燕　张　薇）

九、住院患者跌倒风险管理合格率

（一）指标定义及结构

1. **跌倒**　是指住院患者在医疗机构任何场所，未预见性跌倒于地面或跌倒于比初始位置更低的地方。可伴或不伴有外伤，坠床属于跌倒。有无帮助的跌倒都包含在内。

2. 住院患者跌倒风险管理合格率

一级指标	二级指标	三级指标	指标维度
住院患者跌倒风险管理合格率	专项培训	规章制度知晓率	结构指标
	风险管理	风险评估正确率	过程指标
		干预措施正确率	
	患者结局	跌倒发生率	结果指标

（二）计算公式

$$规章制度知晓率 = \frac{同期规章制度知晓抽查合格人数}{统计周期内规章制度知晓抽查总人数} \times 100\%$$

$$风险评估正确率 = \frac{同期风险评估抽查合格人数}{统计周期内风险评估抽查总人数} \times 100\%$$

$$干预措施正确率 = \frac{同期干预措施抽查合格人数}{统计同期内干预措施抽查总人数} \times 100\%$$

$$跌倒发生率 = \frac{同期住院患者发生跌倒例次数}{统计周期内住院患者实际占用总床日数} \times 1000‰$$

1. 分子说明

（1）结构、过程指标：统计周期内使用《住院患者跌倒风险管理查检表》进行督查，每条项目抽查 5 人次，对评价依据内容完全做到的记为合格人次，未完全做到的记为不合格人次。

（2）结果指标：统计周期内住院患者中发生跌倒的例次数，如统计周期内同一患者多次跌倒每次都需要计 1 例。

2. 分母说明

（1）结构、过程指标：统计周期内使用《住院患者跌倒风险管理查检表》进行督查总人次（5 人次）。

（2）结果指标：统计周期内住院患者实际占用总床日数。

3. 纳入标准　统计周期内所有办理入院手续并入住病区的患者。

4. 排除标准　非住院患者（门诊、留观患者）发生的跌倒、住院患儿生理性跌倒（小儿行走中无伤害跌倒）、非医疗机构场所发生的跌倒。

（三）数据统计

1. 统计周期为每月。
2. 全年值不可以采取各月均值获取，应直接通过公式计算。
3. 每个统计周期均应完成数据汇总。

（四）指标意义

住院患者跌倒是院内患者不良事件之一，可能导致严重甚至危及生命的后果。跌倒的发生与医院的整体管理、护理质量、患者教育、疾病因素和治疗方法密切相关。跌倒发生率的高低是评价医院患者安全的重要指标之一，跌倒指标是护理质量的核心指标，也是护理的一项敏感指标。以指标监测获得的信息为基础引导的持续质量改进活动，督导护理人员及时采取风险防范措施，对预防住院患者跌倒有重要意义，也是日常医院患者安全管理的重要内容。

（五）评价标准

住院患者跌倒风险管理查检表

三级指标名称	评价依据	合格人次	不合格人次	监测方法
规章制度知晓率	①知晓医院制度；②知晓评估工具；③知晓风险等级识别要求；④知晓评估时限要求及频率；⑤知晓干预措施内容；⑥知晓记录要求；⑦知晓不良事件上报流程			现场抽查
风险评估正确率	①≥14岁以上患者入院时均有评估；②入院/转入8小时内完成首次评估；③使用评估工具评估；④风险级别与患者实际相符；⑤评估频率与风险等级对应；⑥记录及时、规范、无缺项			现场抽查
干预措施正确率	①按多因素干预措施预防跌倒；②环境和器物安全（地面清洁干燥、无障碍物/夜间照明适度/病床、轮椅、助行器、防滑设施等器物性能良好/个性化使用保护性床栏及警示标识）；③高风险患者活动时有专人陪伴；④服用特殊药物后半小时内保持坐位或卧位；⑤运动方式适宜；⑥《住院患者跌倒危险因素预防措施表》中勾选措施与实际采取措施一致			现场抽查

三级指标名称	评价依据	合格 人次	不合格 人次	监测方法
跌倒发生率	①住院患者发生非预见性倒于地面或倒于比初始位置更低的地方，可伴或不伴有损伤；②坠床属于跌倒	发生 例次	总床 日数	HIS 系统 提取

（段玉梅　窦方燕　张　薇）

十、非计划拔管风险管理合格率

（一）指标定义及结构

1. 非计划拔管　又称为意外拔管，是指患者有意造成或任何意外所致的拔管，即非诊疗计划范畴内的拔管。非计划拔管通常包含以下情况：①未经医护人员同意患者自行拔出导管；②各种原因导致的导管滑脱；③因导管质量问题及导管堵塞等情况需要提前拔除导管；④发生导管相关性感染需要提前拔除导管。

2. 非计划拔管风险管理合格率

一级指标	二级指标	三级指标	指标维度
非计划拔管风险管理合格率	专项培训	规章制度知晓率	结构指标
	风险管理	风险评估正确率	过程指标
		干预措施正确率	
	患者结局	非计划拔管率	结果指标

（二）计算公式

$$规章制度知晓率 = \frac{同期规章制度知晓抽查合格人数}{统计周期内规章制度知晓抽查总人数} \times 100\%$$

$$风险评估正确率 = \frac{同期风险评估抽查合格人数}{统计周期内风险评估抽查总人数} \times 100\%$$

$$干预措施正确率 = \frac{同期干预措施抽查合格人数}{统计周期内干预措施抽查总人数} \times 100\%$$

$$非计划拔管率 = \frac{同期某导管非计划拔管发生例数}{统计周期内该导管留置总日数} \times 1000‰$$

1. 分子说明

（1）结构、过程指标：统计周期内使用《非计划拔管风险管理查检表》进行督查，每项指标抽查 5 人次，对评价依据内容完全做到的记为合格人次，未完全做到的记为不合格人次。

（2）结果指标：统计周期内住院患者某导管（如气管导管、CVC、PICC、导尿管、胃肠管）发生非诊疗计划范畴内的拔管例次数，同一患者在同一次住院期间可能 N 次拔出某导管，分子记为 N 次。

2. 分母说明

（1）结构、过程指标：统计周期内使用《非计划拔管风险管理查检表》进行督查总人次（5 人次）。

（2）结果指标：统计周期内该导管留置总日数。

3. 纳入标准　①留置导管的住院患者；②患者自行拔出导管、各种原因导致导管滑脱、因导管质量问题及导管堵塞等情况需要提前拔出导管、发生导管相关性感染需要提前拔出导管。

4. 排除标准　①导管留置时间达到上限，拔出或更换导管；②非住院患者拔管：如门诊患者和急诊抢救患者。③临时置管：如单纯洗胃、胃肠造瘘管、临时导尿、处于一次性导尿等临时医嘱执行状态的住院患者。④达到拔除导管指征，医嘱拔除的各类导管。

（三）数据统计

1. 统计周期为每月。
2. 全年值不可以采取各月均值获取，应直接通过公式计算。
3. 每个统计周期均应完成数据汇总。

（四）指标意义

非计划拔管是医院常见的安全隐患之一。非计划拔管可能会造成患者的损伤，延长住院时间，增加患者感染率，所以患者置管期间的安全与护理质量直接关系到患者的预后乃至生命安全，非计划拔管发生率是评价患者安全重要结果指标之一。因此，分析拔管发生的原因并制定相应的防范措施，减少非计划拔管发生，对提高护理质量、保障患者安全，最终提升整个医护团队的服务规范性有重要意义。

（五）评价标准

非计划拔管风险管理查检表

三级指标名称	评价依据	合格人次	不合格人次	监测方法
规章制度知晓率	①知晓医院制度；②知晓评估工具；③知晓风险等级识别要求；④知晓评估时限要求及频率；⑤知晓干预措施内容；⑥知晓记录要求；⑦知晓不良事件上报流程			现场抽查
风险评估正确率	①所有带管患者均须进行导管脱落风险评估；②评估频率与导管脱落风险等级对应；③记录内容与患者实际情况相符			现场抽查
干预措施正确率	①标识明确，中高风险有警示标识；②健康宣教到位，征得患方理解；③夜间脱管高危时段增加巡查次数；④翻身、搬动患者时正确保护管路及接口，避免误操作导管脱落；⑤约束措施按照《住院患者身体约束护理管理规范》执行；⑥《住院患者导管脱落风险评估及干预措施表》中勾选防范措施与实际工作一致			现场抽查
非计划拔管率	①未经医务人员同意患者自行拔出导管；②各种原因导致的导管脱出；③因导管质量问题及导管堵塞等情况需要提前拔出的导管；④发生导管相关性感染需要提前拔除的导管	发生例次	住院患者总数	HIS 系统提取

（段玉梅　窦方燕　张　薇）

十一、疼痛护理管理合格率

（一）指标定义及结构

1. **疼痛**　是一种与组织损伤或潜在组织损伤相关的感觉、情感、认知和社会维度的痛苦体验。

2. **疼痛护理管理合格率**

一级指标	二级指标	三级指标	指标维度
疼痛护理管理合格率	疼痛评估	疼痛评估正确率	过程指标
	疼痛结局	疼痛干预措施有效率	结果指标

（二）计算公式

$$疼痛评估正确率 = \frac{同周期疼痛评估抽查合格人数}{统计周期内疼痛评估抽查总人数} \times 100\%$$

$$疼痛干预措施有效率 = \frac{同周期疼痛干预措施抽查合格人数}{统计周期内疼痛干预措施抽查总人数} \times 100\%$$

1. 分子说明　统计周期内使用《疼痛护理管理查检表》进行督查，每项目抽查患者 5 人次，对评价依据内容完全做到的记为合格人次，未完全做到的记为不合格人次。

2. 分母说明　统计周期内使用《疼痛护理管理查检表》进行督查总数 5 人次。

3. 纳入标准　统计周期内所有办理入院手续并入住病区的患者；急诊留观患者。

4. 排除标准　门诊患者；急诊就诊除外留观患者；在医院正常分娩的新生儿。

（三）数据统计

1. 统计周期为每月。

2. 全年值不可以采取各月均值获取，应直接通过公式计算。

3. 每个统计周期均应完成数据汇总。

（四）指标意义

高质量的疼痛护理管理需要护士全面掌握疼痛护理知识，通过构建疼痛护理质量评价体系和制定护理规范，可以给予临床护士护理实践指导，持续提高疼痛护理质量，更好地发挥护士在疼痛管理中的主体作用。

（五）评价标准

疼痛护理管理查检表

三级指标名称	评价依据	合格人次	不合格人次	监测方法
疼痛评估正确率	①护理人员知晓评估对象、时限要求、评估工具、疼痛分级、评估频率并按要求落实；②评估结果与患者实际情况相符；③记录及时、规范、无缺项			现场抽查
疼痛干预措施有效率	实施干预后，同时满足以下 3 个指标，干预有效：①疼痛强度评分≤3 分；②24 小时内突发疼痛次数≤3 次；③24 小时内需要给镇痛药的次数≤3 次			HIS 系统提取

（段玉梅　窦方燕　张　薇）

十二、住院患者健康教育管理合格率

（一）指标定义及结构

1. 健康教育　是指针对服务对象的生理、心理、社会等方面，通过有计划、有组织的系统的社会和教育活动，促使人们自愿改变不良行为习惯，自觉关注影响健康行为的相关因素，采纳有益于健康的行为和生活方式的活动过程。

2. 住院患者健康教育管理合格率

一级指标	二级指标	三级指标	指标维度
住院患者健康教育管理合格率	制度要求	健康教育资料管理规范率	过程指标
	执行过程	出院患者随访落实率	
		护理人员健康教育执行率	
	患者结局	患者对所提供的健康知识知晓率	结果指标

（二）计算公式

$$健康教育资料管理规范率 = \frac{同期健康教育资料管理抽查合格人次}{统计周期内健康教育资料管理抽查总人数} \times 100\%$$

$$出院患者随访落实率 = \frac{同期出院患者随访落实抽查合格人数}{统计周期内出院患者随访落实抽查总人数} \times 100\%$$

$$护理人员健康教育执行率 = \frac{同期护理人员健康教育执行抽查合格人数}{统计周期内护理人员健康教育执行抽查总人数} \times 100\%$$

$$患者对提供的健康知识知晓率 = \frac{同期患者对提供的健康知识知晓抽查合格人数}{统计周期内患者对提供的健康知识知晓抽查总人数} \times 100\%$$

1. 分子说明

（1）制度要求：按照《住院患者健康教育管理查检表》健康教育资料管理规范率评价依据条目依次督查，对评价条目完全做到的记为合格，未完全做到的记为不合格。

（2）执行过程，患者结局：统计周期内使用《住院患者健康教育管理查检表》进行督查，每个项目抽查 5 人次，对评价依据内容完全做到的记为合格人次，未完全做到的记为不合格人次。

2. 分母说明　统计周期内使用《住院患者健康教育管理查检表》进行督查，每条项目督查总条目数/总人数 5 人。

3. 纳入标准　统计周期内所有办理入院手续并入住病区的患者。

4. 排除标准　非住院患者（如门诊、急诊留观）；在医院正常分娩的新生儿。

（三）数据统计

1. 统计周期为每月。
2. 全年值不可以采取各月均值获取，应直接通过公式计算获得。
3. 每个统计周期均应完成数据汇总。

（四）指标意义

对住院患者进行健康教育是开展院内健康教育及整体护理的重要举措，在促进患者康复，提高患者生活质量中具有重要意义。通过对该指标的监测，可了解住院患者及其家属健康教育内容知晓情况，督导护理人员对健康教育中存在的不足进行有的放矢地改正，从而提升护理质量，促进患者健康。

（五）评价标准

住院患者健康教育管理查检表

三级指标名称	评价依据	合格人次	不合格人次	监测方法
健康教育资料管理规范率	①分别有在院/出院患者符合专业特点的健康指导资料；②根据学科发展及患者需求及时更新；③新修订的宣教内容有培训记录；④护理人员知晓主要内容			现场抽查
出院患者随访按落实率	①随访登记本及时登记出院患者信息；②2 周内完成第一次随访工作；③了解患者病情变化和恢复情况；④有用药、饮食、康复指导记录			现场抽查
护理人员健康教育执行率	①护理人员能通过文字、宣传视频等 2 种及以上形式开展健康教育；②主动了解患者健康需求，根据患者的需求提供适宜的指导内容和方式；③充分利用多媒体开展健康教育			现场抽查

续表

三级指标名称	评价依据	合格人次	不合格人次	监测方法
患者对所提供的健康知识知晓率	①患者或近亲属知晓与自身疾病相关的健康知识（治疗、护理、检查、饮食、用药、康复等）；②患者或近亲属知晓围术期注意事项；③患者或近亲属知晓高风险因素及预防措施；④患者或近亲属知晓科室用电、用氧、禁烟、陪客管理及探视制度的相关规定			现场抽查

（段玉梅　窦方燕　张　薇）

第三章 临床科室专科指标

一、急诊预检分诊合格率

（一）指标定义及结构

1. **急诊预检分诊** 是指对急诊患者进行快速评估，根据其急危重程度进行优先顺序的分级与分流。

（1）濒危患者：是指病情可能随时危及生命的患者，应立即采取挽救生命的干预措施。

（2）危重患者：病情有进展至生命危险和/或致残危险者，应迅速紧急处理，10 分钟内应诊。

（3）急症患者：是指有急性症状和急诊问题，但目前明确没有危及生命或致残危险的患者，30 分钟内应诊。

（4）非急症患者：是指有轻症或非急症，患者目前没有急性发病情况，无或很少不适主诉，240 分钟内应诊。

2. 急诊预检分诊合格率

一级指标	二级指标	三级指标	指标维度
急诊预检分诊合格率	急诊预检分诊物品管理	急诊预检分诊物品合格率	结构指标
	急诊预检分诊护士配置	急诊预检分诊护士准入达标率	
		急诊预检分诊护士培训合格率	
		急诊预检分诊护士培训合格率	
		分诊护士护理文书合格率	
		分诊护士 MEWS 评估正确率	
	急诊预检分诊分流流程	急诊预检分诊原则落实率	
		急诊预检分诊分级分流合格率	

续表

一级指标	二级指标	三级指标	指标维度
急诊预检分诊合格率	急诊分区分级管理	1 级患者响应时限及急诊处置合格率	结果指标
		2 级患者响应时限及急诊处置合格率	
		3 级患者响应时限及急诊处置合格率	
		4 级患者响应时限及急诊处置合格率	

（二）计算公式

$$急诊预检分诊物品合格率 = \frac{同期抽查分诊物品合格例数}{统计周期内抽查分诊物品总例数} \times 100\%$$

$$急诊预检分诊护士准入达标率 = \frac{同期抽查分诊护士合格例数}{统计周期内抽查分诊护士总例数} \times 100\%$$

$$急诊预检分诊护士培训合格率 = \frac{同期抽查培训提问及考核合格次数}{统计周期内抽查培训总次数} \times 100\%$$

$$分诊护士护理文书合格率 = \frac{同期抽查条款合格次数}{统计周期内抽查条款总次数} \times 100\%$$

$$分诊护士 MEWS 评估正确率 = \frac{同期急诊分诊 MEWS 评估合格总数}{统计周期内急诊分诊 MEWS 评估抽查总数} \times 100\%$$

$$急诊预检分诊原则落实率 = \frac{同期抽查条款合格例数}{统计周期内抽查条款总例数} \times 100\%$$

$$急诊预检分诊分级分流合格率 = \frac{同期急诊分诊分级分流合格总数}{统计周期内急诊分诊分级分流抽查总例数} \times 100\%$$

$$1 级患者响应时限及急诊处置合格率 = \frac{同期抽查 1 级患者合格例数}{统计周期内抽查 1 级患者总例数} \times 100\%$$

$$2 级患者响应时限及急诊处置合格率 = \frac{同期抽查 2 级患者合格例数}{统计周期内抽查 2 级患者总例数} \times 100\%$$

$$3 级患者响应时限及急诊处置合格率 = \frac{同期抽查 3 级患者合格例数}{统计周期内抽查 3 级患者总例数} \times 100\%$$

$$\text{4 级患者响应时限及}\atop\text{急诊处置合格率} = \frac{\text{同期抽查 4 级患者合格例数}}{\text{统计周期内抽查 4 级患者总例数}} \times 100\%$$

1. 分子说明

（1）结构、过程指标：统计周期内使用《急诊预检分诊合格率管理查检表》对分诊物品或急诊分诊护士及分流患者人数进行督查，对评价依据内容完全做到的记为合格，未完全做到的记为不合格。

（2）结果指标：统计周期内急诊预检分诊各级患者响应时限及急诊处置合格的例数。

2. 分母说明

（1）结构、过程指标：统计周期内使用《急诊预检分诊合格率管理查检表》对分诊物品或急诊分诊护士及分流患者人数进行督查总人次/例数（"急诊预检分诊护士准入达标率"和"急诊预检分诊护士培训合格率"抽查 5 人次，其余项目抽查 30 份）。

（2）结果指标：统计周期内急诊预检分诊各级患者响应时限及急诊处置例数进行督查总例数（每级患者各抽查 30 人）。

3. 纳入标准　统计周期内所有进入急诊预检分诊的患者。

4. 排除标准　专为做核酸检测而分诊的患者、由交警带入病区的交通违规血标本采集患者、特殊公职人员带入者（如藏毒者）、恢复期或非急诊开药检查的一般患者。

（三）数据统计

1. 统计周期为每月。

2. 全年值不可以采取各月均值获取，应直接通过公式计算。

3. 每个统计周期均应完成数据汇总。

（四）指标意义

急诊预检分诊是保证患者到达急诊科时，医护人员能够立即根据其严重程度，有效地运用现有的急诊空间和医疗资源，安排就诊先后次序的过程，是急诊就诊的首要环节。安全有效的急诊预检分诊可准确识别急危重症患者，保证急诊患者安全、及时、有序就诊，提高急诊运行效率。通过对相关指标的监测，可以及时发现急诊预检分诊过程中的问题并予以解决，保障急诊患者安全、及时、有序就诊，提升急诊医疗质量。

（五）评价标准

急诊预检分诊合格率管理查检表

三级指标名称	评价依据	合格人/例次	不合格人/例次	监测方法
急诊预检分诊物品合格率	①基本评估用物：体温计（枪）、心电监护仪、血压计、听诊器、手电筒、压舌板等；②办公用品：电脑（分诊信息系统正常运行）、电话、病历、各种登记本、记录表格等；③五大中心用品：胸痛及卒中中心各种标识等完好、摆放整齐，④传染病防治箱用物数量相符，在有效期内；⑤其他：4 种颜色（红、黄、绿、黑）的手腕带、群体事件登记本、手套、口罩、手消液等。所有用物品种、数量齐全，处于备用状态			现场抽查
急诊预检分诊护士准入达标率	①工作年限：分诊护士应具有 5 年以上工作经验，且 3 年以上急诊工作经验；②职称及能级：护师以上职称或 N3 以上护士；③专科技能：急诊专科技能培训合格，轮转过抢救室，熟练掌握各种临床技能及急救知识，每年一次培训合格或急诊专科护士优先担任；④核心能力：沟通协调，良好的心理素质及应变能力，敏锐的观察能力与临床判断能力；⑤24 小时在岗，仪表仪容规范，符合标准预防			现场抽查
急诊预检分诊护士培训合格率	①掌握急诊预检分诊标准，正确实施急诊分诊流程，正确使用分诊信息系统，正确执行传染病患者的筛查规范，正确执行急诊绿色通道的管理规范及突发公共卫生事件流程；②每年一次急诊预检分诊知识培训，考核合格			现场抽查
分诊护士护理文书合格率	①登记患者姓名、性别、年龄、症状、生命体征、来院时间、来院方式、联系方式、去向、意识状态等；②胸痛患者分诊表登记符合规范；③发热患者登记本符合规范；④急诊内科分诊、转运登记单符合规范；⑤分诊台交班本符合规范			现场抽查及急诊系统提取

续表

三级指标名称	评价依据	合格 人/例次	不合格 人/例次	监测方法
分诊护士MEWS评估正确率	①急诊分诊早期预警评分交班本登记符合规范。②急诊分诊信息系统登记规范。③MEWS评估五项指标按要求落实，危急征象指标、单项客观指标不符合的情况，患者MEWS≥6分，为1级；患者MEWS 4~5分，为2级；患者MEWS 2~3分，为3级			急诊系统提取
急诊预检分诊原则落实率	①急危重症优先就诊原则；②准确快速分级分流原则：分诊护士需要在3~5分钟内完成分诊评估和分诊决策；③动态评估及时预警原则			现场抽查
急诊预检分诊分级分流合格率	①1级为濒危患者，采用黑色腕带；2级为危重患者，采用红色腕带；3级为急症患者，采用黄色腕带；4级为非急症患者，采用绿色腕带。②手腕带佩戴正确，信息登记完整（基本信息、生命体征及预警评分），与抢救室医生护士交接到位。③急诊复苏室和抢救室为红区，1、2级患者进入该域；2、3级患者进入优先诊疗区，为黄区；3、4级患者进入普通诊疗区，为绿区			现场抽查
1级患者响应时限及急诊处置合格率	①1级濒危患者响应时限为即刻，应立即应诊，采取挽救生命的干预措施；②立即对患者实施抢救，给予基础生命支持和高级生命支持；③进入复苏室和抢救室即红区，评估与救治同时进行			现场抽查
2级患者响应时限及急诊处置合格率	①2级危重患者响应时限为10分钟，超过响应时限应启动再评估与定级；②10分钟内提供紧急救治措施，吸氧、心电监护及微量血糖测定或遵医嘱开通静脉通道；③进入抢救区即红区，迅速急诊处理			现场抽查
3级患者响应时限及急诊处置合格率	①3级急症患者响应时限为30分钟，超过响应时限应启动再评估与定级；②护士负责完善患者病情资料，完成ECG、血糖检测；③需要留观进入黄区，患者30分钟内给予吸氧、心电监护及微量血糖测定或遵医嘱开通静脉通道；④急诊输液患者等候时间在30分钟内			现场抽查

三级指标名称	评价依据	合格 人/例次	不合格 人/例次	监测方法
4级患者响应时限及急诊处置合格率	①4级亚急症患者响应时限为60分钟，非急症患者2~4小时；②超过响应时限应启动再评估与定级；③在合理应用医疗资源基础上，按急诊患者就诊顺序给予诊疗措施；④每2小时进行再次评估及定级，特殊人群如老年、孕妇、儿童等可以适当安排提前就诊			现场抽查

（蔡 警 柯 静）

二、急诊患者安全转运护理管理合格率

（一）指标定义及结构

1. 急诊患者安全转运　是指急诊患者在病情相对稳定的情况下，为了进一步治疗或明确诊断常需要院内转运。虽然院内转运的时间很短，但由于患者病情变化快、转运陪同人员水平参差不齐、抢救药品和物品携带不全、监测设备准备不当都会造成不安全转运。

2. 急诊患者安全转运护理管理合格率

一级指标	二级指标	三级指标	指标维度
急诊患者安全转运护理管理合格率	转运物品配置	生命支持设备合格率	结构指标
		外出陪检箱物品合格率	
	人力资源配置	护士调配达标率	
	转运评估及监护	患者转运安全评估率	过程指标
		患者转运用物合格率	
		患者转运前处置合格率	
		急诊患者转运医护陪同率	
	转运意外事件	患者跌倒/坠床发生率	结果指标
		患者呼吸心跳骤停发生率	

（二）计算公式

$$生命支持设备合格率 = \frac{同期生命支持设备抽查合格例数}{统计周期内生命支持设备抽查总例数} \times 100\%$$

$$外出陪检箱物品合格率 = \frac{同期外出陪检箱物品合格例数}{统计周期内外出陪检箱物品抽查总例数} \times 100\%$$

$$护士调配达标率 = \frac{同期抽查护士配置合格次数}{统计周期内抽查总次数} \times 100\%$$

$$患者转运安全评估率 = \frac{同期患者转运安全抽查合格人数}{统计周期内患者转运安全抽查总人数} \times 100\%$$

$$患者转运用物合格率 = \frac{同期患者转运用物抽查合格例数}{统计周期内患者转运用物抽查总例数} \times 100\%$$

$$患者转运前处置合格率 = \frac{同期患者转运前处置抽查合格例数}{统计周期内患者转运前处置抽查总例数} \times 100\%$$

$$急诊患者转运医护陪同率 = \frac{同期急诊患者医护陪同抽查合格例数}{统计周期内急诊患者医护陪同抽查总例数} \times 100\%$$

$$患者跌倒/坠床发生率 = \frac{同期转运途中患者发生跌倒/坠床例数}{统计周期内患者转运总例数} \times 100\%$$

$$患者呼吸心跳骤停发生率 = \frac{同期转运途中患者呼吸心跳骤停发生例数}{统计周期内患者转运总例数} \times 100\%$$

1. 分子说明

（1）结构、过程指标：按照《急诊患者安全转运护理管理查检表》进行督查，对评价依据内容完全做到的记为合格人次/例次，未完全做到的记为不合格人次/例次。

（2）结果指标：统计周期内急诊患者安全转运途中跌倒/坠床发生例数；统计周期内急诊患者安全转运途中呼吸心跳骤停发生率。

2. 分母说明

（1）结构指标：按照科室生命支持设备配置清单/外出陪检箱物品清单进行督查，生命支持设备总数/外出陪检箱物品总数各5例。

（2）过程指标：统计周期内转运患者总数5人。

（3）结果指标：统计周期内转运患者总数。

3. 纳入标准　统计周期内需要转运的急诊患者（包括入院及将转入病房的急诊患

者;未住院需要进一步诊断的急诊患者)。

4. 排除标准 未经护士评估的急诊患者;换药、处理创面及犬伤处置的门诊患者。

(三) 数据统计

1. 统计周期为每月。
2. 全年值不可以采取各月均值获取,应直接通过公式计算。
3. 每个统计周期均应完成数据汇总。

(四) 指标意义

安全转运对于降低患者病死率及致残率有着积极的作用,如何保障急诊患者安全转运成为关注的重点。通过查阅指南和文献,制定急诊患者院内安全转运清单,明确转运要点,便于患者转运时进行安全防控,进而保证患者转运安全。通过指标监测,发现患者安全转运相关措施实行中的不足,及时整改,保障急诊患者转运的安全。

(五) 评价标准

急诊患者安全转运护理管理查检表

三级指标名称	评价依据	合格 人/例次	不合格 人/例次	监测方法
生命支持设备合格率	①设备齐全,包括急诊生命支持设备:除颤仪、心肺复苏机、转运呼吸机(含氧气钢瓶)、转运心电监护仪、微量泵、简易呼吸气囊、喉镜、骨髓腔输液装置;②应急状态良好;③数量与登记本符合			现场抽查
外出陪检箱物品合格率	①物品、药品数量与清单相符;②所有物品和药品均在有效期内;③所有物品无遗失;④每周检查一次外出陪检箱物品,有检查登记			现场抽查
护士调配达标率	①急诊每一个时段能确保至少有 2 名护士在岗;②抢救危重患者时经过调配至少有 3 名护士在岗;③调配护士在 15 分钟内到岗			现场抽查
患者转运安全评估率	①接诊患者时严格落实 ABCDE 初级创伤评估;②转运前完成转运风险等级评估(参照《转运风险等级评估表》)			现场抽查

续表

三级指标名称	评价依据	合格人/例次	不合格人/例次	监测方法
患者转运用物合格率	①患者转运低风险且生命体征平稳备氧气钢瓶（足够转运所需氧气）；②患者转运低风险且生命体征不平稳和中风险，备外出陪检箱、转运心电监护仪、氧气钢瓶（足够转运所需氧气）；③患者转运高风险备外出陪检箱、转运呼吸机、转运心电监护仪、氧气钢瓶（足够转运所需氧气）			现场抽查
患者转运前处置合格率	①MEWS 评分 3～5 分开通至少一条静脉通道，给予心电监护、氧气吸入；②MEWS 评分 5～7 分，开通两条静脉通道，给予心电监护、氧气吸入，体温低于 36.0℃ 给予加温输液；③MEWS 评分大于 7 分，开通两条静脉通道，给予心电监护、氧气吸入，体温低于 36.0℃ 给予加温输液，必要时给予转运呼吸机辅助呼吸			现场抽查
急诊患者转运医护陪同率	①转运低风险且生命体征不平稳和中风险患者，1 名护士陪同转运；②转运高风险患者由 1 名医生和 1 名护士陪同转运			现场抽查
患者跌倒/坠床发生率	患者在医疗机构任何场所，未预见性跌倒于地面或跌倒于比初始位置更低的地方，可伴有或不伴有外伤，坠床属于跌倒			HIS 系统提取
患者呼吸心跳骤停发生率	患者病情恶化、心脏停止跳动、呼吸停止			HIS 系统提取

（杨云娜 柯 静）

三、危重患者输液通道建立时间达标率

（一）指标定义及结构

1. 输液通道建立 对于在医疗机构任何场所的患者，是用于纠正水、电解质及酸碱平衡紊乱，恢复内环境稳定状态的重要措施之一，是护士必须熟练掌握的护理技术。熟练、准确地应用输液技术，对治疗疾病和挽救生命起着十分重要的作用。

2. 危重患者输液通道建立时间达标率

一级指标	二级指标	三级指标	指标维度
危重患者输液通道建立时间达标率	护士专业培训	静脉输液前护士评估合格率	结构指标
		特殊血管穿刺方法掌握率	
		骨髓腔输液技术护士掌握率	
	输液规范执行	护士执行规范率	过程指标
		穿刺物品定点放置率	
		穿刺点定位准确率	
	建立时间达标	静脉通道建立时间达标率	结果指标
		骨通道建立时间达标率	

（二）计算公式

$$静脉输液前护士评估合格率 = \frac{同期抽查输液前评估合格例数}{统计周期内抽查输液前评估总例数} \times 100\%$$

$$特殊血管穿刺方法掌握率 = \frac{同期抽查护士掌握合格人数}{统计周期内抽查护士总人数} \times 100\%$$

$$骨髓腔输液技术护士掌握率 = \frac{同期抽查骨髓腔输液技术护士合格人数}{统计周期内抽查骨髓腔输液技术护士总人数} \times 100\%$$

$$护士执行规范率 = \frac{同期抽查护士执行规范合格人数}{统计周期内抽查护士执行规范总人数} \times 100\%$$

$$穿刺物品定点放置率 = \frac{同期抽查物品放置合格例数}{统计周期内抽查物品总例数} \times 100\%$$

$$穿刺点定位准确率 = \frac{同期抽查穿刺点定位合格例数}{统计周期内抽查穿刺患者总例数} \times 100\%$$

$$静脉通道建立时间达标率 = \frac{同期抽查静脉通道建立时间合格例数}{统计周期内抽查静脉通道建立时间总例数} \times 100\%$$

$$骨通道建立时间达标率 = \frac{同期抽查骨通道建立时间合格例数}{统计周期内抽查总例数} \times 100\%$$

1. 分子说明

（1）结构指标：按照《危重患者输液通道建立护理管理查检表》进行督查，对评价依据内容完全做到的记为合格人次/例次，未完全做到的记为不合格人次/例次。

（2）过程指标：按照《危重患者输液通道建立护理管理查检表》进行督查，对评价依据内容完全做到的记为合格人次/例次，未完全做到的记为不合格人次/例次。

（3）结果指标：统计周期内输液通道护理管理建立时间达标的人次/例次。

2. 分母说明

（1）结构、过程指标：统计周期内按照《危重患者输液通道建立护理管理查检表》进行督查，每项三级指标督查总数（5人/5例）。

（2）结果指标：统计周期内静脉/骨通道建立督查患者总例数5例。

3. 纳入标准 统计周期内所有在门诊需要建立静脉通道的患者。

4. 排除标准 无。

（三）数据统计

1. 统计周期为每月。

2. 全年值不可以采取各月均值获取，应直接通过公式计算。

3. 每个统计周期均应完成数据汇总。

（四）指标意义

熟练、准确地应用输液技术，对治疗疾病和挽救生命起着十分重要的作用。成年人在外周静脉穿刺不成功两次后立即建立骨髓腔输液，向输液袋施加300mmHg的压力，使输液速度达到150ml/min。熟练掌握并应用静脉输液技术，快速、安全地在单位时间内建立静脉通道，在提升抢救患者成功率上有重要意义。通过指标的监测，可及时发现输液技术应用中的问题并整改，促使护理人员按要求正确操作，保障危重患者输液通道及时有效建立，提升抢救成功率。

（五）评价标准

危重患者输液通道建立护理管理查检表

三级指标名称	评价依据	合格人/例次	不合格人/例次	监测方法
静脉输液前护士评估合格率	护士能正确评估患者：①年龄；②病情；③意识状态；④营养状况；⑤配合程度；⑥穿刺部位皮肤；⑦血管状况；⑧肢体活动度			现场抽查
特殊血管穿刺方法掌握率	①护士掌握颈外静脉穿刺方法；②护士掌握肥胖患者静脉穿刺方法；③护士掌握塌陷静脉穿刺方法			现场抽查

三级指标名称	评价依据	合格 人/例次	不合格 人/例次	监测方法
骨髓腔输液技术护士掌握率	①护士掌握骨髓腔输液的适应证和禁忌证；②护士掌握骨髓腔输液穿刺点定位方法（至少知晓胫骨近端和肱骨近端）；③护士能准确选择适合患者的穿刺针；④护士掌握骨髓腔输液的步骤：定位、消毒、穿刺、拔出内针芯、固定、抽回血、加压输液			现场抽查
护士执行规范率	护士为因失血性休克、心脏骤停等原因导致外周静脉塌陷的患者开通静脉通道时，严格按照骨髓腔输液操作规程进行输液			现场抽查
穿刺物品定点放置率	所有抢救物品按照 ABCDE 评估步骤分类定点放置			现场抽查
穿刺点定位准确率	①胫骨近端：髌骨下缘 3cm，再向内侧 2cm 骨平坦处；②肱骨近端：肱骨大结节			现场抽查
静脉通道建立时间达标率	①患者到达诊室时间至静脉通道建立时间 <10 分钟；②静脉输液通道通畅，保证患者补液所需流速			现场抽查
骨通道建立时间达标率	①患者到达诊室时间至骨通道建立时间 <10 分钟；②骨通道输液通畅，保证患者补液所需流速			现场抽查

（杨云娜　柯　静）

四、呼吸机相关肺炎发生率

（一）指标定义及结构

1. 呼吸机相关肺炎（ventilator associate pneumonia，VAP）　是指建立人工气道（气管插管或气管切开）并接受机械通气时所发生的肺炎，包括发生肺炎 48 小时内曾经使用人工气道进行机械通气者。

2. 呼吸机相关肺炎发生率　是指在一定统计周期内，使用呼吸机的住院患者单位插管时间中新发生呼吸机相关肺炎的频率。

3. 呼吸机相关肺炎发生率

一级指标	二级指标	三级指标	指标维度
呼吸机相关肺炎发生率	护士专业能力	吸痰护理合格率	结构指标
		口腔护理合格率	
	患者体位管理	半卧位依从率	过程指标
	气管导管气囊管理	气囊压力合格率	
	呼吸机管路管理	呼吸机外管路湿化合格率	
		呼吸机冷凝水倾倒合格率	
		手卫生依从率	
	患者结局	呼吸机相关肺炎发生率	结果指标

（二）计算公式

$$吸痰护理合格率 = \frac{同期抽查吸痰护理合格人数}{统计周期内抽查吸痰护理总人数} \times 100\%$$

$$口腔护理合格率 = \frac{同期抽查口腔护理合格人数}{统计周期内抽查口腔护理总人数} \times 100\%$$

$$半卧位依从率 = \frac{同期床头抬高角度 \geqslant 30° 人次}{统计周期内有创机械通气总人数} \times 100\%$$

$$气囊压力合格率 = \frac{同期气囊压力合格人次}{统计周期内气管插管总人数} \times 100\%$$

$$呼吸机外管路湿化合格率 = \frac{同期抽查呼吸机外管路湿化合格人次}{统计周期内有创机械通气总人数} \times 100\%$$

$$呼吸机冷凝水倾倒合格率 = \frac{同期抽查呼吸机冷凝水倾倒抽查合格人次}{统计周期内有创机械通气总人数} \times 100\%$$

$$手卫生依从率 = \frac{同期抽查医护人员实际执行手卫生人次}{统计周期内抽查医护人员执行手卫生总人数} \times 100\%$$

$$呼吸机相关肺炎发生率 = \frac{同期呼吸机相关肺炎发生例数}{统计周期内有创机械通气总日数} \times 1000‰$$

1. 分子说明

（1）结构、过程指标：统计周期内使用《呼吸机相关肺炎护理管理查检表》进行督查，每条项目抽查 5 人次，对评价依据内容完全做到的记为合格人次，未完全做到的记为不合格人次。

（2）结果指标：呼吸机相关肺炎发生例数是指在统计周期内所有经人工气道机械通气患者发生呼吸机相关肺炎的例数总和，若该患者在监测期间发生了 2 次及 2 次以上的呼吸机相关肺炎，应计算相应的次数。

2. 分母说明

（1）结构、过程指标：统计周期内使用《呼吸机相关肺炎护理管理查检表》进行督查总人次（5 人次）。

（2）结果指标：住院患者呼吸机使用天数是指住院患者呼吸机使用长期医嘱执行跨越零点的次数。

3. 纳入标准　住院患者有创机械通气使用长期医嘱执行状态；住院患者住院期间发生呼吸机相关肺炎。

4. 排除标准　处于无创呼吸机使用长期医嘱执行状态的患者；门、急诊非住院病区患者。

（三）数据统计

1. 统计周期为每月。

2. 全年值不可以采取各月均值获取，应直接通过公式计算。

3. 每个统计周期均应完成数据汇总。

（四）指标意义

呼吸机相关肺炎发生率反映呼吸机相关肺炎感染情况和医院感染防控情况，发生率的高低与气管导管管理、消毒隔离措施、手卫生执行情况等密切相关。监测有创通气患者呼吸机相关肺炎发生率，能及时发现医院内感染隐患与护理薄弱环节，有效地管理和预防感染，降低其发生率，提高护理质量。

（五）评价标准

呼吸机相关肺炎护理管理查检表

三级指标名称	评价依据	合格人次	不合格人次	监测方法
吸痰护理合格率	①吸痰前评估指征，按需吸痰，尽可能浅部位吸痰；②吸痰前后执行手卫生，遵循无菌原则；③吸痰操作符合流程规范			现场抽查

续表

三级指标名称	评价依据	合格人次	不合格人次	监测方法
口腔护理合格率	①检查口腔护理情况，无臭味、牙面光滑、无软垢和食物残渣、口腔黏膜洁净、无附着物为合格；②每日口腔护理次数＞3次；③使用氯己定漱口液/牙膏进行口腔冲洗/擦洗；④每次口腔护理更换清洁牙垫、寸带			现场抽查
半卧位依从率	无床头抬高禁忌患者床头抬高≥30°			现场抽查
气囊压力合格率	使用气囊测压表进行测量，气管插管或气管切开导管气囊压力20~30cmH$_2$O为合格			现场抽查
呼吸机外管路湿化合格率	①呼吸机湿化水不低于湿化罐最低水位线；②呼吸机湿化器开启，根据患者痰液分度进行调节，适宜温度37~41℃			现场抽查
呼吸机冷凝水管理合格率	①积水杯内冷凝水不超过1/2满；②积水杯内无可见痰液等污物；③呼吸机患者出口位于外管路最高点，无冷凝水回流			现场抽查
手卫生依从率	医护人员在5个手卫生时刻（接触患者前、无菌操作前、接触体液后、接触患者后、接触患者周围环境后）均按要求执行手卫生（洗手/快速手消毒）			现场抽查
呼吸机相关肺炎发生率	呼吸机相关性肺炎发生例数占同期有创机械通气总天数的比例			HIS系统提取

（董云春　窦方燕）

五、中心血管导管相关血流感染护理管理合格率

（一）指标定义及结构

1. 中心血管导管相关血流感染（central line-associated blood-stream infection，CLAB-SI）　是指留置中心导管期间或拔除中心导管48小时内发生的原发性，且与其他部位存在的感染无关的血流感染。

2. 中心血管导管相关血流感染发生率　是指在一定统计周期内，使用中心血管导管的住院患者单位插管时间内新发生中心血管导管相关血流感染的频率。

3. 中心血管导管相关血流感染发生率

一级指标	二级指标	三级指标	指标维度
中心血管导管相关血流感染发生率	中心血管导管使用率	住院患者中心血管导管使用率	结构指标
		住院患者中心血管导管拔管风险评估执行率	
	导管相关感染预防合格率	置管最大无菌屏障执行率	过程指标
		手卫生依从率	
		导管维护操作合格率	
		导管敷贴更换合格率	
	患者结局	导管相关血流感染发生率	结果指标

（二）计算公式

$$住院患者中心血管导管使用率 = \frac{同期住院患者中心血管导管插管总日数}{统计周期内住院患者实际占用床日数} \times 100\%$$

$$住院患者中心血管导管拔管风险评估执行率 = \frac{同期每日进行中心血管导管拔管风险评估人数}{统计周期内留置中心血管导管人数} \times 100\%$$

$$置管最大无菌屏障执行率 = \frac{同期置管时使用最大无菌屏障人数}{统计周期内中心静脉导管新置管人数} \times 100\%$$

$$手卫生依从率 = \frac{同期医护人员在该手卫生时刻实际执行手卫生例数}{统计周期内医护人员在该手卫生时刻应执行手卫生例数} \times 100\%$$

$$导管维护操作合格率 = \frac{同期抽查导管维护操作合格人数}{统计周期内抽查导管维护操作总人数} \times 100\%$$

$$导管敷贴更换合格率 = \frac{同期更换导管敷贴次数}{统计周期内导管敷贴更换总次数} \times 100\%$$

$$导管相关血流感染发生率 = \frac{同期中心静脉导管相关血流感染发生例数}{统计周期内中心静脉导管留置总日数} \times 1000‰$$

1. 分子说明

（1）结构、过程指标：统计周期内使用《中心血管导管相关血流感染护理管理查检表》进行抽查，每条项目抽查 5 人次，对评价依据内容完全做到的记为合格人次，未完全做到的记为不合格人次。

（2）住院患者留置中心血管导管总日数：是指统计周期内住院患者留置中心血管导管的长期医嘱跨越零点的次数之和。每跨越零点 1 次记作 1 日，当日置入并拔除的不统计。带管入院患者以入院次日算起；带管出院患者以出院日期为止。

（3）结果指标：中心血管导管相关血流感染例次是指在统计周期内所监测患者发生中心导管相关血流感染的例数总和，即该患者在监测期间发生的 CVC 和 PICC 相关血流感染的例次数之和。

2. 分母说明

（1）结构、过程指标：统计周期内使用《中心血管导管相关血流感染护理管理查检表》进行抽查总人次（5 人次）。

（2）结果指标：住院患者实际占用床日数是指统计期间医院住院病区每天零点住院患者实际占用的床日数总和。患者入院后于当晚 24 点前出院或死亡的，应作为实际占用床位 1 日统计。

3. 纳入标准　住院患者处于中心血管导管使用长期医嘱执行状态；住院患者住院期间发生中心血管导管相关血流感染。

4. 排除标准　门、急诊等非住院病区患者；拔除中心血管导管 48 小时后发生的感染；不符合相关诊断者。

（三）数据统计

1. 统计周期为每月。
2. 全年值不可以采取各月均值获取，应直接通过公式计算。
3. 每个统计周期均应完成数据汇总。

（四）指标意义

中心血管导管相关血流感染发生率反映感染情况与医院感染防控情况。发生率的高低与医护人员的消毒隔离、无菌技术、中心血管导管集束化措施和手卫生执行等情况密切相关，可指引临床管理者把控过程质量，也可用于同级医院间的横向比较。

（五）评价标准

中心血管导管相关血流感染护理管理查检表

三级指标名称	评价依据	合格人次	不合格人次	监测方法
住院患者中心血管导管使用率	统计周期内中心血管导管留置总日数占所有患者住院总日数的比例			HIS 系统提取
住院患者中心血管导管拔管风险评估执行率	①医护人员每日评估导管存在的必要性；②出现以下条件尽早拔除导管：静脉炎、感染、导管功能障碍、无须再使用导管；③当无菌条件未达到最佳标准的紧急置管，应在 24～48 小时拔除或置入新导管			现场抽查
置管最大无菌屏障执行率	①置管时医生使用无菌技术（正确执行手卫生，戴口罩、帽子，穿无菌手术衣，戴无菌手套）；②采用最大无菌消毒技术（以穿刺点为中心，消毒剂覆盖面积直径大于 20cm，消毒后自然干燥再进行穿刺）；③采用最大无菌范围（无菌单从患者头铺到足，仅暴露最小穿刺部位）			现场抽查
手卫生依从率	①医务人员在进行中心血管导管相关操作的手卫生时机执行手卫生（两前三后）；②医务人员掌握手卫生方法并执行正确（包括快速手消毒、流动水洗手）；③医务人员掌握正确洗手方式			现场抽查
导管维护操作合格率	①根据输液种类定时更换管路：单独使用脂肪乳剂 12 小时更换管路；输注血制品、脂肪类制剂 24 小时更换管路；输入含糖/氨基酸 72 小时更换管路；其他基本输液密闭管路 96 小时更换。②标识规范，清晰标注置管日期、深度和置管者姓名。③冲管：给药前后应使用 10ml 及以上生理盐水注射器进行脉冲式冲管。④封管：输液完毕用 0～10U/ml 肝素生理盐水封管，封管液量为导管容积加延长管容积的 2 倍。⑤每次连接血管通路装置前用机械法强力擦拭无针输液接头进行消毒并待干			现场抽查

续表

三级指标名称	评价依据	合格人次	不合格人次	监测方法
导管敷贴更换合格率	①尽量选择透明薄膜敷料覆盖穿刺点，覆盖范围≥10cm；②定期更换穿刺点敷料：无菌纱布1次/2天，透明敷料1~2次/周，如有潮湿、松动、渗血立即更换；③去除敷料时使用0°或180°移除旧敷料，更换敷料过程规范，严格执行手卫生，使用复合碘消毒液由内向外螺旋式消毒皮肤3遍，消毒范围大于敷贴范围，自然待干；④导管固定应使用无张力高举平台法S形或C形固定			现场抽查
导管相关血流感染发生率	CLABSI发生例数占同期患者中心导管留置总日数的比例			HIS系统提取

（董云春　窦方燕）

六、导尿管相关尿路感染护理管理合格率

（一）指标定义及结构

1. 导尿管相关尿路感染（catheter-associated urinary tract infection，CAUTI）　是指患者留置导尿管后，或者拔除导尿管48小时内发生的泌尿系统感染。

2. 导尿管相关尿路感染发生率　是指在一定统计周期内，留置导尿管的住院患者单位插管时间中新发生导尿管相关尿路感染的频率。

一级指标	二级指标	三级指标	指标维度
导尿管相关尿路感染发生率	导尿管评估率	导尿管评估执行率	结构指标
	导尿管使用率	导尿管使用率	
	导尿管相关尿路感染预防率	手卫生依从率	过程指标
		导尿管更换周期合格率	
		导尿管固定合格率	
		导尿管引流装置更换合格率	
		尿道口/会阴区清洁合格率	
	患者结局	导尿管相关尿路感染发生率	结果指标

（二）计算公式

$$导尿管评估执行率 = \frac{同期留置导尿管评估人次}{统计周期内留置导尿管总人数} \times 100\%$$

$$导尿管使用率 = \frac{同期住院患者导尿管留置总日数}{统计周期内住院患者实际占用床日数} \times 100\%$$

$$\begin{matrix}手卫生\\依从率\end{matrix} = \frac{同期医护人员在该手卫生时刻实际执行手卫生例数}{统计周期内医护人员在该手卫生时刻应执行手卫生例数} \times 100\%$$

$$导尿管更换周期合格率 = \frac{同期导尿管按周期更换人次}{统计周期内导尿管更换总人数} \times 100\%$$

$$导尿管固定合格率 = \frac{同期导尿管固定合格人次}{统计周期内留置导尿管总人数} \times 100\%$$

$$导尿管引流装置更换合格率 = \frac{同期导尿管引流装置更换合格人次}{统计周期内留置导尿管引流装置更换总人数} \times 100\%$$

$$\begin{matrix}尿道口/会阴区\\清洁合格率\end{matrix} = \frac{同期留置导尿管患者尿道口/会阴区清洁合格次数}{统计周期内留置导尿管患者总人数} \times 100\%$$

$$导尿管相关尿路感染发生率 = \frac{同期导尿管相关尿路感染发生例数}{统计周期内留置导尿管总人数} \times 1000‰$$

1. 分子说明

（1）结构、过程指标：统计周期内使用《导尿管相关尿路感染护理管理查检表》进行督查，每条项目抽查 5 人次，对评价依据内容完全做到的记为合格人次，未完全做到的记为不合格人次。

（2）导尿管留置总日数：是指统计周期内住院患者留取导尿管的长期医嘱跨越零点的次数之和。每跨越零点 1 次记作 1 日，当天置入并拔除的不统计。带管入院患者以入院次日算起；带管出院患者以出院日期为止。

（3）结果指标：导尿管相关尿路感染发生例数是指在统计周期内所监测患者发生尿路感染的例次数总和，若该患者在监测期间发生了 2 次及 2 次以上的尿路感染，应计算为相应的次数。

2. 分母说明

（1）结构、过程指标：统计周期内使用《导尿管相关尿路感染护理管理查检表》进行督查总人次（5 人次）。

（2）结果指标：住院患者实际占用床日数是指统计期间医院住院病区每天零点住院患者实际占用的床日数总和。患者入院后于当晚24点前出院或死亡的，应作为实际占用床位1日统计。

3. 纳入标准　住院患者使用导尿管长期医嘱执行状态；住院患者住院期间发生的导尿管相关尿路感染。

4. 排除标准　拔除导尿管48小时后发生的感染；不符合相关诊断者；门、急诊等非住院患者。

（三）数据统计

1. 统计周期为每月。
2. 全年值不可以采取各月均值获取，应直接通过公式计算。
3. 每个统计周期均应完成数据汇总。

（四）指标意义

导尿管相关尿路感染发生率反映导尿管相关尿路感染情况和医院感染防控情况，其发生率的高低与护理人员消毒隔离、无菌技术、导尿管集束化措施和手卫生执行等情况密切相关，可指引临床管理者把控过程质量，也可用作同级医院间的横向评价。

（五）评价标准

导尿管相关尿路感染护理管理查检表

三级指标名称	评价依据	合格人/例次	不合格人/例次	监测方法
导尿管评估执行率	以护士主导每日进行评估，继续留置导尿管患者应满足以下至少一条：①需要记录24小时尿；②有硬膜外导管；③有脑部损伤；④有皮肤损伤（使用安全套导管的男性患者）；⑤需要警惕脊柱损伤；⑥存在神经性膀胱功能障碍；⑦为临床需要（如化学性瘫痪和镇静）；⑧存在挤压伤或骨盆骨折；⑨存在血流动力学不稳定需要严格监测每小时尿量；⑩泌尿系统手术后的支架；⑪直肠结肠手术后早期（医护合作早期拔除）；⑫腹部/骨盆手术后早期（医护合作早期拔除）；⑬执行临床关怀的舒适护理			现场抽查
导尿管使用率	每月提取系统数据，包括同期患者留置导尿管总日数、统计周期内住院患者实际占用床日数	留置尿管总日数	实际占用床日数	HIS系统提取

续表

三级指标名称	评价依据	合格 人/例次	不合格 人/例次	监测方法
手卫生依从率	①医务人员在导尿管相关操作的手卫生时机执行手卫生（两前三后）；②医务人员掌握手卫生方法并执行正确（包括快速手消毒、流动水洗手）；③医务人员掌握正确洗手方式			现场抽查
导尿管更换周期合格率	遵循以下原则更换导尿管：①管路阻塞时立即更换。②管路脱出立即更换。③留置导尿装置的无菌性被破坏时立即更换。④留置导尿装置的密闭性被破坏时立即更换。⑤患者出现尿路感染时及时更换，并留取尿液进行微生物病原学检测。⑥每周进行尿液检测，若 pH > 6.8，每 2 周更换尿管；若 pH < 6.7，每 4 周更换尿管；若尿液浑浊有沉淀，每 3 周更换尿管			现场抽查
导尿管固定合格率	导尿管的固定遵循以下规范：①导尿管插入后，向气囊注入 10～15ml 的无菌液体，轻拉尿管以确认尿管处于妥善的内固定；②在大腿内侧或下腹部皮肤上使用导管固定器或胶布对导尿管进行妥善的外固定；③患者体位改变时，调整集尿袋的位置，重新固定导尿管及引流装置，使尿袋低于膀胱水平，避免接触地面			现场抽查
导尿管引流装置更换合格率	导尿管引流装置的更换遵循以下规范：①一般尿液引流袋、抗反流引流袋、膀胱造瘘引流袋每周更换 1 次；②泌尿外科手术后、持续膀胱冲洗患者 3 天更换 1 次；③有肉眼可见脓性、血性尿液污染尿袋可据情况提前更换；④一旦发生无菌状态被打破、接头（连接）处断开或尿液漏出，立即更换			现场抽查
尿道口/会阴区清洁合格率	留置导尿管患者的护理遵循以下规范：①每天至少 2 次进行会阴冲洗；②会阴区干净无异味，尿道口无分泌物；③大便失禁患者排便后及时清洁，使用含有效碘 1000～2000mg/L 碘伏消毒会阴部、尿道口、肛周及外露导尿管表面			现场抽查

续表

三级指标名称	评价依据	合格 人/例次	不合格 人/例次	监测方法
导尿管相关尿路感染发生率	监测护理单元内依据临床表现结合病原学检查诊断为导尿管相关尿路感染总例数占患者留置导尿管总日数的比例	感染总例数	总日数	HIS 系统提取

（董云春 窦方燕）

七、腰椎穿刺患者护理管理合格率

（一）指标定义及结构

1. **腰椎穿刺术** 是指通过穿刺第 3~4 腰椎间隙或第 4~5 腰椎间隙进入蛛网膜下腔放出脑脊液的技术，主要用于中枢神经系统疾病的诊断和鉴别诊断。

2. **腰椎穿刺患者护理管理合格率**

一级指标	二级指标	三级指标	指标维度
腰椎穿刺患者护理管理合格率	护士要求	责任护士分管患者数合格率	结构指标
		护士腰椎穿刺知识考核合格率	
	疼痛管理	疼痛评估正确率	过程指标
		疼痛干预有效率	
	健康教育	术前健康教育执行率	
		术后健康教育执行率	
	患者结局	患者术中紧张/恐惧发生率	结果指标
		患者术后卧床合格率	

（二）计算公式

$$责任护士分管患者数合格率 = \frac{同期责任护士分管患者数抽查合格例数}{统计周期内责任护士分管患者数抽查总例数} \times 100\%$$

$$护士腰椎穿刺知识考核合格率 = \frac{同期护士腰椎穿刺知识抽查合格例数}{统计周期内护士腰椎穿刺知识抽查总例数} \times 100\%$$

$$疼痛评估正确率 = \frac{同期疼痛评估抽查合格例数}{统计周期内疼痛评估抽查总例数} \times 100\%$$

$$疼痛干预有效率 = \frac{同期疼痛干预抽查有效例数}{统计周期内疼痛干预抽查总例数} \times 100\%$$

$$术前健康教育执行率 = \frac{同期术前健康教育执行抽查合格例数}{统计周期内术前健康教育抽查总例数} \times 100\%$$

$$术后健康教育执行率 = \frac{同期术后健康教育执行抽查合格例数}{统计周期内术后健康教育抽查总例数} \times 100\%$$

$$\begin{array}{c}患者术中紧张/\\恐惧发生率\end{array} = \frac{同期患者腰椎穿刺术中抽查紧张/恐惧例数}{统计周期内腰椎穿刺术中抽查总例数} \times 100\%$$

$$患者术后卧床合格率 = \frac{同期腰椎穿刺术后抽查卧床合格例数}{统计周期内腰椎穿刺术后抽查总例数} \times 100\%$$

1. 分子说明　结构、过程、结果指标：统计周期内使用《腰椎穿刺患者护理管理查检表》进行督查，对评价依据内容完全做到的记为合格例数，未完全做到的记为不合格例数。

2. 分母说明　结构、过程、结果指标：统计周期内使用《腰椎穿刺患者护理管理查检表》进行督查总例数。

3. 纳入标准　统计周期内行腰椎穿刺术的所有患者。

4. 排除标准　有认知功能障碍、精神障碍、意识障碍不能配合者。

（三）数据统计

1. 统计周期为每月。

2. 全年值不可以采取各月均值获取，应直接通过公式计算。

3. 每个统计周期均应完成数据汇总。

（四）指标意义

腰椎穿刺是神经内科应用非常普遍的辅助检查，对于疾病的诊断有重要价值。该操作简便易行，也较为安全，但患者易产生恐惧心理，操作前的紧张恐惧感、操作中的疼痛感及操作后的不适感往往给患者造成一定的不良影响，尤其在操作中可带来一定的困难。通过设置敏感指标并进行监测，可督促护理人员为腰椎穿刺患者提供综合护理干预，缓解患者穿刺前紧张、恐惧感，从而提高穿刺的成功率，减轻腰椎穿刺术中及术后患者的痛苦，降低患者穿刺后并发症发生率。

（五）评价标准

腰椎穿刺患者护理管理查检表

三级指标名称	评价依据	合格人次	不合格人次	监测方法
责任护士分管患者数合格率	①普通病房每位责任护士分管病人平均≤8个；②监护室按1:1.5床护比配置护士；③监护室责任护士分管特级/重症患者数白班与夜班一致			现场抽查
护士腰椎穿刺知识考核合格率	①腰椎穿刺的目的和意义；②腰椎穿刺的常见并发症和预防方法；③腰椎穿刺的方法和配合要点；④腰椎穿刺术前、术后护理要点；⑤颅内压的正常范围；⑥脑脊液标本送检要求			现场抽查
疼痛评估正确率	①腰椎穿刺术后6小时内评估患者是否出现头痛/腰痛；②根据患者疼痛分级，确定评估频率并按要求落实；③使用正确的评估工具；④评估结果与患者实际情况相符；⑤记录及时、规范、无缺项			现场抽查
疼痛干预有效率	实施干预后，同时满足以下3个指标，干预有效：①疼痛强度评分≤3分；②24小时内突发疼痛次数≤3次；③24小时内需要给镇痛药的次数≤3次			现场抽查
术前健康教育执行率	腰椎穿刺前向患者和家属讲解：①腰椎穿刺的目的；②腰椎穿刺的方法；③术前指导患者排空大小便，在床上静卧15～30分钟；④术中配合要点及注意事项；⑤需要准备的用物，如尿壶、便盆			现场抽查
术后健康教育执行率	腰椎穿刺术后指导患者：①去枕平卧6小时，卧床期间不可抬高头部，但可适当转动身体；②每小时做踝泵运动≥20次；③进食、饮水注意事项；④床上解大小便；⑤保持穿刺部位纱布干燥，24小时内不宜淋浴			现场抽查
患者术中紧张/恐惧发生率	紧张及恐惧评价指标：无不适感，表情自然为0级；有轻微的不适感但不回避为1级；有明显的恐惧感、出冷汗、表情不自然并试图回避为2级；有强烈的恐惧感、尽量回避、需要护士协助固定体位才能顺利进行穿刺为3级。2级及以上认为患者术中出现紧张/恐惧			现场抽查

三级指标名称	评价依据	合格人次	不合格人次	监测方法
患者术后卧床合格率	①患者腰椎穿刺术后能够去枕卧床 6 小时，知晓翻身注意事项；②患者卧床期间能正确地做踝泵运动；③患者卧床期间能正确地进食、饮水；④患者能及时排出二便			现场抽查

（可　秦　宋玲艳　马秀芝）

八、脑卒中患者吞咽功能障碍护理管理合格率

（一）指标定义及结构

1. 吞咽功能障碍　是指由于下颌、双唇、舌、软腭、咽喉、食管等器官结构和/或功能受损，不能安全有效地把食物输送到胃内的过程。

2. 脑卒中患者吞咽功能障碍护理管理合格率

一级指标	二级指标	三级指标	指标维度
脑卒中患者吞咽功能障碍管理合格率	专项培训	吞咽功能障碍护理常规知晓率	结构指标
	吞咽功能障碍患者护理措施合格	吞咽功能评定合格率	过程指标
		吞咽功能障碍进食合格率	
		吞咽功能障碍基础训练合格率	
	吞咽功能障碍康复指标	吞咽功能障碍好转率	结果指标

（二）计算公式

$$吞咽功能障碍护理常规知晓率 = \frac{同期吞咽功能障碍护理常规督查合格人数}{统计周期内吞咽功能障碍护理常规督查总人数} \times 100\%$$

$$吞咽功能评定合格率 = \frac{同期吞咽功能障碍患者吞咽功能障碍评定督查合格人数}{统计周期内吞咽功能障碍患者吞咽功能障碍评定督查总人数} \times 100\%$$

$$吞咽功能障碍进食合格率 = \frac{同期吞咽功能障碍患者进食护理督查合格人数}{统计周期内吞咽功能障碍进食护理督查总人数} \times 100\%$$

$$吞咽功能障碍基础训练合格率 = \frac{同期吞咽功能障碍基础训练督查合格人数}{统计周期内吞咽功能障碍基础训练督查总人数} \times 100\%$$

$$吞咽功能障碍好转率 = \frac{同期吞咽功能障碍好转人数}{统计周期内吞咽功能障碍患者总人数} \times 100\%$$

1. 分子说明

（1）结构、过程指标：统计周期内使用《脑卒中患者吞咽功能障碍护理管理查检表》进行督查，每条项目抽查5人，对评价依据条目完全做到的记为合格人数，未完全做到的记为不合格人数。

（2）结果指标：统计周期内住院脑卒中吞咽功能障碍患者洼田饮水试验达到2级以上的人数。

2. 分母说明

（1）结构、过程指标：统计周期内使用《脑卒中患者吞咽功能障碍护理管理查检表》进行督查的总人数（5人）。

（2）结果指标：统计周期内住院脑卒中吞咽功能障碍患者的总人数。

3. 纳入标准　住院脑卒中吞咽功能障碍患者。

4. 排除标准　神志不清的患者。

（三）数据统计

1. 统计周期为每月。

2. 全年值不可以采取各月均值获取，应直接通过公式计算。

3. 每个统计周期均应完成数据汇总。

（四）指标意义

吞咽功能障碍是脑卒中患者常见的并发症之一。流行病学调查显示，脑卒中后吞咽功能障碍的发生率为20%～70%。吞咽功能障碍常表现为饮水呛咳、进食困难，且易并发吸入性肺炎、脱水和营养不良等并发症，严重者甚至会危及患者生命。护士运用相关测评工具针对脑卒中患者进行吞咽功能障碍的筛查，有助于后续照护措施的开展，针对吞咽功能障碍的患者，给予康复锻炼，预防患者误吸、营养不良等并发症，缩短平均住院日，延长患者生存时间。通过指标监测，可及时发现并整改护理过程中的问题，保障吞咽障碍患者得到最佳护理，提升护理质量。

（五）评价标准

脑卒中患者吞咽功能障碍护理管理查检表

三级指标名称	评价依据	合格人数	不合格人数	监测方法
吞咽功能障碍护理常规知晓率	①知晓评估工具；②知晓干预措施			现场抽查
吞咽功能评定合格率	①在入院后 6 小时内完成首次吞咽功能评定，每周动态评估 2 次，病情变化时复评；②吞咽评估正确；③有完整护理记录			现场抽查
吞咽功能障碍进食合格率	（1）吞咽功能障碍患者，不存在肠内禁忌证，能经口进食，措施包括：①食物泥状或糊状；②进食后半坐卧位至少 30 分钟；③指导偏瘫患者健侧进食；④进食速度适宜，避免两次重叠入口；⑤吞咽方式正确：侧方位吞咽、点头吞咽、空吞咽、交互吞咽；⑥采用合适调羹；⑦进食后漱口 （2）吞咽功能障碍患者，不存在肠内禁忌证，不能经口进食，措施包括：①开始肠内营养时间在发病 24～48 小时内；②根据鼻饲时间选择合适管饲方式；③管饲时，床头抬高≥30°；④采用连续匀速泵入；⑤减少刺激：在鼻饲间，需要吸痰患者，给予浅部吸痰方式；⑤每4 小时监测残余量，并记录			现场抽查
吞咽功能障碍基础训练合格率	①口腔感觉训练技术：冷刺激训练、气脉冲感觉刺激等；②口腔运动训练技术：口腔器官运动体操			现场抽查
吞咽功能障碍好转率	吞咽功能障碍患者洼田饮水试验达到 2 级以上			HIS 系统提取

（马秀芝　潘志娟　可　秦）

九、脑卒中患者营养护理管理合格率

（一）指标定义及结构

1. 营养管理　在循证医学指南和标准的指导下，尽早确定有营养不良或营养风险的患者，制订个体化营养支持治疗方案，并密切监测营养支持治疗的并发症、效果，及时反馈动态调整营养支持治疗方案。

2. 脑卒中患者营养护理管理合格率

一级指标	二级指标	三级指标	指标维度
脑卒中患者营养护理管理合格率	专项培训	NRS - 2002 量表知晓率	结构指标
	卒中患者早期营养干预指标	营养风险筛查合格率	过程指标
		营养干预治疗计划合格率	
	脑卒中患者营养不良指标	营养不良好转率	结果指标

（二）计算公式

$$NRS - 2002\ 量表知晓率 = \frac{同期\ NRS - 2002\ 量表知晓抽查合格人数}{统计周期内\ NRS - 2002\ 量表知晓抽查总人数} \times 100\%$$

$$营养风险筛查合格率 = \frac{同期营养风险筛查抽查合格人数}{统计周期内营养风险筛查抽查总人数} \times 100\%$$

$$营养干预治疗计划合格率 = \frac{同期营养干预治疗计划抽查合格人数}{统计周期内营养干预治疗计划抽查总人数} \times 100\%$$

$$营养不良好转率 = \frac{同期营养不良患者好转人数}{统计周期内营养不良住院患者总人数} \times 100\%$$

1. 分子说明

（1）结构、过程指标：统计周期内使用《脑卒中患者营养护理管理查检表》进行督查，每条项目抽查 5 人，对评价依据内容完全做到的记为合格人数，未完全做到的记为不合格人数。

（2）结果指标：统计周期内住院脑卒中患者营养不良好转（患者 BMI 值较入院时提高）的人数。

2. 分母说明

（1）结构、过程指标：统计周期内使用《脑卒中患者营养护理管理查检表》进行督查的总人数（5 人）。

（2）结果指标：统计周期内住院脑卒中患者营养不良的总人数。

3. 纳入标准　统计周期内住院脑卒中患者。

4. 排除标准　肿瘤等其他疾病导致的营养不良患者。

（三）数据统计

1. 统计周期为每月。
2. 全年值不可以采取各月均值获取，应直接通过公式计算。
3. 每个统计周期均应完成数据汇总。

（四）指标意义

卒中患者常出现吞咽功能障碍、意识障碍、认知障碍、情感障碍等情况，这些脑功能障碍可以引起患者进食困难、营养摄入不足和/或营养消耗增加（如发热等），从而引发卒中后营养不良或营养风险增加。我国一项多中心前瞻性调查发现，首次卒中患者入院时营养不良发生率约为 3.8%，入院 2 周时发生率约为 7.5%，且营养不良与卒中患者不良结局密切相关。及时了解脑卒中患者营养状况、科学合理地选择营养治疗方法，是医务人员降低住院成本，提高患者生存质量的重要手段。护士运用 NRS - 2002 评估量表，针对脑卒中住院患者进行营养风险筛查，对存在营养风险的患者进行营养干预，有利于及时转变脑卒中患者即将出现或已存在的营养不良情况，提升机体的抵抗力，减少并发症风险，促进神经功能恢复，提升生活质量，改善预后。通过对指标的监测，可以保障相关护理措施的落实，及时发现问题并分析原因，做相应整改，最终提高护理质量。

（五）评价标准

脑卒中患者营养护理管理查检表

三级指标名称	评价依据	合格人次	不合格人次	监测方法
NRS - 2002 量表知晓率	①知晓 NRS - 2002 评估量表；②知晓结果的应用			现场抽查
营养风险筛查合格率	①NRS - 2002 评估正确；②完整护理记录			现场抽查
营养干预治疗计划合格率	①开始营养支持时间在 24 小时内；②患者营养支持方式正确			现场抽查
营养不良好转率	患者 BMI 值较入院时提高			现场抽查

（马秀芝　潘志娟　可　秦）

十、脑卒中二级预防护理管理合格率

（一）指标定义及结构

1. 脑卒中二级预防护理管理　是指对已发生过脑卒中的患者采取针对性防治措施，即控制危险因素、持续药物治疗，以改善症状，预防复发，降低病死率和致残率。

2. 脑卒中二级预防护理管理合格率

一级指标	二级指标	三级指标	指标维度
脑卒中二级预防护理管理合格率	专项培训	护士二级预防健康教育知识知晓率	结构指标
	二级预防措施实施合格	患者危险因素知晓率	过程指标
		患者口服药物知晓率	
	健康教育合格	患者二级预防知识达标率	结果指标

（二）计算公式

$$护士二级预防健康教育知晓率 = \frac{同期护士二级预防健康教育知识抽查合格人数}{统计周期内护士二级预防健康教育知识抽查总人数} \times 100\%$$

$$患者危险因素知晓率 = \frac{同期患者危险因素知晓抽查合格人数}{统计周期内患者危险因素知晓抽查总人数} \times 100\%$$

$$患者口服药物知晓率 = \frac{同期患者口服药物知晓抽查合格人数}{统计周期内患者口服药物知晓抽查总人数} \times 100\%$$

$$患者二级预防知识达标率 = \frac{同期患者二级预防知识知晓抽查合格人数}{统计周期内患者二级预防知识知晓抽查总人数} \times 100\%$$

1. 分子说明

（1）结构、过程指标：统计周期内使用《脑卒中二级预防护理管理查检表》进行督查，每条项目抽查 5 人，对评价依据条目完全做到的记为合格人数，未完全做到的记为不合格人数。

（2）结果指标：统计周期内使用《脑卒中二级预防护理管理查检表》进行督查，抽查出院前一天的脑卒中患者 5 人，对评价依据条目完全做到的记为合格人数，未完全做到的记为不合格人数。

2. 分母说明

（1）结构、过程指标：统计周期内使用《脑卒中二级预防护理管理查检表》进行督查的总人数（5 人）。

（2）结果指标：统计周期内使用《脑卒中二级预防护理管理查检表》对出院前一天的脑卒中患者进行督查的总人数（5 人）。

3. 纳入标准　统计周期内神志清楚、认知功能正常、言语及理解力正常的脑卒中患者。

4. 排除标准　危险因素不明确的脑卒中患者。

（三）数据统计

1. 统计周期为每月。

2. 全年值不可以采取各月均值获取，应直接通过公式计算。

3. 每个统计周期均应完成数据汇总。

（四）指标意义

通过指标监测，可以保障缺血性脑卒中二级预防相关护理措施的实行，及时发现问题并整改。缺血性脑卒中二级预防的措施主要有两个方面。①寻找和控制危险因素：主要体现在患者行为方式的改变。《缺血性脑卒中筛查和防控指导规范（试行）》指出，行为干预措施是缺血性脑卒中干预原则之一，而健康教育是行为干预措施的重要内容。护理人员是健康教育的实施者，通过健康教育能够有效地提高患者行为方式改变的依从性，帮助患者康复。②抗栓治疗：主要是指长期服用各种抗栓、调脂等药物。由于受到年龄、疾病、习惯、观念等影响，我国缺血性脑卒中患者服药依从性不佳。这也是造成缺血性脑卒中复发的重要原因之一。因此，护理人员通过对患者用药行为的监督、指导、教育，能够提高患者长期服药的依从性，有效发挥二级预防的作用，降低脑卒中患者复发率，提高患者生活质量。

（五）评价标准

脑卒中二级预防护理管理查检表

三级指标名称	评价依据	合格人次	不合格人次	监测方法
护士二级预防健康教育知识知晓率	①知晓脑卒中的高危因素；②知晓干预措施			现场抽查
患者危险因素知晓率	①知晓本次就诊的诊断；②知晓所患疾病的危险因素；③知晓如何正确管理危险因素			现场抽查

续表

三级指标名称	评价依据	合格人次	不合格人次	监测方法
患者口服药物知晓率	①知晓口服药的名称；②知晓药物的相关知识；③知晓口服抗凝药物服药后的观察内容；④知晓口服抗凝药物复查凝血常规重要性及复查时间			现场抽查
患者二级预防知识达标率	①知晓口服药的名称；②知晓药物的相关知识；③知晓口服抗凝药物服药后的观察内容；④知晓口服抗凝药物复查凝血常规重要性及复查时间			现场抽查

十一、卒中相关性肺炎护理管理合格率

（一）指标定义及结构

1. 卒中相关性肺炎　是指非机械通气的卒中患者在发病 7 天内新出现的肺炎。

2. 卒中相关性肺炎护理管理合格率

一级指标	二级指标	三级指标	指标维度
卒中相关性肺炎护理管理合格率	专项人员培训	卒中相关性肺炎预防措施知晓率	结构指标
	卒中相关性肺炎预防合格	口腔护理合格率	过程指标
		床头抬高合格率	
		气道护理管理合格率	
		进食/鼻饲护理管理合格率	
	患者结局	卒中相关性肺炎发生率	结果指标

（二）计算公式

$$卒中相关性肺炎预防措施知晓率 = \frac{同期护士知晓卒中相关性肺炎预防措施抽查合格人数}{统计周期内护士知晓卒中相关性肺炎预防措施抽查总人数} \times 100\%$$

$$口腔护理合格率 = \frac{同期患者口腔护理抽查合格人数}{统计周期内口腔护理抽查总人数} \times 100\%$$

67

$$床头抬高合格率 = \frac{同期床头抬高抽查合格人数}{统计周期内床头抬高抽查总人数} \times 100\%$$

$$气道护理管理合格率 = \frac{同期气道护理管理抽查合格人数}{统计周期内气道护理管理抽查总人数} \times 100\%$$

$$进食/鼻饲护理管理合格率 = \frac{同期进食/鼻饲护理管理抽查合格人次}{统计周期内进食/鼻饲护理管理抽查总人数} \times 100\%$$

$$卒中相关性肺炎发生率 = \frac{同期住院脑卒中患者发生卒中相关性肺炎人数}{统计周期内住院脑卒中患者总人数} \times 100\%$$

1. 分子说明

（1）结构、过程指标：统计周期内使用《卒中相关性肺炎护理管理查检表》进行督查，每条项目抽查5人，对评价依据条目完全做到的记为合格人数，未完全做到的记为不合格人数。

（2）结果指标：统计周期内住院脑卒中患者中发生卒中相关性肺炎的人数。

2. 分母说明

（1）结构、过程指标：统计周期内使用《卒中相关性肺炎护理管理查检表》进行督查的总人数（5人）。

（2）结果指标：统计周期内住院脑卒中患者总人数。

3. 纳入标准　统计周期内的脑卒中患者。

4. 排除标准　入院前已存在肺部感染的患者。

（三）数据统计

1. 统计周期为每月。

2. 全年值不可以采取各月均值获取，应直接通过公式计算。

3. 每个统计周期均应完成数据汇总。

（四）指标意义

卒中相关性肺炎是卒中后致死的重要危险因素之一，并且增加住院时间及医疗费用，给家庭和社会带来沉重的负担。通过早期对脑卒中患者进行卒中相关性肺炎的风险筛查，选取干预措施，可以减少高风险患者肺炎的发生率，缩短平均住院日，减轻患者经济负担。指标的监测是保障卒中相关性肺炎相关护理措施切实落实的重要方法。

（五）评价标准

卒中相关性肺炎护理管理查检表

三级指标名称	评价依据	合格人次	不合格人次	监测方法
卒中相关性肺炎预防措施知晓率	①知晓卒中相关性肺炎预测评估表；②知晓卒中相关性肺炎预防措施			现场抽查
口腔护理合格率	①脑卒中患者口腔护理评估正确；②根据评分，实施的口腔护理次数与实际次数符合；③口腔护理液选择正确；④患者口腔清洁、无异味			现场抽查
床头抬高合格率	①床头抬高30°~45°；②遵医嘱执行			现场抽查
气道护理管理合格率	①每2小时翻身、叩背。②稀释痰液：每天入量不小于2500ml，或遵医嘱；遵医嘱给予雾化吸入。③促进痰液排除：震荡排痰、吸痰			现场抽查
进食/鼻饲护理管理合格率	（1）吞咽功能障碍患者，不存在肠内禁忌证，能经口进食，措施包括：①食物为泥状或糊状；②进食后半坐卧位至少30分钟；③指导偏瘫患者健侧进食；④进食速度适宜，避免两次重叠入口；⑤吞咽方式正确：侧方位吞咽、点头吞咽、空吞咽、交互吞咽；⑥采用合适调羹；⑦进食后漱口（2）吞咽功能障碍患者，不存在肠内禁忌证，不能经口进食，措施包括：①开始肠内营养时间在24小时内；②根据鼻饲时间选择合适管饲方式；③管饲时，床头抬高≥30°；④采用连续匀速泵入；⑤减少刺激：在鼻饲间，需要吸痰患者，给予浅部吸痰方式；⑥每4小时监测残余量，并记录			现场抽查

三级指标名称	评价依据	合格人次	不合格人次	监测方法
卒中相关性肺炎发生率	（1）非机械通气的患者在发病 7 天内出现的肺部感染症状：①无其他明确原因的发热（体温≥38℃）；②白细胞计数减少（≤4×10⁹/L），或白细胞计数增多（≥10×10⁹/L）；③老人年龄≥70 岁，无其他明确原因出现意识状态改变 （2）并且至少符合下列标准中任意两项：①新出现的脓痰，或 24 小时出现痰液性状改变、呼吸道分泌物增加或需要吸痰次数增加；②新出现或加重的咳嗽或呼吸困难、呼吸急促（呼吸频率＞25 次/分）；③肺部听诊发现啰音、爆裂音或支气管呼吸音；④气体交换障碍［低氧血症（PaO₂/FiO₂≤300），需氧量增加］ （3）胸部影像学检查至少具有下列表现中任意一项：新出现或进展性的浸润影、实变影或磨玻璃影	发生卒中相关性肺炎人次	卒中患者总人数	HIS 系统提取

（马秀芝　潘志娟　可　秦）

十二、脑卒中患者深静脉血栓护理管理合格率

（一）指标定义及结构

1. 深静脉血栓　血液在深静脉内不正常凝结，阻塞管腔，导致静脉血液回流障碍，是脑卒中患者较为严重的并发症之一。

2. 脑卒中患者深静脉血栓护理管理合格率

一级指标	二级指标	三级指标	指标维度
脑卒中患者深静脉血栓护理管理合格率	专项指标	深静脉血栓护理常规知晓率	结构指标
	深静脉血栓预防指标	Padua 评分合格率	过程指标
		深静脉血栓基本预防合格率	
	患者结局	患者下肢深静脉血栓发生率	结果指标

（二）计算公式

$$深静脉血栓护理\\常规知晓率 = \frac{同期深静脉血栓护理常规抽查合格人数}{统计周期内深静脉血栓护理常规抽查总人数} \times 100\%$$

$$Padua\ 评分合格率 = \frac{同期\ Padua\ 评分抽查合格人数}{统计周期内\ Padua\ 评分抽查总人数} \times 100\%$$

$$深静脉血栓基本\\预防合格率 = \frac{同期深静脉血栓基本预防抽查合格人数}{统计周期内深静脉血栓基本预防抽查总人数} \times 100\%$$

$$患者下肢深静脉血栓发生率 = \frac{同期患者发生下肢深静脉血栓人数}{统计周期内住院脑卒中患者总人数} \times 100\%$$

1. 分子说明

（1）结构、过程指标：统计周期内使用《脑卒中患者深静脉血栓护理管理查检表》进行督查，每条项目抽查 5 人，对评价依据条目完全做到的记为合格人数，未完全做到的记为不合格人数。

（2）结果指标：统计周期内住院脑卒中患者中发生下肢深静脉血栓的人数。

2. 分母说明

（1）结构、过程指标：统计周期内使用《脑卒中患者深静脉血栓护理管理查检表》进行督查总人数（5 人次）。

（2）结果指标：统计周期内住院脑卒中患者总人数。

3. 纳入标准　统计周期内脑卒中患者。

4. 排除标准　入院前已存在深静脉血栓的患者。

（三）数据统计

1. 统计周期为每月。

2. 全年值不可以采取各月均值获取，应直接通过公式计算。

3. 每个统计周期均应完成数据汇总。

（四）指标意义

深静脉血栓是脑卒中患者较为严重的并发症之一。研究显示，未采取有效预防措施时，脑卒中患者深静脉血栓的发生率为 30% ～40%，严重偏瘫患者的发病风险可高达 60% ～70%。脑卒中患者存在其中一种或多种危险因素，其运动功能障碍导致血液循环减缓，易引起静脉栓塞，局部出现疼痛、肿胀、皮肤青紫等。因此，影响患者血液流速的因素均影响静脉栓塞的发生，早期对危险因素进行预防性评估和干预，可降低血栓发生率，降低相应不良事件的发生率。通过指标的监测，可以及时发现脑卒中患者深静脉血栓护理中的漏洞，利于原因的分析，最终促进相关护理措施的准确落实，减少深静脉血栓的发生。

（五）评价标准

脑卒中患者深静脉血栓护理管理查检表

三级指标名称	评价依据	合格人次	不合格人次	监测方法
深静脉血栓护理常规知晓率	①知晓评估工具；②知晓危险因素；③知晓临床表现；④知晓干预措施；⑤知晓 D-二聚体与血栓的关系			现场抽查
Padua 评分合格率	①新入院、转入或病情有变化者，需要 24 小时内完成 Padua 评分量表；②评估准确，不漏项，风险级别判断准确；③评分大于 4 分，护理记录能体现			现场抽查
深静脉血栓基本预防合格率	①抬高双下肢；②下肢无静脉输液；③患者或家属知道踝泵运动的实施；④实施频率为每 2 小时一组，每天不少于 5 组，每组 20 次；⑤在《预防深静脉血栓监测表》患者版签字；⑥若无禁忌，每天饮水不少于 2000ml；⑦每日进行动态评估，有记录			现场抽查
患者下肢深静脉血栓发生率	经过检查（下肢超声检查或血管造影）确诊为深静脉血栓	确诊人数	卒中患者总人数	HIS 系统提取

（马秀芝　潘志娟　可　秦）

十三、住院患者肺康复护理管理合格率

（一）指标定义及结构

1. 肺康复　是对有症状、日常生活能力下降的慢性呼吸系统疾病患者采取的多学科综合干预措施。在患者个体化治疗中加入综合性肺康复方案，通过稳定或逆转疾病的全身表现而减轻症状，优化功能状态，增加患者依从性，减少医疗费用。

2. 住院患者肺康复护理管理合格率

一级指标	二级指标	三级指标	指标维度
住院患者肺康复护理管理合格率	专项培训	护士肺康复知识考核合格率	结构指标
	护理评估	日常生活能力评定（ADL）评估正确率	过程指标
		呼吸困难问卷（mMRC问卷）评估正确率	
		胸部体格检查评估正确率	
	护理实施	吸入用药干预正确率	
		氧疗干预正确率	
		无创呼吸机干预正确率	
		郑氏卧位康复操掌握率	
		益气养肺康复操掌握率	
		缩唇/腹式呼吸掌握率	
		有效咳嗽排痰掌握率	
	健康宣教	护士健康教育执行率	
		患者健康教育知识掌握率	
	患者再住院	2~31天内再住院率	结果指标
	功能改善	日常生活能力评定（ADL）评估改善率	
		呼吸困难问卷（mMRC问卷）评估改善率	
	患者依从性	家庭氧疗正确率	
		吸入剂使用正确率	

（二）计算公式

$$护士肺康复知识考核合格率 = \frac{同期护士肺康复知识抽查合格人数}{统计周期内护士肺康复知识抽查总人数} \times 100\%$$

$$日常生活能力评定（ADL）评估正确率 = \frac{同期抽查ADL评估合格人数}{统计周期内抽查ADL评估总人数} \times 100\%$$

$$呼吸困难问卷（mMRC问卷）评估正确率 = \frac{同期抽查呼吸困难问卷评估合格人数}{统计周期内抽查呼吸困难问卷评估总人数} \times 100\%$$

$$胸部体格检查评估正确率 = \frac{同期抽查胸部体格检查合格人数}{统计周期内抽查胸部体格检查总人数} \times 100\%$$

$$吸入用药干预正确率 = \frac{同期抽查吸入用药干预正确人数}{统计周期内抽查吸入用药干预总人数} \times 100\%$$

$$氧疗干预正确率 = \frac{同期抽查氧疗干预正确人数}{统计周期内抽查氧疗干预总人数} \times 100\%$$

$$无创呼吸机干预正确率 = \frac{同期抽查无创呼吸机干预正确人数}{统计周期内抽查无创呼吸机干预总人数} \times 100\%$$

$$郑氏卧位康复操掌握率 = \frac{同期抽查郑氏卧位康复操掌握人数}{统计周期内抽查郑氏卧位康复操总人数} \times 100\%$$

$$益气养肺康复操掌握率 = \frac{同期抽查益气养肺康复操掌握人数}{统计周期内抽查益气养肺康复操总人数} \times 100\%$$

$$缩唇/腹式呼吸掌握率 = \frac{同期抽查缩唇/腹式呼吸掌握人数}{统计周期内抽查缩唇/腹式呼吸总人数} \times 100\%$$

$$有效咳嗽排痰掌握率 = \frac{同期抽查有效咳嗽排痰掌握人数}{统计周期内抽查有效咳嗽排痰总人数} \times 100\%$$

$$护士健康教育执行率 = \frac{同期抽查健康教育执行合格人数}{统计周期内抽查患者总人数} \times 100\%$$

$$患者健康教育知识掌握率 = \frac{同期抽查健康教育知识掌握人数}{统计周期内抽查健康教育知识总人数} \times 100\%$$

$$2 \sim 31 天内再住院率 = \frac{同期 2 \sim 31 天内再住院人数}{统计周期内出院患者总人数} \times 100\%$$

$$日常生活能力评定（ADL）评估改善率 = \frac{同期抽查 ADL 评估改善人数}{统计周期内抽查 ADL 评估总人数} \times 100\%$$

$$呼吸困难问卷（mMRC问卷）评估改善率 = \frac{同期抽查呼吸困难问卷评估改善人数}{统计周期内抽查患者呼吸困难问卷总人数} \times 100\%$$

$$家庭氧疗正确率 = \frac{同期抽查患者家庭氧疗正确人数}{统计周期内抽查患者家庭氧疗总人数} \times 100\%$$

$$吸入剂使用正确率 = \frac{同期抽查患者吸入剂用药正确人数}{统计周期内抽查患者吸入剂用药总人数} \times 100\%$$

1. 分子说明

（1）结构、过程指标：统计周期内使用《住院患者肺康复护理管理查检表》进行抽查，每个项目抽查 5 人次，对评价依据内容完全做到的记为合格人数，未完全做到的记为不合格人数。

（2）结果指标：统计周期内住院患者中 2～31 天内再住院人数；统计周期内 ADL 评估改善人数；统计周期内呼吸困难问卷评估改善人数；统计周期内使用《住院患者肺康复护理管理查检表》对患者家庭氧疗及吸入剂用药进行督查，对评价依据内容完全做到的记为合格人数，未完全做到的记为不合格人数。

2. 分母说明

（1）结构、过程指标：统计周期内使用《住院患者肺康复护理管理查检表》进行抽查，护士总人数 5 人、患者总人数 5 人。

（2）结果指标：统计周期内出院患者总人数；统计周期内 ADL 评估总人数；统计周期内呼吸困难问卷评估总人数；统计周期内使用《住院患者肺康复护理管理查检表》对肺康复患者家庭氧疗和吸入剂用药进行抽查总人数。

3. 纳入标准　统计周期内符合实施肺康复的患者。

4. 排除标准　有肺康复禁忌证的患者：包括不稳定型心绞痛、严重的心律失常、心功能不全、未经控制的高血压等心血管疾病，影响运动的神经肌肉疾病、关节病变、周围血管疾病等，以及严重的认知功能障碍和精神异常。

（三）数据统计

1. 统计周期为每月。

2. 全年值不可以采取各月均值获取，应直接通过公式计算。

3. 每个统计周期均应完成数据汇总。

（四）指标意义

肺康复是指在全面评估患者后所进行的综合性干预措施，这些措施包括但又不仅仅局限于运动训练、教育和行为改变，其目的是改善慢性呼吸系统疾病患者的生理和心理状况，并促使其长期依从于促进其健康的行为。肺康复是慢性阻塞性肺疾病管理的重要组成部分，有助于缓解慢性阻塞性肺疾病患者的呼吸困难和疲劳，改善情绪，提高生活质量和运动能力，增强个体对自身状况的控制意识。通过专科敏感指标的监测，不仅能减轻患者临床症状，减少并发症的发生，而且能提高呼吸专科护士业务素质，以及肺康复护理质量。

（五）评价标准

住院患者肺康复护理管理查检表

三级指标名称	评价依据	合格人数	不合格人数	监测方法
护士肺康复知识考核合格率	①呼吸疾病生理病理知识；②慢性呼吸系统疾病发病机制、临床表现、治疗要点、实验室检查；③慢性呼吸系统疾病护理常规；④氧疗方法、呼吸支持治疗设备使用及维护；⑤呼吸系统疾病常用药物作用与副作用，用药注意事项；⑥康复操、呼吸运动锻炼的内容；⑦医院感染控制相关知识。 以上内容护士掌握≥90%视为合格			现场抽查
日常生活能力评定（ADL）评估正确率	①患者入院后8小时内责任护士用ADL评估患者日常生活能力；②评估结果记录规范、无缺项			现场抽查
呼吸困难问卷（mMRC问卷）评估正确率	①患者入院后8小时内责任护士用mMRC问卷评估患者呼吸困难程度；②评估结果记录规范、无缺项			现场抽查
胸部体格检查评估正确率	①患者入院后8小时内责任护士进行胸部体格检查；②评估结果记录规范、无缺项			现场抽查
吸入用药干预正确率	①掌握定量吸入器（MDI）使用方法及注意事项；②掌握都宝装置、准纳器装置使用方法及注意事项；③掌握思力华使用方法及注意事项；④掌握雾化吸入方法及注意事项			现场抽查
氧疗干预正确率	①掌握氧疗的目的、必要性及注意事项；②掌握安全氧疗注意事项；③掌握家庭氧疗注意事项；④掌握吸氧装置定期清洁、消毒、监测浓度			现场抽查
无创呼吸机干预正确率	①掌握呼吸支持治疗设备应用指征及禁忌证；②掌握呼吸支持设备操作方法和维护保养消毒方法；③掌握呼吸支持设备监测观察指标；④掌握撤机标准			现场抽查
郑氏卧位康复操掌握率	①患者知晓郑氏卧位康复操内容及方法；②患者主动配合康复训练，每日训练时间不少于15分钟			现场抽查

续表

三级指标名称	评价依据	合格人数	不合格人数	监测方法
益气养肺康复操掌握率	①患者知晓益气养肺康复操内容及方法；②患者主动配合康复训练，每日训练时间不少于15分钟			现场抽查
缩唇/腹式呼吸掌握率	①患者知晓缩唇呼吸和腹式呼吸内容及方法；②患者主动配合呼吸锻炼，每日3~4次，每次重复8~10次			现场抽查
有效咳嗽排痰掌握率	①患者知晓有效咳嗽排痰内容及方法；②患者能自主排痰			现场抽查
护士健康教育执行率	①护理人员能通过多种形式开展健康教育；②主动了解患者健康需求，根据患者的需求提供适宜的指导内容和方式；③讲解呼吸系统疾病知识，包括临床表现、病程进展和主要并发症，饮食、活动注意事项，教会患者自我护理；④治疗指导，包括用药名称、剂量、用法、服药注意事项、疗效及不良反应的观察与处理等			现场抽查
患者健康教育知识掌握率	①患者知晓呼吸系统疾病饮食、活动注意事项；②患者知晓自己所用药物的作用、不良反应表现；③患者知晓药物正确使用方法；④患者知晓发生用药不良反应时的正确应对措施			现场抽查
2~31天内再住院率	患者在周期内办理再住院手续	再住院人数	出院总人数	HIS系统提取
日常生活能力评定（ADL）评估改善率	①患者出院前24小时内责任护士用ADL评估患者日常生活能力；②评估结果记录规范、无缺项			现场抽查
呼吸困难问卷（mMRC问卷）评估改善率	①患者出院前24小时内责任护士用mMRC问卷评估患者呼吸困难改善程度；②评估结果记录规范、无缺项			现场抽查
家庭氧疗正确率	①患者能够按医嘱进行家庭氧疗；②患者知晓家庭氧疗注意事项			现场抽查
吸入剂使用正确率	①患者能够按医嘱使用吸入用药，未擅自加量、减量或停药；②患者使用吸入用药装置方法正确			现场抽查

（王丽英　张锡丽　可　秦）

十四、心脏康复护理管理合格率

（一）指标定义及结构

1. **心脏康复** 研究心血管病的危险因素，开展教育，改变不合理生活方式（高脂饮食、吸烟、少活动），保持心理健康，进行心血管病的预防，使危险人群免于患病；对心血管病患者进行心功能评定，判断预后，有针对性地进行二级预防，矫正患者危险因素，减缓甚至逆转（消退）病变，减轻症状，减少再次发病和猝死的危险，增强体力，提高生活质量，促进回归社会，直到恢复工作。

2. **心脏康复护理管理合格率**

一级指标	二级指标	三级指标	指标维度
心脏康复护理管理合格率	专项培训	人员培训合格率	结构指标
		心脏康复知识考核合格率	
	药物管理	服药宣教合格率	过程指标
		患者服药合格率	
	运动管理	运动危险因素评估合格率	
		运动强度选择合格率	
		患者运动合格率	
	营养管理	营养指导合格率	
		饮食管理合格率	
	心理管理	华西心晴指数评估率	
		心理干预率	
	戒烟管理	戒烟危害宣教率	
	生活自理能力恢复管理	生活自理能力恢复率	结果指标

（二）计算公式

$$人员培训合格率 = \frac{同期人员参加心脏康复培训考核合格护士数}{统计周期内参加心脏康复培训总人数} \times 100\%$$

$$心脏康复知识考核合格率 = \frac{同期心脏康复知识考核合格人数}{统计周期内考核护士总人数} \times 100\%$$

$$服药宣教合格率 = \frac{同期服药宣教抽查护士合格人数}{统计周期内抽查护士总人数} \times 100\%$$

$$患者服药合格率 = \frac{同期患者服药抽查合格人数}{统计周期内心脏康复患者抽查总人数} \times 100\%$$

$$运动危险因素评估合格率 = \frac{同期运动危险因素护士评估抽查合格人数}{统计周期内抽查护士总人数} \times 100\%$$

$$运动强度选择合格率 = \frac{同期运动强度选择抽查护士合格人数}{统计周期内抽查护士总人数} \times 100\%$$

$$患者运动合格率 = \frac{同期患者正确运动抽查合格人数}{统计周期内心脏康复患者抽查总人数} \times 100\%$$

$$营养指导合格率 = \frac{同期护士营养指导抽查合格人数}{统计周期内抽查护士总人数} \times 100\%$$

$$饮食管理合格率 = \frac{同期饮食管理抽查患者合格人数}{统计周期内心脏康复患者抽查总人数} \times 100\%$$

$$华西心晴指数评估率 = \frac{同期抽查心脏康复患者使用华西心晴指数评估人数}{统计周期内心脏康复患者总人数} \times 100\%$$

$$心理干预率 = \frac{同期抽查心脏康复患者心理干预人数}{统计周期内抽查心脏康复患者总人数} \times 100\%$$

$$吸烟危害宣教率 = \frac{同期吸烟危害宣教抽查护士合格人数}{统计周期内抽查护士总人数} \times 100\%$$

$$生活自理能力恢复 = \frac{同期抽查生活自理能力恢复人数}{统计周期内抽查心脏康复患者总人数} \times 100\%$$

1. 分子说明

（1）结构、过程指标：统计周期内使用《心脏康复护理管理查检表》进行督查，每条项目抽查 10 人，对评价依据内容完全做到的记为合格人数，未完全做到的记为不合格人数。

（2）结果指标：统计周期内心脏康复患者生活自理能力恢复人数。

2. 分母说明

（1）结构、过程指标：统计周期内使用《心脏康复护理管理查检表》进行督查，护士督查总人数（10人），患者督查总人数（10人）。

（2）结果指标：统计周期内心脏康复患者督查总人数。

3. 纳入标准　统计周期内所有心脏康复住院患者。

4. 排除标准　心脏康复禁忌证的住院患者。

（三）数据统计

1. 统计周期为每月。

2. 全年值不可以采取各月均值获取，应直接通过公式计算。

3. 每个统计周期均应完成数据汇总。

（四）指标意义

心脏康复护理管理是慢病管理中重要的一项，通过对冠心病患者进行心肺功能评估，规范的药物、运动、营养、心理、戒烟管理及健康生活方式管理，矫正患者危险因素，减缓甚至逆转（消退）病变，减轻症状，减少再次发病和猝死的危险，增强体力，提高生活质量，促进回归社会，直到恢复工作。心脏康复患者管理合格率是评价慢性心脏康复患者自我管理效果的重要指标之一，也是心内科专科敏感指标之一。因此，以指标监测获得的信息为基础引导持续质量改进活动，督导护理人员落实心脏康复患者的护理管理，对慢性心脏康复患者提高生活质量有非常重要的意义。

（五）评价标准

心脏康复护理管理查检表

三级指标名称	评价依据	合格人次	不合格人数	监测方法
人员培训合格率	①每月培训心脏康复知识；②每月培训心肺运动评估知识点内容			现场抽查
心脏康复知识考核合格率	①掌握心脏康复的对象及禁忌证；②知晓心脏康复具体内容：五大处方；③知晓心脏康复运动前的风险评估内容；④掌握心脏康复的目标			现场抽查
服药宣教合格率	①护理人员宣教患者规范安全用药的重要性；②护理人员能宣教服药方法、时间及注意事项			现场抽查
患者服药合格率	①患者能口述药物的服药时间及正确服药方法；②患者能遵医嘱服药，无擅自更改药物停药情况发生；③无误服、漏服的情况发生			现场抽查

续表

三级指标名称	评价依据	合格人次	不合格人数	监测方法
运动危险因素评估合格率	①护士能准确评估冠心病、卒中、高血压、高血脂、糖尿病患者等既往疾病史；②护理人员知晓患者饮食习惯、运动习惯；③护士知晓心血管危险分层评估并根据评估选择监测：低危患者无须监护、中危患者间断监护、高危患者密切监护			现场抽查
运动强度选择合格率	患者能正确选择有氧运动、运动强度 3~5met			现场抽查
患者运动合格率	①患者能在感觉良好时运动；②患者能充分知晓个人能力及身体情况、选择适当的运动；③患者能循序渐进活动；④患者能标准化行有氧运动；⑤运动时间：10~30 分钟			现场抽查
营养指导合格率	①护士能行个性化营养指导，指导患者低盐低脂饮食，每天食盐不超 6g；②指导患者多吃蛋白含量高的食物			现场抽查
饮食管理合格率	①患者能低盐低脂饮食；②三多一少、多钾和多钙蔬菜水果；③少盐 <6g/d，少脂肪 <25g/d，少胆固醇			现场抽查
华西心晴指数评估率	①护士能按规范要求行华西心晴指数评估；②患者华西心晴评为中重度时，请心理科会诊；③如患者存在轻至中度焦虑、抑郁等心理问题，可以由专业的心理咨询师、治疗师进行心理干预			HIS 系统提取
心理干预率	①护士能根据华西心晴评估结果进行心理干预；②指导患者保持良好的健康情绪及心理状态			现场抽查
吸烟危害宣教率	①护士能准确行戒烟宣教指导；②护士能指导患者到戒烟门诊戒烟			现场抽查
生活自理能力恢复率	①患者能下床活动；②生活自理能力评估为 100 分			现场抽查

（王劲松 杨 玲 陈苏娅 可 秦）

十五、急诊 PCI 术后早期活动护理管理合格率

（一）指标定义及结构

1. 早期活动　是指急诊经皮冠脉介入术（percutoneous coronary intervention，PCI）术后患者在医疗机构场所，通过护士指导及心脏功能评估，对于急性心肌梗死行急诊 PCI 术后无严重并发症的患者，术后返回病房 4 小时后即可开始心脏康复；术后 12 ~ 72 小时内，可根据患者自身情况，在医护人员的监督下循序渐进地进行下床活动训练，促进全身血液循环，预防并发症的发生。

2. 急诊 PCI 术后早期活动护理管理合格率

一级指标	二级指标	三级指标	指标维度
急诊 PCI 术后早期活动护理管理合格率	专项培训	人员培训合格率	结构指标
		早期活动流程及活动方法考核合格率	
	急诊 PCI 术后早期活动流程护理管理	风险评估合格率	过程指标
		护士指导早期活动合格率	
		患者早期活动合格率	
	急诊 PCI 术后并发症预防护理管理	三日离床率	结果指标
		便秘发生率	
		尿潴留发生率	

（二）计算公式

$$人员培训合格率 = \frac{同期人员培训合格人数}{统计周期内人员护士培训总人数} \times 100\%$$

$$早期活动流程及活动方法考核合格率 = \frac{同期活动流程及活动方法考核合格人数}{统计周期内护士考核总人数} \times 100\%$$

$$风险评估合格率 = \frac{同期早期活动风险评估抽查合格人数}{统计周期内抽查护士总人数} \times 100\%$$

$$护士指导早期活动合格率 = \frac{同期指导 PCI 患者早期活动抽查合格人数}{统计周期内抽查护士总人数} \times 100\%$$

$$患者早期活动合格率 = \frac{同期急诊\ PCI\ 术后早期活动患者抽查合格人数}{统计周期内急诊\ PCI\ 术患者抽查总人数} \times 100\%$$

$$三日离床率 = \frac{同期\ PCI\ 术后患者抽查三日离床人数}{统计周期内急诊\ PCI\ 术患者抽查总人数} \times 100\%$$

$$便秘发生率 = \frac{同期抽查\ PCI\ 术后便秘发生人数}{统计周期内急诊\ PCI\ 术患者抽查总人数} \times 100\%$$

$$尿潴留发生率 = \frac{同期抽查\ PCI\ 术后尿潴留发生人数}{统计周期内急诊\ PCI\ 术患者抽查总人数} \times 100\%$$

1. 分子说明

（1）结构、过程指标：统计周期内使用《急诊 PCI 术后早期活动护理管理查检表》进行督查，每条项目抽查 10 人，对评价依据内容完全做到的记为合格人数，未完全做到的记为不合格人数。

（2）结果指标：①统计周期内急诊 PCI 术患者督查三日离床人数；②统计周期内急诊 PCI 术患者督查便秘及尿潴留发生人数。

2. 分母说明

（1）结构、过程指标：统计周期内使用《急诊 PCI 术后早期活动护理管理查检表》进行护士督查（每月 10 人），患者督查（每月 10 人）。

（2）结果指标：统计周期内急诊 PCI 术患者督查总人数。

3. 纳入标准　统计周期内所有急诊 PCI 手术患者［急诊经桡动脉行 PCI 手术的 ST 段抬高型心肌梗死（STEMI）或非 ST 段抬高型心肌梗死（NSTEMI）患者］。

4. 排除标准　住院急性心肌梗死择期经皮冠状动脉腔内成形术（PICA）及保守治疗的患者。

（三）数据统计

1. 统计周期为每月。
2. 全年值不可以采取各月均值获取，应直接通过公式计算。
3. 每个统计周期均应完成数据汇总。

（四）指标意义

急诊 PCI 术后早期活动是一项安全、有效及可行的康复措施，早期活动应遵循个性化的原则和循序渐进的活动方案。行早期活动风险评估、指导患者早期规范活动、落实患者活动规范率，可促进肢体功能恢复、促进全身血液循环、提高患者早期下床率和预防并发症。急诊 PCI 术后早期活动护理管理合格率是心内科专科的一项敏感指标。因

83

此，以指标监测获得的信息为基础，引导持续质量改进活动，督导护理人员及时采取早期活动落实措施，对急性心肌梗死急诊 PCI 术后患者提高生活质量有非常重要的意义。

（五）评价标准

急诊 PCI 术后早期活动护理管理查检表

三级指标名称	评价依据	合格人数	不合格人数	监测方法
人员培训合格率	每月培训急诊 PCI 活动指南、流程及要点			现场抽查
早期活动流程及活动方法考核合格率	①护士掌握早期活动流程时间位点；②护士掌握抬高床头高度和四肢活动要点及方法；③护士掌握踝泵运动、握掌运动、扩胸运动的运动要点（四步法）			现场抽查
风险评估合格率	①护士能准确判断急诊 PCI 术后早期活动的时机：12 小时后开始活动；②护士能及时识别早期活动时患者胸闷、胸痛、气促等不适症状；③及时评估患者心功能分级			现场抽查
护士指导早期活动合格率	①护士能正确指导患者床上被动活动、腹式呼吸训练、床上踝泵运动、握掌运动、扩胸运动、四肢主动伸缩活动、主动翻身；②教会患者使用床边便器，鼓励患者下地在床边站立 10～20 分钟			现场抽查
患者早期活动合格率	①患者 12 小时能正确进行床上四肢活动、腹式呼吸、踝泵运动、握掌运动、扩胸运动；②48 小时患者能主动翻身、床上大小便；③72 小时患者能坐起、床边站立 10～20 分钟			现场抽查
三日离床率	患者能在三日后离床活动，无安全事件发生			现场抽查
便秘发生率	急诊 PCI 术后患者每周排便少于 3 次，粪便干硬，排便困难			现场抽查
尿潴留发生率	急诊 PCI 术后患者不能自然充分排空膀胱内尿液，残余尿大于 100ml			现场抽查

（王劲松 杨 玲 陈苏娅 可 秦）

十六、消化内镜检查/治疗护理管理合格率

（一）指标定义及结构

1. 消化内镜检查/治疗

（1）消化内镜检查主要分为上消化道内镜检查和下消化道内镜检查。上消化道内镜包括食管镜、胃镜及小肠镜。其检查的方式基本相似。首先患者需要经口服用表面麻醉剂，使咽喉部处于麻木状态，然后患者取左侧卧位，经口进镜同时配合医生做吞咽动作，使内镜能够顺利地通过咽喉进入食管，依次到达胃、十二指肠和上段小肠。下消化道内镜主要包括直肠镜和电子结肠镜。检查前需要口服聚乙二醇电解质清洁肠道，然后在内镜前方涂抹润滑剂，经肛门进入直肠，依次检查直肠、乙状结肠、降结肠、横结肠、升结肠至回盲部结束。

（2）消化内镜治疗包括内镜下止血术、内镜下异物取出术、息肉电切除术、腔内支架放置术、鼻-胆管引流术、早期癌黏膜切除术及胃腔内折叠缝合术等，且内镜下治疗较外科手术损伤小、费用低、并发症少，又能取得令人满意的效果。

2. 消化内镜检查/治疗护理管理合格率

一级指标	二级指标	三级指标	指标维度
消化内镜检查/治疗护理管理合格率	人员培训	护士培训合格率	结构指标
	健康宣教管理	检查/治疗前宣教知晓率	过程指标
		检查/治疗后宣教知晓率	
	检查/治疗后护理管理	肠道准备合格率	结果指标
		标本送检正确率	

（二）计算公式

$$护士培训合格率 = \frac{同期培训消化内镜知识内容抽查合格人数}{统计周期内参加培训人员总人数} \times 100\%$$

$$检查/治疗前健康宣教知晓率 = \frac{同期检查/治疗前健康宣教抽查知晓人数}{统计周期内健康宣教抽查总人数} \times 100\%$$

$$检查/治疗后健康宣教知晓率 = \frac{同期检查/治疗后健康宣教抽查知晓人数}{统计周期内健康宣教抽查总人数} \times 100\%$$

$$肠道准备合格率 = \frac{同期肠道准备抽查合格例数}{统计周期内肠道准备抽查总例数} \times 100\%$$

$$标本送检正确率 = \frac{同期标本送检抽查正确例数}{统计周期内标本送检抽督查总例数} \times 100\%$$

1. 分子说明

（1）结构、过程指标：统计周期内使用《消化内镜检查/治疗护理管理查检表》进行现场督查，对评价依据内容完全做到的记为合格例数，未完全做到的记为不合格例数。

（2）结果指标：统计周期内使用《消化内镜检查/治疗护理管理查检表》进行现场督查，对评价依据内容完全做到的记为合格例数，未完全做到的记为不合格例数。

2. 分母说明

（1）结构、过程指标：统计周期内使用《消化内镜检查/治疗护理管理查检表》进行督查总例数（5 例）。

（2）结果指标：统计周期内使用《消化内镜检查/治疗护理管理查检表》进行督查总例数（5 例）。

3. 纳入标准　统计周期内所有消化内镜检查/治疗的患者；统计周期内所有消化内镜治疗病理标本送检的患者。

4. 排除标准　内镜下止血术患者、内镜下异物取出术患者、腔内支架放置术患者、鼻－胆管引流术患者、胃腔内折叠缝合术患者。

（三）数据统计

1. 统计周期为每月。
2. 全年值不可以采取各月均值获取，应直接通过公式计算。
3. 每个统计周期均应完成数据汇总。

（四）指标意义

胃肠道准备不充分会降低内镜检查的有效性、安全性及早期癌检出率，会影响内镜治疗后并发症的发生率。良好的胃肠道准备，是高质量消化内镜检查/治疗的必须前提。因此以指标监测获得的信息为基础引导的持续胃肠道准备质量改进活动，是消化内镜检查/治疗患者质量管理的主要内容。

由于消化内镜护理人员直接接触患者，是控制消化内镜检查/治疗患者术前胃肠道准备和预防术后并发症发生相关措施的主要实施者，这些活动的前提是掌握肠道准备的重要性，饮食限制的时间和要求，肠道清洁剂的使用时间、剂量及使用方案，依从的重要性等。通过循证获得提高消化内镜检查/治疗患者胃肠道准备质量的最佳措施并予以实施，评估胃肠道准备措施的落实率，可以防止胃肠道准备不充分导致的内镜检查的有效性、安全性及早期癌检出率的降低，减少并发症的发生。因此，消化内镜检查/治疗管理合格率的监测具有非常重要的意义。

（五）评价标准

消化内镜检查/治疗护理管理查检表

三级指标名称	评价依据	合格人数	不合格人数	监测方法
护士培训合格率	①掌握胃/肠镜检查和治疗的目的及方法；②掌握肠道准备的目的及要求；③掌握波士顿量表或者渥太华量表进行肠道准备质量的评估；④掌握胃/肠镜检查和治疗术前及术后健康宣教内容			现场抽查
检查/治疗前宣教知晓率	患者知晓：①胃镜检查前禁饮食6~8小时，带达克罗宁胶浆及二甲硅油；②肠镜检查前2天禁食蔬菜等粗纤维及带籽水果等食物，检查当天早晨7点前进食流质饮食一次，中午12点后禁饮食；③检查当天早上9点将整袋复方聚乙二醇电解质散溶于2L温凉水内混匀并在1.5小时内服完，将二甲硅油消泡剂溶于50ml水最后服用；④携带感染免疫初筛检验报告单结果			现场抽查
检查/治疗后宣教知晓率	①患者知晓术后2小时可进食流质饮食，1周内不进食粗纤维及辛辣刺激食物，无出血情况1周后恢复正常饮食；②知晓1个月内不能剧烈运动或从事重体力活动			现场抽查
肠道准备合格率	内镜检查和治疗时肠道内清洁、视野清晰、无粪水泡沫及粪渣			现场抽查
标本送检正确率	①送检标本采用标本固定液及时固定，防自溶、腐败或干涸；②病检申请单上的标本部位和标本数量与送检标本相符合；③病理标本须注明姓名、性别、年龄、科室、床号、住院号（门诊号）、病变部位并与病检申请单相符			现场抽查

（陈　红　可　秦）

十七、IgA 肾病患者随访护理管理合格率

（一）指标定义及结构

1. IgA 肾病　是指自体肾活检组织免疫荧光或免疫过氧化物酶染色显示以 IgA 或 IgA 沉积为主的肾小球疾病（不要求所有肾小球均有 IgA 沉积），同时除外狼疮性肾炎等继发性 IgA 沉积。

2. IgA 肾病患者随访护理管理合格率

一级指标	二级指标	三级指标	指标维度
IgA 肾病患者随访护理管理合格率	专项培训	规章制度知晓率	结构指标
	护理措施	出院患者随访合格率	过程指标
	患者结局	门诊按期复诊率	结果指标
		激素/免疫抑制剂服药合格率	

（二）计算公式

$$规章制度知晓率 = \frac{同期规章制度抽查知晓人数}{统计周期内规章制度抽查总人数} \times 100\%$$

$$出院患者随访合格率 = \frac{同期出院患者随访抽查合格人数}{统计周期内出院患者随访抽查总人数} \times 100\%$$

$$门诊按期复诊率 = \frac{同期门诊按期复诊人数}{统计周期内出院患者总人数} \times 100\%$$

$$\begin{array}{c}激素/免疫抑制剂\\服药合格率\end{array} = \frac{同期激素/免疫抑制剂服药抽查合格人数}{统计周期内激素/免疫抑制剂服药抽查总人数} \times 100\%$$

1. 分子说明

（1）结构、过程指标：统计周期内使用《IgA 肾病患者随访护理管理查检表》进行督查，对评价依据内容完全做到的记为合格人数，未完全做到的记为不合格人数。

（2）结果指标：统计周期内 IgA 肾病出院患者门诊按期复诊人数、激素/免疫抑制剂服药督查合格人数。

2. 分母说明

（1）结构、过程指标：统计周期内使用《IgA 肾病患者随访护理管理查检表》进行督查总人数。

（2）结果指标：统计周期内 IgA 肾病出院患者总人数，统计周期内激素/免疫抑制剂服药督查总人数。

3. 纳入标准　统计周期内所有办理入院手续并入住病区的 IgA 肾病患者。

4. 排除标准　非医嘱离院、转院的患者，出院后因各种原因导致失访的患者。

（三）数据统计

1. 统计周期为每月。

2. 全年值不可以采取各月均值获取，应直接通过公式计算。

3. 每个统计周期均应完成数据汇总。

（四）指标意义

IgA 肾病（IgAN）是我国最常见的原发性肾小球肾炎，占原发性肾小球肾炎的 45.3%～54.3%，患病人群数量大、分布广、异质性强。改善全球肾脏病预后组织（KDIGO）指南指出：糖皮质激素治疗及免疫抑制剂治疗总疗程在 3 个月～2 年，重症 IgA 肾病患者，建议糖皮质激素联合免疫抑制剂治疗。在 IgA 肾病诊断时和随访期间观察蛋白尿、血压和 eGFR 以评估肾脏疾病进展的风险，全面的风险评估对于确定治疗方案和平衡治疗风险必不可少。单纯性血尿 IgA 肾病患者，疾病可能呈进展过程，需密切随访。通过随访能稳定患者病情，降低蛋白尿和血尿，延缓肾功能不全进展。而《三级医院评审标准（2020 年版）》第三章重点专业质量控制指标中将 IgA 肾病患者随访完成率作为肾病专业医疗质量控制指标纳入评审范围。

（五）评价标准

IgA 肾病患者随访护理管理查检表

三级指标名称	评价依据	合格人数	不合格人数	监测方法
规章制度知晓率	①护士知晓医院制度；②护士知晓随访要求；③护士知晓随访时限；④护士知晓随访内容；⑤护士知晓记录要求			现场抽查
出院患者随访合格率	①患者信息准确、随访内容无漏项；②出院后 4 周内护士完成电话随访；③告知复诊时间；④随访时询问患者用药知晓情况；⑤指导激素/免疫抑制剂服药注意事项			现场抽查

续表

三级指标名称	评价依据	合格人数	不合格人数	监测方法
门诊按期复诊率	患者出院后 1 个月内至医疗门诊复诊			HIS 系统提取
激素/免疫抑制剂服药合格率	①患者知晓药物名称、剂量（颗数）；②每日服药剂量准确；③无随意加量、减量；④激素药物服用时间准确，在每日晨 9 点前口服；⑤进食后服药			现场抽查

（高秀芳　徐建清　可　秦）

十八、透析用水生物污染检验合格率

（一）指标定义及结构

1. **透析用水**　血液透析用水处理设备包括从市政（含自取）饮用水源进入水处理设备的连接点到设备所生产水的使用点之间所有装置、管路及配件（或配套设备），如电气系统、水净化系统（前处理、反渗机）、存储与输送系统及消毒系统等。透析用水质的质量严重影响患者的透析质量与长期预后。

2. **透析用水生物污染检验合格率**

一级指标	二级指标	三级指标	指标维度
透析用水生物污染检验合格率	专项培训	规章制度知晓率	结构指标
	环境、设备管理	环境卫生学管理合格率	过程指标
		水处理设备消毒正确率	
	采样管理	采样方法正确率	
	管理结局	透析用水生物污染检验合格率	结果指标

（二）计算公式

$$规章制度知晓率 = \frac{同期规章制度抽查知晓人数}{统计周期内规章制度知晓抽查总人数} \times 100\%$$

$$环境卫生学管理合格率 = \frac{同期环境卫生学管理抽查合格例数}{统计周期内环境卫生学管理抽查总例数} \times 100\%$$

$$水处理设备消毒正确率 = \frac{同期水处理设备抽查达标例数}{统计周期内水处理设备抽查总例数} \times 100\%$$

$$采样方法正确率 = \frac{同期采样方法抽查合格例数}{统计周期内采样方法抽查总例数} \times 100\%$$

$$透析用水生物污染检验合格率 = \frac{同期透析用水生物污染检验合格次数}{统计周期内透析用水生物污染检验总次数} \times 100\%$$

1. 分子说明

（1）结构、过程指标：统计周期内使用《透析用水生物污染检验查检表》进行督查，对评价依据内容完全做到的记为合格例数，未完全做到的记为不合格例数。

（2）结果指标：统计周期内透析用水生物污染检验合格次数。

2. 分母说明

（1）结构、过程指标：统计周期内使用《透析用水生物污染检验查检表》进行督查总例数。

（2）结果指标：统计周期内透析用水生物污染检验总次数（12 次）。

3. 纳入标准　统计周期内所有透析用水生物污染检验。

4. 排除标准　非透析用水检验。

（三）数据统计

1. 结构、过程指标的统计周期为每月；结果指标的统计周期为每年。

2. 全年值不可以采取各月均值获取，应直接通过公式计算。

3. 每个统计周期均应完成数据汇总。

（四）指标意义

血液透析是透析患者维持生命的有效治疗手段。如果透析用水达不到标准要求，透析液中的有害物质通过透析膜弥散直接进入患者体内，即使较低浓度的有害元素，长期蓄积也会导致慢性中毒，引起患者各种急、慢性并发症，甚至危及生命，严重影响透析质量及患者预后。浓缩透析 A 液为含各种电解质的高渗液，其 pH 值为 3.0，呈酸性，有抑菌作用。浓缩透析 B 液主要成分是碳酸氢钠，呈碱性，极易被细菌污染。如果长时间未对其进行有效消毒处理，细菌会不同程度地在容器壁形成菌苔生物膜。生物膜一旦形成，透析液所遭受的污染程度就会大幅度地加剧。生物膜虽然属于一种较为常见的污染物，但是对其清除具有较高的难度，难度主要在于生物膜之中有大量的细菌存在，细菌被灭杀之后，能够长时间持续释放出大量的内毒素，导致透析用水的质量出现大幅度的下降。血液透析质量管理工作重在监测和预防，贵在坚持，需要不断完善。只有严格遵守质量控制规范，对各个环节进行有针对性的管理，运用质量管理工具及时发现问题并纠正干预，使血液透析治疗更安全有效。

（五）评价标准

透析用水生物污染检验查检表

三级指标名称	评价依据	合格人/例/次数	不合格人/例/次数	监测方法
规章制度知晓率	①知晓岗位职责；②知晓人员培训制度；③知晓消毒隔离制度；④知晓透析液和透析用水质量监测制度；⑤知晓感染监测和报告制度；⑥知晓设备设施管理制度			现场抽查
环境卫生学管理合格率	①水处理间、配液间授权封闭管理；②地面清洁、干燥，不得堆放杂物；③达到《医院消毒卫生标准》（GB 15982—2012）中规定的Ⅲ类环境；④水处理设备避免日光直射，放置处有排水槽；⑤维持合适的室温，并有良好的隔音和通风条件			现场抽查
水处理设备消毒正确率	（1）热消毒：①频率为每周1次；②反渗膜热水消毒：80℃≤水温≤85℃，维持该温度的时间＞20分钟，但透析治疗前必须降至常温；③热水供水管路消毒：回水端水温≥85℃，该有效温度的维持时间＞20分钟，准备透析治疗前降至常温（2）化学消毒：①频率：每3个月1次；②化学消毒剂：过氧乙酸（有效浓度1500～2000mg/L，水温＜25℃，浸泡时间≤2小时）；③消毒剂残留量检测；④透析用水处理设备停机≥48小时，使用前必须进行一次透析用水处理设备的系统性消毒包括主机和供水管路，要求细菌和内毒素水平必须达到透析用水国家标准			现场抽查
采样方法正确率	①取样点至少包括供水回路的末端；②样本取样口保持开启并放水至少60秒；③使用75%乙醇消毒擦拭出水口外表面3次；④待乙醇完全挥发后方可采样；⑤不能使用其他消毒剂；⑥监测频率：细菌培养至少每月1次，内毒素检测至少每3个月1次			现场抽查
透析用水生物污染检验合格率	合格标准：每月透析用水检验的细菌落数≤100CFU/ml；每3个月检验的内毒素≤0.25EU/ml；并符合《血液透析和相关治疗用水》（YY 0572—2015）的标准			HIS系统提取

（孙燕娥　宋成荣　可　秦）

十九、血液透析中心静脉导管护理管理合格率

（一）指标定义及结构

1. 中心静脉导管　是指导管尖端位于或接近心脏或以下大血管，包括上腔静脉、下腔静脉、头臂静脉、颈内静脉、锁骨下静脉、股静脉等，分为多种型号，包括单腔、双腔、三腔的中心静脉导管等。

2. 血液透析中心静脉导管护理管理合格率

一级指标	二级指标	三级指标	指标维度
血液透析中心静脉导管护理管理合格率	护理人员培训指标	护士培训落实率	结构指标
		知识考核合格率	
	操作指标	护理评估合格率	过程指标
		无菌操作合格率	
		封管合格率	
	健康教育指标	健康教育执行率	
		患者健康教育知晓率	
	并发症指标	中心静脉导管出口感染发生率	结果指标
		中心静脉导管隧道感染发生率	

（二）计算公式

$$护士培训落实率 = \frac{同期护士培训抽查合格人数}{统计周期内护士培训抽查总人数} \times 100\%$$

$$知识考核合格率 = \frac{同期知识抽查合格人数}{统计周期内知识抽查总人数} \times 100\%$$

$$护理评估合格率 = \frac{同期护理评估抽查合格人数}{统计周期内护理评估抽查总人数} \times 100\%$$

$$无菌操作合格率 = \frac{同期无菌操作抽查合格人数}{统计周期内无菌操作抽查总人数} \times 100\%$$

$$封管合格率 = \frac{同期封管抽查合格人数}{统计周期内封管抽查总人数} \times 100\%$$

$$健康教育执行率 = \frac{同期健康教育抽查执行人数}{统计周期内健康教育抽查总人数} \times 100\%$$

$$患者健康教育知晓率 = \frac{同期患者健康教育抽查合格人数}{统计周期内患者健康教育抽查总人数} \times 100\%$$

$$中心静脉导管出口感染发生率 = \frac{同期中心静脉导管出口感染例数}{统计周期内中心静脉导管总日数} \times 1000\permil$$

$$中心静脉导管隧道感染发生率 = \frac{同期中心静脉导管隧道感染例数}{统计周期内中心静脉导管总日数} \times 1000\permil$$

1. 分子说明

（1）结构、过程指标：统计周期内使用《血液透析中心静脉导管护理管理查检表》进行督查，对评价依据内容完全做到的记为合格人数，未完全做到的记为不合格人数。

（2）结果指标：统计周期内中心静脉导管出口感染例数、统计周期内中心静脉导管隧道感染例数。

2. 分母说明

（1）结构、过程指标：统计周期内使用《血液透析中心静脉导管护理管理查检表》进行督查总人数（5 人）。

（2）结果指标：统计周期内留置中心静脉导管总日数。

3. 纳入标准　统计周期内血透室所有中心静脉导管的患者。

4. 排除标准　非血透室患者、非中心静脉导管患者。

（三）数据统计

1. 统计周期为每月。

2. 全年值不可以采取各月均值获取，应直接通过公式计算。

3. 每个统计周期均应完成数据汇总。

（四）指标意义

维持性血透是终末期肾病患者得以延长生命时间的重要方式，而安全有效、具备可反复使用功能的血管通路则是维持性血透治疗起效的关键保障。中心静脉置管（central venous catheter，CVC）是维持性血透患者建立血管通路的重要选择，中心静脉置管作为血透通路具备快捷方便等诸多优点，但受留置时间较长及患者治疗期高凝状态的影响，存在较高的导管内血栓、感染及渗血等并发症风险，从而影响导管功能的发挥，缩短有效留置时间。在操作和使用过程中会受到管材、外形、置管部位以及操作手法等多种因素影响，极易发生感染，要求护理人员和置管操作人员应严格按照临床护理规范和置管操作规范执行无菌操作，同时给予患者良好的健康教育、置管护理等，通过综合护理干预措施避免各种感染因素的影响，从而降低感染发生率。血液透析是一个持久的、漫长的治疗过程，患者对血液透析原理的认知，对知识的了解，提高自护能力是预防导管相关性感染的重要环节。通过对指标的监测，可以及时发现并纠正护理过程中存在的问题，保证综合护理干预措施的实行，降低感染发生率。

（五）评价标准

血液透析中心静脉导管护理管理查检表

三级指标名称	评价依据	合格人数	不合格人数	监测方法
护士培训落实率	①有各类人员（各层次、进修、返岗人员等）的培训计划，重点突出培训内容包含中心静脉导管相关知识；②培训按计划实施；③培训及考核记录规范			现场抽查
知识考核合格率	①护士治疗前评估内容、消毒方法、抽管方法、血液净化治疗连接或断开体外循环时，严格无菌操作、透析结束后封管正确；②护士知晓中心静脉导管健康教育内容			现场抽查
护理评估合格率	①观察导管出口处皮肤有无压痛、红肿、分泌物、出血及渗液，CUFF*处是否红肿、破溃、脱出，以及导管尾翼缝线固定情况；②观察导管外接头部分有无破裂、打折情况			现场抽查
无菌操作合格率	根据 SOP 要求，按步骤进行操作：①准备碘伏消毒棉签和医用垃圾袋；②患者头偏向对侧；③取下静脉导管敷料，将无菌治疗巾垫于静脉导管下；④分别消毒导管和导管夹子，放于无菌治疗巾内；⑤检查导管夹子处于夹闭状态，再取下导管肝素帽；⑥分别消毒导管接头；⑦用注射器回抽导管内封管肝素；⑧根据医嘱从导管静脉端推注首剂量肝素，连接体外循环；⑨医疗污物放于医疗垃圾桶中			现场抽查
封管合格率	根据 SOP 要求，按步骤进行操作：①准备碘伏消毒棉签和医用垃圾袋；②患者头偏向对侧；③打开无菌治疗巾；④分别消毒导管接头；⑤检查导管夹子处于夹闭状态，断开体外循环；⑥分别消毒导管接头；⑦用 10ml 生理盐水脉冲式冲洗导管，再用肝素盐水正压封管；⑧医疗污物放于医疗垃圾桶中			现场抽查
健康教育执行率	透析治疗中对患者进行健康教育：①注意局部卫生，保持导管周围的皮肤清洁；②观察导管局部有无出血及渗出；③避免导管受压及扭曲			现场抽查

续表

三级指标名称	评价依据	合格人数	不合格人数	监测方法
患者健康教育知晓率	①知晓中心静脉导管周围皮肤保持清洁；②观察导管局部是否出血及渗出；③避免导管受压及扭曲			现场抽查
中心静脉导管出口感染发生率	出口部位2cm内的皮肤发红、硬结和/或触痛；或导管出口部位的渗出物培养出微生物，可伴有其他感染征象和症状，伴或不伴有血行感染	感染例数	总日数	HIS系统提取
中心静脉导管隧道感染发生率	导管出口部位沿隧道的触痛，红斑和/或大于2cm的硬结，伴或不伴有血行感染	感染例数	总日数	HIS系统提取

* CUFF导管：带有涤纶套的导管，是血液透析用血管通路的一种。

（孙燕娥　宋成荣　可秦）

二十、血液透析患者容量护理管理合格率

（一）指标定义及结构

1. 血液透析　采用弥散和对流原理清除血液中代谢废物、有害物质和过多水分，是最常用的终末期肾病患者的肾脏替代治疗方法之一，也可用于治疗药物或毒物中毒等。

2. 通过容量管理达到最佳目标干体重　最佳干体重：透析后可耐受的最低体重，此时患者仅有极轻微的低血容量或血容量过多的症状或体征。

3. 血液透析患者容量护理管理合格率

一级指标	二级指标	三级指标	指标维度
血液透析患者容量护理管理合格率	辅助设备指标	体重秤完好率	结构指标
		体重秤操作合格率	
	健康教育指标	宣教体重增长合格率	过程指标
		宣教体重控制方法合格率	
		宣教体重测量方法合格率	
	健康教育反馈指标	体重控制方法知晓率	
		体重增长知晓率	
		体重测量方法知晓率	
	并发症指标	容量超负荷发生率	结果指标

（二）计算公式

$$体重秤完好率 = \frac{同期体重秤抽查完好例数}{统计周期内体重秤抽查总例数} \times 100\%$$

$$体重秤操作合格率 = \frac{同期体重秤操作抽查合格人数}{统计周期内体重秤操作抽查总人数} \times 100\%$$

$$宣教体重增长合格率 = \frac{同期宣教体重增长抽查合格人数}{统计周期内宣教体重增长抽查总人数} \times 100\%$$

$$宣教体重控制方法合格率 = \frac{同期宣教体重控制方法抽查合格人数}{统计周期内宣教体重控制方法抽查总人数} \times 100\%$$

$$宣教体重测量方法合格率 = \frac{同期宣教体重测量方法抽查合格人数}{统计周期内宣教体重测量方法抽查总人数} \times 100\%$$

$$体重控制方法知晓率 = \frac{同期体重控制方法抽查知晓人数}{统计周期内体重控制方法抽查总人数} \times 100\%$$

$$体重增长知晓率 = \frac{同期体重增长抽查知晓人数}{统计周期内体重增长抽查总人数} \times 100\%$$

$$体重测量方法知晓率 = \frac{同期体重测量方法抽查知晓人数}{统计周期内体重测量方法抽查总人数} \times 100\%$$

$$容量超负荷发生率 = \frac{同期容量超负荷发生患者例数}{统计周期内维持性血液透析患者总例数} \times 100\%$$

1. 分子说明

（1）结构、过程指标：统计周期内使用《血液透析患者容量护理管理查检表》进行督查，对评价依据内容完全做到的记为合格人/例数，未完全做到的记为不合格人/例数。

（2）结果指标：统计周期内容量超负荷患者人数。

2. 分母说明

（1）结构、过程指标：统计周期内使用《血液透析患者容量护理管理查检表》进行督查总人数。

（2）结果指标：统计周期内维持性血液透析患者总人数。

3. 纳入标准 统计周期内血透室所有维持性血液透析患者。

4. 排除标准 非血透室患者、临时行血液透析患者。

（三）数据统计

1. 统计周期为每月。
2. 全年值不可以采取各月均值获取，应直接通过公式计算。
3. 每个统计周期均应完成数据汇总。

（四）指标意义

维持性血液透析（maintenance hemodialysis，MHD）是目前终末期肾病患者应用最广泛且有效的替代治疗方法之一。随着透析机的改进、透析技术的提高及透析方案的完善，MHD 患者的生存率有明显的升高，但患者仍有较高的死亡率。MHD 患者的透析效果及透析后生活质量受多种因素的影响，其中透析间期体重增长不但导致患者的容量负荷增加，还可增加透析治疗中心血管不良事件、肺水肿、透析中低血压、肌肉痉挛等的发生，减低透析效果，降低生活质量，甚至会影响患者的生存。对液体摄入的危害认识不够，依从性自然会降低，不良情绪也会直接影响到患者疗效。提高患者对疾病相关知识的掌握程度，对于控制 MHD 患者透析间期体重增长尤为重要。因此，以指标监测获得的信息为基础引导的持续质量改进活动，督导护理人员采取相应措施，对维持性血液透析患者有重要意义。

（五）评价标准

血液透析患者容量护理管理查检表

三级指标名称	评价依据	合格人/例数	不合格人/例数	监测方法
体重秤完好率	体重秤称量数据正确			现场抽查
体重秤操作合格率	①护士及医生知晓体重秤相关内容；②开机、关机、清零；③发生故障时应急处理方案			现场抽查
宣教体重增长合格率	透析间期体重增长为干体重的 3%~5%			现场抽查
宣教体重控制方法合格率	①护士知晓容量管理以控制钠盐摄入为主；②限制水、钠摄入量（每日摄入钠 1500~2000mg）			现场抽查
宣教体重测量方法合格率	①电子称上显示为 0，再称量体重；②每次血液透析治疗前称量体重，添减衣物时及时告知医护人员，避免误脱水；③每次血液透析治疗结束后，称量完体重后再如厕行大小便，避免脱水误差			现场抽查
体重控制方法知晓率	①患者知晓容量管理以控制钠盐摄入为主；②限制水、钠摄入量（每日摄入钠 1500~2000mg）			现场抽查

续表

三级指标名称	评价依据	合格 人/例数	不合格 人/例数	监测方法
体重增长知晓率	透析间期体重增长小于5%			现场抽查
体重测量方法知晓率	①电子称上显示为0，再称量体重；②每次血液透析治疗前称量体重，添减衣物时及时告知医护人员，避免误脱水；③每次血液透析治疗结束后，称量完体重后再如厕行大小便，避免脱水误差			现场抽查
容量超负荷发生率	透析间期体重增长大于5%	发生例次	血透总患者数	HIS系统提取

（孙燕娥　宋成荣　可　秦）

二十一、血液透析动静脉内瘘长期使用护理管理合格率

（一）指标定义及结构

1. 血液透析（hemodialysis，HD）　采用弥散和对流原理清除血液中代谢废物、有害物质和过多水分，是最常用的终末期肾脏病患者的肾脏替代治疗方法之一，也可用于治疗药物或毒物中毒等。

2. 自体动静脉内瘘成形术（arteriovenous fistula，AVF）　通过外科手术，吻合患者的外周动脉和浅表静脉，使得动脉血液流至浅表静脉，静脉动脉化，达到血液透析所需的血流量要求，血管直径及深度便于血管穿刺，从而建立血液透析体外循环。

3. 血液透析动静脉内瘘长期使用护理管理合格率

一级指标	二级指标	三级指标	指标维度
血液透析动静脉内瘘长期使用护理管理合格率	护理人员培训指标	护士培训落实率	结构指标
		考核合格率	
	健康教育指标	宣教自我检查内瘘方法合格率	过程指标
		宣教日常护理知识合格率	
	内瘘操作指标	内瘘评估合格率	
		内瘘穿刺合格率	
	健康教育反馈指标	日常护理合格率	
		自我管理知晓率	
	并发症指标	内瘘感染发生率	结果指标

（二）计算公式

$$护士培训落实率 = \frac{同期护士培训抽查落实人数}{统计周期内护士培训抽查总人数} \times 100\%$$

$$考核合格率 = \frac{同期考核抽查合格人数}{统计周期内考核抽查总人数} \times 100\%$$

$$宣教自我检查内瘘方法合格率 = \frac{同期宣教自我检查内瘘方法抽查合格人数}{统计周期内宣教自我检查内瘘方法抽查总人数} \times 100\%$$

$$宣教日常护理知识合格率 = \frac{同期宣教日常护理知识抽查合格人数}{统计周期内宣教日常护理知识抽查总人数} \times 100\%$$

$$内瘘评估合格率 = \frac{同期内瘘评估抽查合格人数}{统计周期内内瘘评估抽查总人数} \times 100\%$$

$$内瘘穿刺合格率 = \frac{同期内瘘穿刺操作规范合格人数}{统计周期内内瘘穿刺抽查总人数} \times 100\%$$

$$日常护理合格率 = \frac{同期日常护理抽查合格人数}{统计周期内日常护理抽查总人数} \times 100\%$$

$$自我管理知晓率 = \frac{同期自我管理抽查知晓人数}{统计周期内自我管理抽查总人数} \times 100\%$$

$$内瘘感染发生率 = \frac{同期内瘘感染发生例数}{统计周期内内瘘总例数} \times 100\%$$

1. 分子说明

（1）结构、过程指标：统计周期内使用《血液透析动静脉内瘘长期使用护理管理查检表》进行督查，对评价依据内容完全做到的记为合格人数，未完全做到的记为不合格人数。

（2）结果指标：统计周期内自体动静脉内瘘感染例数。

2. 分母说明

（1）结构、过程指标：统计周期内使用《血液透析动静脉内瘘长期使用护理管理查检表》进行督查总人数（5人）。

（2）结果指标：统计周期内自体动静脉内瘘患者总例数。

3. 纳入标准　统计周期内血透室所有自体动静脉内瘘的患者。

4. 排除标准　未使用自体动静脉内瘘患者（人工内瘘患者、中心静脉置管患者等）。

（三）数据统计

1. 统计周期为每月。
2. 全年值不可以采取各月均值获取，应直接通过公式计算。
3. 每个统计周期均应完成数据汇总。

（四）指标意义

动静脉内瘘因临床操作方便、血流量大而稳定、患者生活运动不受限制、使用寿命最长、并发症最少等优点逐渐成为血液透析患者的首选，其在维持性血液透析（MHD）时所占血管通路的目标比例应大于80％。但是，若出现内瘘感染，可引发局部及全身炎症，影响治疗效果。强化动静脉内瘘专项护理有助于相关并发症的有效防控。通过对血管通路的监测，制定监测查检表，以指标监测获得的信息为基础引导的持续质量改进活动，督导护理人员采取相应措施，对维持性血液透析患者血管通路有重要意义。

（五）评价标准

血液透析动静脉内瘘长期使用护理管理查检表

三级指标名称	评价依据	合格人数	不合格人数	监测方法
护士培训落实率	①有各类人员（各层次、进修、返岗人员等）的培训计划，重点突出培训内容包含内瘘相关知识；②培训按计划实施；③培训及考核记录规范			现场抽查
考核合格率	①护士知晓内瘘术后指导内容、术后患者自我锻炼及术后内瘘自我检查内容；②内瘘穿刺前评估内容；③穿刺区域发生血肿如何处理、穿刺点渗血如何处理；④护士知晓内瘘健康教育内容			现场抽查
宣教自我检查内瘘方法合格率	①内瘘处能触及震颤，听到血管杂音；②观察内瘘区域有无红、肿、热、痛，有无异常搏动			现场抽查
宣教日常护理知识合格率	①注意内瘘局部卫生，衣袖宜宽松，以防止内瘘受压；②避免内瘘侧肢体负重；③睡眠时避免内瘘侧肢体受压			现场抽查
内瘘评估合格率	①穿刺前检查内瘘区域皮肤颜色、温度；②有无肿胀、疼痛、破溃；③内瘘震颤及杂音情况，血管弹性、张力及搏动情况；④举臂试验及搏动增强试验；⑤发现异常情况及时行超声等影像学检查			现场抽查

三级指标名称	评价依据	合格人数	不合格人数	监测方法
内瘘穿刺合格率	①一般从内瘘远心端到近心端进行阶梯式或扣眼穿刺，然后再回到远心端，如此反复；②穿刺点应距离吻合口3～5cm			现场抽查
日常护理合格率	①注意内瘘局部卫生，衣袖宜宽松，以防止内瘘受压；②避免内瘘侧肢体负重；③睡眠时避免内瘘侧肢体受压			现场抽查
自我管理知晓率	①每次透析前内瘘侧肢体用肥皂水清洗干净；②知晓透析后穿刺点24小时内避免沾水			现场抽查
内瘘感染发生率	患者内瘘部位疼痛、红肿、有分泌物	发生例数	内瘘总例数	HIS系统提取

（孙燕娥　宋成荣　可　秦）

二十二、化疗患者口腔黏膜炎护理管理合格率

（一）指标定义及结构

1. 口腔黏膜炎　口腔黏膜炎即口腔溃疡，又称为"口疮"，该病多数发生在20岁至50岁之间，发病时多伴有便秘，口臭等现象。

2. 化疗患者口腔黏膜炎发生率　指在一定周期内，住院患者在化疗后发生口腔感染的频率。

3. 化疗患者口腔黏膜炎护理管理合格率

一级指标	二级指标	三级指标	指标维度
化疗患者口腔黏膜炎护理管理合格率	护士培训指标	口腔黏膜炎培训合格率	结构指标
	化疗期间预防口腔感染指标	护士健康指导合格率	过程指标
		漱口合格率	
		卫生饮食合格率	
		餐具使用合格率	
	口腔黏膜炎预防有效指标	化疗患者口腔黏膜炎发生率	结果指标

（二）计算公式

$$口腔黏膜炎培训合格率 = \frac{同期口腔黏膜炎培训抽查合格人数}{统计周期内口腔黏膜炎培训抽查总人数} \times 100\%$$

$$护士健康指导合格率 = \frac{同期护士掌握预防口腔感染措施抽查合格人数}{统计周期内护士抽查总人数} \times 100\%$$

$$漱口合格率 = \frac{同期化疗患者执行口腔卫生抽查合格人数}{统计周期内化疗患者抽查总人数} \times 100\%$$

$$卫生饮食合格率 = \frac{同期化疗患者正确执行饮食卫生的合格人数}{统计周期内化疗患者抽查总人数} \times 100\%$$

$$餐具使用合格率 = \frac{同期化疗患者正确使用餐具抽查合格人数}{统计周期内化疗患者抽查总人数} \times 100\%$$

$$化疗患者口腔黏膜炎发生率 = \frac{同期化疗患者发生口腔黏膜炎人数}{统计周期内化疗患者总人数} \times 100\%$$

1. 分子说明

（1）结构、过程指标：统计周期内使用《化疗患者口腔黏膜炎护理管理查检表》进行督查，每条项目抽查 5 人次，对评价依据内容完全做到的记为合格人数，未完全做到的记为不合格人数。

（2）结果指标：统计周期内化疗患者发生口腔黏膜炎的人数。

2. 分母说明

（1）结构指标：统计周期内护士口腔黏膜炎培训抽查总人数（5 人）。

（2）过程、结果指标：统计周期内化疗患者抽查总人数（5 人）。

3. 纳入标准　统计周期内所有化疗患者。

4. 排除标准　化疗前即伴有口腔感染的患者。

（三）数据统计

1. 统计周期为每月。

2. 全年值不可以采取各月均值获取，应直接通过公式计算。

3. 每个统计周期均应完成数据汇总。

（四）指标意义

化疗患者口腔黏膜炎发生率为护理质量评价的重要结局指标。血液病最主要的治疗方法是化疗，而黏膜炎是化疗的不良反应之一，尤其是在使用氨甲蝶呤（MTX）、阿糖胞苷（Ara-C），5－氟尿嘧啶（5-FU）、阿霉素（ADM）等化疗药时，黏膜炎的发生率为90%。

监测此项指标能及时发现及控制感染。此外，化疗患者口腔黏膜炎的发生严重危害患者的健康，增加患者的痛苦，延长住院时间，增加医疗成本，因此，监测此项指标能有效地节约医疗成本。

（五）评价标准

化疗患者口腔黏膜炎护理管理查检表

三级指标名称	评价依据	合格人次	不合格人次	监测方法
口腔黏膜炎培训合格率	①掌握化疗患者口腔黏膜炎的病因；②掌握化疗患者口腔黏膜炎的临床表现；③掌握口腔黏膜炎的分级；④掌握化疗患者口腔黏膜炎的治疗与护理			现场抽查
护士健康指导合格率	①护士掌握正确漱口的宣教；②护士掌握正确饮食卫生的宣教；③护士掌握正确使用餐具的宣教			现场抽查
漱口合格率	①患者三餐后2分钟内及睡前漱口；②患者软质清淡饮食；③卧床患者护士按需进行口腔护理			现场抽查
卫生饮食合格率	①化疗期间及化疗后半个月内，少食多餐，以清淡、少渣、易消化和少刺激性的食物为主，避免油腻、粗糙、带刺、辛辣的食物；②食物要蒸、煮沸，或经微波炉消毒后食用，水果要削皮后食用，以减少污染的微生物经口入侵体内，引起感染；③化疗期间多饮水或无刺激性的液体，以促进体内代谢产物排泄，减少副作用；④如果口服化疗药，进餐时间与服药时间最少间隔2小时			现场抽查
餐具使用合格率	①患者餐具使用后用开水烫；②忌用一次性餐具；③饮用水杯须带盖			现场抽查
化疗患者口腔黏膜炎发生率	①0级：口腔黏膜无异常；②Ⅰ级：口腔黏膜有1~2个<1.0cm的溃疡，出现红斑、疼痛；③Ⅱ级：口腔黏膜有1个>1.0cm的溃疡和数个小溃疡，但患者能进食；④Ⅲ级：口腔黏膜有2个>1.0cm的溃疡和数个小溃疡，患者能进流质饮食；⑤Ⅳ级：有2个以上>1.0cm的溃疡和/或融合溃疡，患者不能禁食	发生例数	总人数	HIS系统提取

（吴晓倩　姚丽萍　可　秦）

二十三、化疗患者肛周感染护理管理合格率

（一）指标定义及结构

1. 肛周感染 是指肛门周围的感染征象，临床表现为发热、肛周红肿热痛，严重者出现肛周脓肿，表皮有水疱或坏死。

2. 化疗患者肛周感染发生率 是指在一定周期内，住院患者在化疗后发生肛周感染的频率。

3. 化疗患者肛周感染护理管理合格率

一级指标	二级指标	三级指标	指标维度
化疗患者肛周感染护理管理合格率	护士培训指标	肛周感染培训合格率	结构指标
	化疗期间预防肛周感染指标	护士健康指导合格率	过程指标
		会阴清洁合格率	
		坐浴合格率	
		饮食正确率	
	肛周感染预防有效指标	化疗患者肛周感染发生率	结果指标

（二）计算公式

$$肛周感染培训合格率 = \frac{同期肛周感染培训抽查合格人数}{统计周期内肛周感染培训抽查总人数} \times 100\%$$

$$护士健康指导合格率 = \frac{同期护士掌握预防肛周感染措施抽查合格人数}{统计周期护士抽查总人数} \times 100\%$$

$$会阴清洁合格率 = \frac{同期化疗患者会阴清洁抽查合格人数}{统计周期内化疗患者会阴清洁抽查总人数} \times 100\%$$

$$坐浴合格率 = \frac{同期化疗患者坐浴抽查合格人数}{统计周期内化疗患者抽查总人数} \times 100\%$$

$$饮食正确率 = \frac{同期化疗患者饮食抽查正确人数}{统计周期内化疗患者抽查总人数} \times 100\%$$

$$化疗患者肛周感染发生率 = \frac{同期化疗患者发生肛周感染人数}{统计周期内化疗患者总人数} \times 100\%$$

1. 分子说明

（1）结构、过程指标：统计周期内使用《化疗患者肛周感染护理管理查检表》进行督查，每条项目抽查 5 人数，对评价依据内容完全做到的记为合格人数，未完全做到的记为不合格人数。

（2）结果指标：统计周期内化疗患者发生肛周感染的人数。

2. 分母说明

（1）结构指标：统计周期内肛周感染护士培训抽查总人数。

（2）过程指标、结果指标：统计周期内化疗患者抽查总人数。

3. 纳入标准　统计周期内所有化疗患者。

4. 排除标准　化疗前即伴有肛周感染的患者。

（三）数据统计

1. 统计周期为每月。

2. 全年值不可以采取各月均值获取，应直接通过公式计算。

3. 每个统计周期均应完成数据汇总。

（四）指标意义

化疗患者肛周感染发生率为护理质量评价的重要结局指标。血液病最主要的治疗方法是化疗，而肛周感染是化疗的不良反应之一。监测此项指标能及时发现及控制感染。此外，化疗患者肛周感染的发生严重危害患者的健康，增加患者的痛苦，延长住院时间，增加医疗成本，因此，监测此项指标能有效地节约医疗成本。

（五）评价标准

化疗患者肛周感染护理管理查检表

三级指标名称	评价依据	合格人数	不合格人数	监测方法
肛周感染培训合格率	①掌握化疗患者肛周感染的病因；②掌握化疗患者肛周感染的临床表现；③掌握化疗患者肛周感染的治疗与护理			现场抽查
护士健康指导合格率	①护士能正确进行会阴清洁指导；②护士能正确进行坐浴指导；③护士能正确进行饮食指导			现场抽查
会阴清洁合格率	①每天早晚进行会阴冲洗；②患者每次大便后用温水及时清洗肛周皮肤			现场抽查
坐浴合格率	①化疗患者病情允许情况下每日行坐浴一次；②坐浴前排空大小便；③坐浴液以 40℃ 左右为宜；④坐浴时应将会阴部及肛门浸入坐浴液，身体放松，浸泡 10~20 分钟			现场抽查

续表

三级指标名称	评价依据	合格人数	不合格人数	监测方法
饮食正确率	①饮食以清淡、易消化吸收食物为主；②忌油腻、高胆固醇食物；③增加维生素的摄入			现场抽查
化疗患者肛周感染发生率	①无肛周感染；②Ⅰ度感染：红肿热痛局限，皮温升高；③Ⅱ度感染：红肿热痛局限，皮肤明显波动感，压痛明显，有脓肿形成；④Ⅲ度感染：皮肤破溃后形成巨大创面，有肛瘘形成且合并出血及脓性分泌物	感染人数	总人数	HIS系统提取

（吴晓倩　姚丽萍　可　秦）

二十四、糖皮质激素护理管理合格率

（一）指标定义及结构

1. **糖皮质激素（glucocorticoid，GC）**　是机体应激反应最重要的调节激素，也是临床上使用最为广泛而有效的抗感染和免疫抑制剂，临床常见的糖皮质激素类药物有泼尼松、甲泼尼龙、倍他米松、地塞米松等，具有抗感染、抗过敏、抗休克、非特异性抑制免疫等作用，可以防止和阻止免疫性炎症反应与病理性免疫反应的发生，是风湿系统疾病治疗中的重要药物。

2. **糖皮质激素护理管理合格率**

一级指标	二级指标	三级指标	指标维度
糖皮质激素护理管理合格率	专项培训	糖皮质激素知识培训合格率	结构指标
	药物宣教	护士药物知识宣教执行率	过程指标
		患者药物知识掌握率	
	饮食宣教	护士饮食知识宣教执行率	
		患者饮食知识掌握率	
	口腔护理知识宣教	护士口腔护理宣教执行率	
		患者口腔护理知识掌握率	
	患者依从性	患者服药正确率	结果指标
	患者结局	口腔霉菌感染发生率	

（二）计算公式

$$糖皮质激素知识培训合格率 = \frac{同期培训知识抽查合格人数}{统计周期内培训知识抽查总人数} \times 100\%$$

$$护士药物知识宣教执行率 = \frac{同期药物知识宣教执行人数}{统计周期内抽查护士总人数} \times 100\%$$

$$患者药物知识掌握率 = \frac{同期药物知识掌握人数}{统计周期内使用糖皮质激素抽查总人数} \times 100\%$$

$$护士饮食知识宣教执行率 = \frac{同期饮食知识宣教执行人数}{统计周期内抽查护士总人数} \times 100\%$$

$$患者饮食知识掌握率 = \frac{同期饮食知识掌握人数}{统计周期内使用糖皮质激素抽查总人数} \times 100\%$$

$$护士口腔护理宣教执行率 = \frac{同期口腔护理宣教执行人数}{统计周期内抽查护士总人数} \times 100\%$$

$$患者口腔护理知识掌握率 = \frac{同期口腔护理知识掌握人数}{统计周期内使用糖皮质激素抽查总人数} \times 100\%$$

$$患者服药正确率 = \frac{同期服药正确人数}{统计周期内使用糖皮质激素抽查总人数} \times 100\%$$

$$口腔霉菌感染发生率 = \frac{同期使用糖皮质激素发生口腔霉菌感染人数}{统计周期内使用糖皮质激素总人数} \times 100\%$$

1. 分子说明

（1）结构、过程指标：统计周期内使用《糖皮质激素护理管理查检表》进行督查，每条项目督查 5 人，对评价依据内容完全做到的记为合格人数，未完全做到的记为不合格人数。

（2）结果指标：统计周期内使用《糖皮质激素护理管理查检表》进行督查，每条项目督查 5 人，对评价依据内容完全做到的记为合格人数，未完全做到的记为不合格人数；统计周期内住院患者中使用糖皮质激素发生口腔霉菌感染的人数。

2. 分母说明

（1）结构、过程指标：统计周期内使用《糖皮质激素护理管理查检表》进行抽查总人数（5 人）。

（2）结果指标：统计周期内使用《糖皮质激素护理管理查检表》进行抽查总人数

（5 人）；统计周期内住院患者使用糖皮质激素总人数。

3. 纳入标准　统计周期内入住病区使用糖皮质激素的患者。

4. 排除标准　严重感染患者、伴有严重脏器损害的患者、临床诊断明确有精神性疾病的患者。

（三）数据统计

1. 统计周期为每月。

2. 全年值不可以采取各月均值获取，应直接通过公式计算。

3. 每个统计周期均应完成数据汇总。

（四）指标意义

糖皮质激素主要用于过敏性与自身免疫性炎症性疾病。长期使用糖皮质激素容易诱发皮质功能亢进综合征、诱发或加重感染、消化性溃疡、骨质疏松、肌肉萎缩、诱发精神病和癫痫等，因此患者多存在惧怕、焦虑心理，用药依从性差。因此，在患者使用糖皮质激素期间，规范糖皮质激素的用药宣教、饮食指导，有助于引导患者正确用药，提高护理宣教效果。通过采用"结构—过程—结果"质量模式，制定糖皮质激素护理质量敏感指标，并在一定周期内对相应指标进行监测分析，以提高糖皮质激素的用药安全及准确性。

（五）评价标准

糖皮质激素护理管理查检表

三级指标名称	评价依据	合格人数	不合格人数	监测方法
糖皮质激素知识培训合格率	①培训内容：《糖皮质激素健康宣教单及效果评价表》；②培训频率：每月 1 次；③培训方法：理论；④考核方法：理论、实际宣教考核≥95 分，每月抽查 5 名责任护士分管患者使用该类药物的使用方法、注意事项、副作用			现场抽查
护士药物知识宣教执行率	（1）宣教合格指标：①正确指导所用药物的名称；②正确指导所用药物的使用时间、剂量及途径；③正确指导所用药物的副作用；④正确指导所用药物的使用频率 （2）合格标准：检查满足上述 4 项指标即为合格			现场抽查

三级指标名称	评价依据	合格人数	不合格人数	监测方法
患者药物知识掌握率	（1）用药正确指标：①患者知晓自己所用药物的名称；②患者知晓自己所用药物的使用时间、剂量及途径；③患者知晓自己所用药物的副作用；④患者正确服用糖皮质激素 （2）合格标准：检查满足上述4项指标即为合格			现场抽查
护士饮食知识宣教执行率	①饮食原则：低盐、高蛋白、高钾、高钙；②分类指导患者常见膳食种类；③合格标准：检查满足上述2项指标即为合格			现场抽查
患者饮食知识掌握率	①患者知晓饮食原则；②患者知晓常见膳食种类；③合格标准：检查满足上述2项指标即为合格			现场抽查
护士口腔护理宣教执行率	①评估口腔黏膜情况、舌苔变化，是否有口腔感染，是否有溃疡、黏膜改变；②保持口腔清洁，每天早晚刷牙，每次用餐后及时漱口；③口服糖皮质激素后进行口腔黏膜清洁；④合格标准：检查满足上述3项指标即为合格			现场抽查
患者口腔护理知识掌握率	①患者知晓每天评估口腔黏膜情况及舌苔情况；②患者及时发现溃疡、黏膜改变并告知护士；③患者知晓口腔清洁的方法；④患者口服糖皮质激素后能进行口腔黏膜清洁；⑤合格标准：检查满足上述4项指标即为合格			现场抽查
患者服药正确率	①患者能够按医嘱服药，未擅自加量、减量或停药；②患者服药时间、次数、剂量正确			现场抽查
口腔霉菌感染发生率	口腔黏膜或者舌体出现乳白色斑点、口咽部疼痛，经口腔真菌涂片检查确诊为口腔霉菌感染			现场抽查

（谌 晨 可 秦）

二十五、住院患者血糖规范护理管理合格率

（一）指标定义及结构

1. 住院患者血糖（POCT）管理 糖尿病是一种慢性病，患者的日常行为和自我管理能力是影响糖尿病控制状况的关键因素，住院期间对患者实施饮食、药物、运动及胰岛素相关知识的教育可提高患者病情控制水平，促使血糖达标，最终改善临床结局、健康状况和生活质量。

2. 住院患者血糖规范护理管理合格率

一级指标	二级指标	三级指标	指标维度
住院患者血糖规范护理管理合格率	知识管理指标	护士知识培训落实率	结构指标
	饮食管理指标	患者饮食正确率	过程指标
	运动管理指标	患者运动正确率	
	口服降糖药管理指标	患者服药正确率	
	胰岛素及其他注射药物管理指标	患者胰岛素使用合格率	
		胰岛素泵治疗管理合格率	
	低血糖管理指标	患者低血糖管理合格率	
	住院患者血糖达标率	患者血糖控制有效率	结果指标

（二）计算公式

$$护士知识培训落实率 = \frac{同期护士知识培训落实护士数}{统计周期内抽查护士数} \times 100\%$$

$$患者饮食正确率 = \frac{同期抽查患者饮食正确人数}{统计周期内抽查患者总人数} \times 100\%$$

$$患者运动正确率 = \frac{同期抽查患者运动正确人数}{统计周期内抽查患者总人数} \times 100\%$$

$$患者服药正确率 = \frac{同期抽查服药正确人数}{统计周期内抽查服药患者总人数} \times 100\%$$

$$患者胰岛素使用合格率 = \frac{同期抽查胰岛素使用合格人数}{统计周期内抽查胰岛素使用患者总人数} \times 100\%$$

$$胰岛素泵治疗管理合格率 = \frac{同期使用胰岛素泵患者管理合格人数}{统计周期内使用胰岛素泵患者总人数} \times 100\%$$

$$患者低血糖管理合格率 = \frac{同期抽查低血糖管理合格例数}{统计周期内抽查在院患者总人数} \times 100\%$$

$$患者血糖控制有效率 = \frac{同期血糖达标例数}{统计周期内抽查总例数} \times 100\%$$

1. 分子说明

结构、过程、结果指标：统计周期内使用《住院患者血糖（POCT）规范护理管理查检表》进行现场抽查，每周抽查 5 人，对评价内容完全做到的记为合格人数，未完全做到的记为不合格人数。

2. 分母说明

结构、过程、结果指标：统计周期内使用《住院患者血糖（POCT）规范护理管理查检表》进行现场抽查总人数（20 人）。

3. 纳入标准　依据 WHO（1999 年）确诊糖尿病，统计周期内住院 3 天及以上患者。

4. 排除标准　非住院患者；80 岁以上及有严重心、肝、肾等功能障碍患者；有智力问题或精神障碍不能配合者。

（三）数据统计

1. 统计周期为每月。
2. 全年值不可以采取各月均值获取，应直接通过公式计算。
3. 每个统计周期均应完成数据汇总。

（四）指标意义

血糖的控制在糖尿病代谢管理中具有重要意义，糖化血红蛋白（HbA1c）是反映血糖控制状况的最主要指标，但短时间内无明显改变，住院期间患者的血糖（POCT）能反映即刻血糖水平及一定范围内的血糖波动情况，为诊疗及患者自我管理调整提供依据。因此，以指标监测获得的信息为基础引导的持续质量改进活动，督导护理人员规范对患者实施管理，对糖尿病住院患者综合治疗有重要意义。

（五）评价标准

住院患者血糖（POCT）规范护理管理查检表

三级指标名称	评价依据	合格人数	不合格人数	监测方法
护士知识培训落实率	饮食知识：①知晓饮食原则（总热量控制、定时定量、粗细搭配、均衡营养、低盐低脂）；②知晓饮食禁忌（忌糖类食物，选择低糖水果且空腹血糖＜7.8mmol/L，餐后2小时血糖＜10mmol/L时于两餐之间食用）；③食物烹调方式宜蒸、炖、清煮			现场抽查
	运动知识：①时机，即餐后1小时；②种类，包括游泳、骑自行车、快走等有氧运动；③量：3～5次/周，每次＞30分钟，运动时保持脉率（次/分）＝170－年龄；④注意事项：随身携带急救卡及糖块、饼干，出现低血糖及时处理，运动前、中、后监测血糖、血压，血糖≥16.7mmol/L，血压≥180/120mmHg时禁止运动			
	口服降糖药知识：①各种药物服用方法（α－糖苷酶抑制剂与第一口饭嚼服，其余餐前10～20分钟吞服）；②服用频率（根据医嘱服用，不漏服、不多服）；③知晓所服药物主要不良反应			
	胰岛素知识：①知晓胰岛素种类及作用机制；②知晓胰岛素注射方法；③知晓胰岛素保存方法			
	低血糖知识：①识别低血糖，包括症状（头晕、心慌、出冷汗、视物模糊等）和末梢血糖≤3.9mmol/L；②会处理低血糖（指导患者进食及监测血糖）			
患者饮食正确率	①遵循饮食原则（总热量控制、定时定量、粗细搭配、均衡营养、低盐低脂）；②知晓饮食禁忌（忌糖类食物，选择低糖水果且空腹血糖＜7.8mmol/L，餐后2小时血糖＜10mmol/L时于两餐之间食用）；③备有应急糖果			现场抽查
患者运动正确率	①运动时机正确：餐后1小时；②运动种类合适：游泳、骑自行车、快走等有氧运动；③运动量合适：3～5次/周，每次＞30分钟，运动时保持脉率（次/分）＝170－年龄；④知晓注意事项：随身携带急救卡及糖块、饼干，出现低血糖及时处理，运动前、中、后监测血糖、血压，血糖≥16.7mmol/L，血压≥180/120mmHg时禁止运动			现场抽查

续表

三级指标名称	评价依据	合格人数	不合格人数	监测方法
患者服药正确率	①药物服用方法正确；②服用频率正确（根据医嘱服用，不漏服、不多服）；③知晓所服药物主要不良反应			现场抽查
患者胰岛素使用合格率	①查对名称和剂量正确；②部位选择正确（三角肌下缘、腹部脐周 5cm 以外、大腿中段前外侧、臀部上外侧）；③消毒正确：使用乙醇棉签以注射点为圆心消毒≥5cm；④部位轮换正确（大轮换、小轮换）；⑤注射方法正确（垂直进针、停留 10 秒以上、拔针后不按压）；⑥针头一针一换；⑦胰岛素存放方法正确（未启用 2~8℃冷藏，开封后未用完室温 15~30℃保存不超过 30 天）			现场抽查
胰岛素泵治疗管理合格率	①坚持饮食和适当运动（不做剧烈、幅度大的运动，防止导管脱出）；②带泵期间不做 X 线、CT、MRI；③防止管道扭曲、折叠，远离热源及电子干扰			现场抽查
患者低血糖管理合格率	①患者知晓低血糖表现：症状（头晕、心慌、出冷汗、视物模糊等），末梢血糖≤3.9mmol/L；②发生低血糖时能及时正确补充食物或及时告知医护人员			现场抽查
患者血糖控制有效率	出院时空腹血糖 < 7.0mmol/L，餐后 2 小时血糖 < 10mmol/L			HIS 系统提取

（王海超　李锡花　可　秦）

二十六、癌痛规范化护理管理合格率

（一）指标定义及结构

1. 癌痛规范化管理　对于癌痛患者应当进行常规筛查、规范评估和有效地控制疼痛，强调全方位和全程管理，还应当做好患者及其家属的宣教。

2. 癌痛规范化护理管理合格率

一级指标	二级指标	三级指标	指标维度
癌痛规范化护理管理合格率	培训管理	癌痛规范化护理培训合格率	结构指标
	癌痛护理指标	癌痛评估合格率	过程指标
		口服镇痛药发放合格率	
	癌痛规范化管理	癌痛干预有效率	结果指标

（二）计算公式

$$癌痛规范化护理培训合格率 = \frac{同期抽查癌痛规范化培训合格护士数}{统计周期内抽查癌痛规范化培训总人数} \times 100\%$$

$$癌痛评估合格率 = \frac{同期抽查癌痛评估合格人数}{统计周期内抽查癌痛评估总人数} \times 100\%$$

$$口服镇痛药发放合格率 = \frac{同期抽查口服止痛药发放合格人数}{统计周期内抽查口服止痛药发放总人数} \times 100\%$$

$$癌痛干预有效率 = \frac{同期抽查癌痛干预有效人数}{统计周期内抽查癌痛干预总人数} \times 100\%$$

1. 分子说明

（1）结构、过程指标：统计周期内使用《癌痛规范化护理管理查检表》进行督查，对评价依据内容完全做到的记为合格人数，未完全做到的记为不合格人数。

（2）结果指标：统计周期内癌痛患者癌痛规范化管理合格的人数。

2. 分母说明

（1）结构、过程指标：统计周期内使用《癌痛规范化护理管理查检表》进行督查总例数。

（2）结果指标：统计周期内癌痛管理总例数。

3. 纳入标准　统计周期内所有办理入院手续并入住病区的癌痛患者。

4. 排除标准　处于戒断期的癌痛患者、药物成瘾癌痛患者。

（三）数据统计

1. 统计周期为每月。

2. 全年值不可以采取各月均值获取，应直接通过公式计算。

3. 每个统计周期均应完成数据汇总。

（四）指标意义

癌痛是肿瘤晚期患者主要的痛苦原因之一，是由于癌症部位需要修复和调整的信息传入神经中枢后引起的感觉。世界上每天有超过 500 万的癌症患者正在遭受癌性疼痛的折磨，其中 1/2 以上是中度疼痛，1/3 以上是难以忍受的重度疼痛，且 70% 左右的疼痛未得到有效干预，癌症患者的生活质量正在遭受严重打击。解决癌痛对肿瘤患者生活质量的提高意义重大。

通过指标的监测，可促进癌痛规范化护理，有利于缓解患者的疼痛程度。在肿瘤疼痛的患者中使用癌痛规范化管理能有效改善癌症患者癌痛症状，降低患者癌痛程度，同时能有效提高患者生活质量，促进患者身心愉悦。

（五）评价标准

癌痛规范化护理管理查检表

三级指标名称	评价依据	合格人数	不合格人数	监测方法
癌痛规范化护理培训合格率	①科室有癌痛规范化护理流程；②护理人员知晓评估对象、时限要求、评估工具、疼痛分级、评估频率并按要求落实			现场抽查
癌痛评估合格率	①新入院/转科患者 8 小时内，护士进行首次筛查；②及时判断疼痛异常，癌痛评分≥4 分及时报告医生			现场抽查
口服镇痛药发放合格率	护理人员遵医嘱按时按量按需及时发放镇痛药物并看服到口			现场抽查
癌痛干预有效率	疼痛干预有效率（疼痛评分≤3 分，24 小时疼痛频率≤3 次，24 小时内需要镇痛药≤3 次以上，3 个指标同时满足判断干预有效）			现场抽查

（周廷艳 陈 莎 可 秦）

二十七、经外周静脉穿刺的中心静脉导管护理管理合格率

（一）指标定义及结构

1. 经外周静脉穿刺的中心静脉导管（peripherally inserted central venons catheter, PICC） 是指经外周静脉（贵要静脉、头静脉、肱静脉等）穿刺置入，导管尖端送达上腔静脉的导管，主要用于中长期化疗、肠外营养输注或抗菌治疗。

2.PICC 护理管理合格率

一级指标	二级指标	三级指标	指标维度
PICC 护理管理合格率	专项培训	PICC 维护培训合格率	结构指标
	护理措施	护士手卫生合格率	过程指标
		PICC 敷料更换合格率	
		PICC 冲洗合格率	
	患者结局	PICC 意外脱管发生率	结果指标
		PICC 相关血流感染发生率	

（二）计算公式

$$PICC 维护培训合格率 = \frac{同期 PICC 维护培训合格人数}{统计周期内 PICC 维护培训总人数} \times 100\%$$

$$护士手卫生合格率 = \frac{同期护士手卫生抽查合格例数}{统计周期内护士手卫生抽查总例数} \times 100\%$$

$$PICC 敷料更换合格率 = \frac{同期 PICC 敷料更换抽查合格例数}{统计周期内 PICC 敷料更换抽查总例数} \times 100\%$$

$$PICC 冲洗合格率 = \frac{同期 PICC 冲洗抽查合格例数}{统计周期内 PICC 冲洗抽查总例数} \times 100\%$$

$$PICC 意外脱管发生率 = \frac{同期 PICC 意外脱管例数}{统计周期内 PICC 带管总日数} \times 100\%$$

$$PICC 相关血流感染发生率 = \frac{同期带管患者发生 PICC 相关血流感染例数}{统计周期内 PICC 带管总日数} \times 100\%$$

1. 分子说明

（1）结构、过程指标：统计周期内使用《PICC 护理管理查检表》进行督查，对评价依据内容完全做到的记为合格例数，未完全做到的记为不合格例数。

（2）结果指标：统计周期内住院患者中发生非计划拔管的例数、相关血流感染的例数。

2. 分母说明

（1）结构、过程指标：统计周期内使用《PICC 护理管理查检表》进行督查总人数。

（2）结果指标：统计周期内住院患者带 PICC 总日数。

3. 纳入标准　统计周期内所有办理入院手续并入住病区医嘱留置 PICC 的患者。

4. 排除标准　非带 PICC 的住院患者。

（三）数据统计

1. 统计周期为每月。

2. 全年值不可以采取各月均值获取，应直接通过公式计算。

3. 每个统计周期均应完成数据汇总。

（四）指标意义

PICC 主要用于 7 天以上中期或长期静脉输液治疗或用于静脉输注高渗性、刺激性药物，导管留置时间可长达 1 年。因其具有操作简单、危险性小、并发症少、留置时间长等特点而日益受到医护人员和患者的欢迎。PICC 作为肿瘤化疗患者的一项重要输液方式，在给患者带来方便的同时，也带来了发生并发症的风险。护理质量的高低会直接影响患者的治疗效果和生活质量，因此 PICC 护理质量敏感指标的建立显得尤为重要。

（五）评价标准

PICC 护理管理查检表

三级指标名称	评价依据	合格人/例数	不合格人/例数	监测方法
PICC 维护培训合格率	①PICC 维护培训参培率≥80%；②护理人员知晓本月培训内容≥90%，PICC 维护操作考核成绩≥85 分			现场抽查
护士手卫生合格率	①正确七步洗手法洗手；②无菌操作前、后；③接触患者前、后；④接触环境后			现场抽查
PICC 敷料更换合格率	①提供 PICC 维护集束化措施；②穿刺置管后 24 小时内更换敷料；③带管期间保持敷料清洁干燥，天气炎热、汗液浸湿或敷料卷边松脱时及时更换；④根据患者皮肤情况选用合适敷料；⑤维护频率，一般 7 天至少 1 次			现场抽查
PICC 冲洗合格率	①静脉输液、给药后及每次输血、血制品或 TPN 等高黏滞性药物后或采血后生理盐水冲管；②治疗间歇期每周（7 天）冲管一次；③冲管使用 10ml 以上注射器；④使用正压封管技术			现场抽查

三级指标名称	评价依据	合格 人/例数	不合格 人/例数	监测方法
PICC 意外脱管发生率	非导管相关性血流感染、非血栓堵塞等无法继续使用的并发症原因，非医务人员操作，PICC 自行脱出或者患者无意识地自拔，PICC 导管脱出体外 10cm 以上	发生例数	PICC 带管总日数	HIS 系统提取
PICC 相关血流感染发生率	带有血管内导管或者拔除血管内导管 48 小时内患者出现菌血症或真菌血症，并伴有发热（体温 > 38.0℃）、寒战或低血压等感染表现，除了导管外没有其他明确的感染源	发生例数	PICC 带管总日数	HIS 系统提取

（周廷艳　陈　莎　可　秦）

二十八、肛肠住院患者围术期肠道护理管理合格率

（一）指标定义及结构

1. 肠道管理　是肛肠患者在围术期通过饮食管理、排便管理等一系列方法来调节肠道功能，减少便秘、腹泻的发生，并建立良好的排便习惯，是预防肛肠术后并发症发生，加速患者快速康复的重要方法。

2. 肛肠住院患者围术期肠道护理管理合格率

一级指标	二级指标	三级指标	指标维度
肛肠住院患者围术期肠道护理管理合格率	专项培训	排便管理知晓率	结构指标
	术前管理指标	患者饮食指导知晓率	过程指标
	术后管理指标	肠道管理优化方案落实率	
	患者结局	术后初次排便控制有效率	结果指标
		术后便秘发生率	

（二）计算公式

$$排便管理知晓率 = \frac{同期排便管理抽查知晓人数}{统计周期内排便管理抽查总人数} \times 100\%$$

$$患者饮食指导知晓率 = \frac{同期饮食指导抽查知晓人数}{统计周期内饮食指导抽查总人数} \times 100\%$$

$$肠道管理优化方案落实率 = \frac{同期肠道管理优化方案抽查落实人数}{统计周期内肠道管理优化方案抽查总人数} \times 100\%$$

$$术后初次排便控制有效率 = \frac{同期术后患者初次排便有效控制例数}{统计周期内肛肠住院行手术患者总数} \times 100\%$$

$$术后便秘发生率 = \frac{同期术后患者发生便秘例数}{统计周期内肛肠住院行手术患者总数} \times 100\%$$

1. 分子说明

（1）结构、过程指标：按照统计周期内使用《肛肠住院患者围术期肠道护理管理查检表》进行抽查，每条项目抽查 5 人次，对评价依据内容做到的记为合格条目，未做到的记为不合格条目。

（2）结果指标：①统计周期内肛肠住院患者术后初次排便合格的例数。②统计周期内肛肠住院患者术后发生便秘的例数。

2. 分母说明

（1）结构、过程指标：统计周期内使用《肛肠住院患者围术期肠道护理管理查检表》进行查查总人数（5 人）。

（2）结果指标：统计周期内肛肠住院行手术治疗的患者。

3. 纳入标准　统计周期内肛肠住院行择期手术治疗的患者。

4. 排除标准　肛肠住院行急诊手术患者、年龄≤14 岁的患者。

（三）数据统计

1. 统计周期为每月。

2. 全年值不可以采取各月均值获取，应直接通过公式计算。

3. 每个统计周期均应完成数据汇总。

（四）指标意义

肛肠手术患者术后并发的创面出血、肛缘水肿、便时疼痛等并发症，常常与围术期患者的肠道管理不好密切相关，特别是便秘排在首位。多数患者对术后饮食和排便管理重要性认识不足，护理人员通过对患者强化饮食宣教，优化膳食结构，辨证施食，监督肠道管理方案落实，协助患者构建良好排便习惯，从饮食、思维、行为进行综合干预管理，让患者充分认识排便管理的重要性，帮助其构建良好的饮食习惯及排便习惯，避免术后过早排便，使患者术后大便松软、排便规律，达到预防和减少术后并发症的发生、减轻患者痛苦、促进疾病康复目的。而指标的建立，正是肛肠住院患者围术期肠道护理管理措施有效、规范落实的有力保障。

（五）评价标准

肛肠住院患者围术期肠道护理管理查检表

三级指标名称	评价依据	合格人数	不合格人数	监测方法
排便管理知晓率	①知晓患者术前、术后饮食宣教内容；②知晓患者术后便秘防治干预措施；③知晓健康排便习惯构建内容；④知晓辨证施食原则			现场抽查
患者饮食指导知晓率	①知晓术前饮食宣教内容；②知晓自身疾病饮食健康教育处方内容；③知晓进食注意事项；④知晓术后便秘防治饮食干预措施			现场抽查
肠道管理优化方案落实率	①术前按饮食指导原则进食；②术后按饮食健康教育处方合理安排食谱；③每天定时排便或定时模拟排便；④排便过程中不做分散注意力的事情			现场抽查
术后初次排便控制有效率	术后患者同时满足以下3项指标：①术后24小时<初次排便时间<术后72小时；②排便时长<10分钟；③便时疼痛评分<4分			现场抽查
术后便秘发生率	术后患者出现：①每周排便次数少于3次；②便时疼痛评分≥4分；③出现排便不尽感，排便用时>10分钟；④术后需要使用药物辅助排便			现场抽查

（王瑞丽　巢　娜　马秀芝）

二十九、罐法操作护理管理合格率

（一）指标定义及结构

1. 拔罐　古称角法、吸筒法，是一种以罐为工具，借助热力排除其中的空气，造成负压，使罐吸附于施术部位，造成局部充血或淤血现象，以达到防治疾病目的的方法。

2. 罐法操作护理管理合格率

一级指标	二级指标	三级指标	指标维度
罐法操作护理管理合格率	护士培训指标	罐法操作培训合格率	结构指标
	罐法安全操作指标	火罐消毒合格率	过程指标
		罐法操作合格率	
	罐法操作并发症指标	罐法皮损发生率	结果指标

（二）计算公式

$$罐法操作培训合格率 = \frac{同期罐法操作知识知晓抽查合格人数}{统计周期内罐法操作知识知晓抽查总人数} \times 100\%$$

$$火罐消毒合格率 = \frac{同期火罐消毒情况抽查合格人数}{统计周期内火罐消毒情况抽查总人数} \times 100\%$$

$$罐法操作合格率 = \frac{同期罐法操作抽查合格人数}{统计周期内罐法操作抽查总人数} \times 100\%$$

$$罐法皮损发生率 = \frac{同期罐法导致发生皮肤损伤次数}{统计周期内罐法治疗总人数} \times 100\%$$

1. 分子说明

（1）结构、过程指标：统计周期内使用《罐法操作护理管理查检表》进行抽查，每条项目抽查 5 人，对评价依据内容完全做到的记为格人数，未完全做到的记为不合格人数。

（2）结果指标：统计周期内罐法治疗时发生皮肤损伤次数。

2. 分母说明

（1）结构、过程指标：统计周期内使用《罐法操作护理管理查检表》进行抽查总人数（5 人）。

（2）结果指标：统计周期内罐法治疗总人数。

3. 纳入标准　统计周期内科室所有行罐法治疗患者。

4. 排除标准　无。

（三）数据统计

1. 统计周期为每月。
2. 全年值不可以采取各月均值获取，应直接通过公式计算。
3. 每个统计周期均应完成数据汇总。

（四）指标意义

拔罐疗法，主要是通过罐具吸拔人体经络系统和五脏六腑的皮部区域来医治人体的疾病，是中医治疗中常用的方法。拔罐时，如操作不当可能发生乙醇滴落致患者烫伤；患者皮肤敏感，留罐时间长，易发生水疱、皮肤破损等，如后期处理不当，可能造成皮肤感染。因此，规范正确地进行操作，有利于患者疾病治疗的效果，同时也可避免烫伤等不良事件的发生。以指标监测获得的信息为基础引导持续的质量改进活动，督导护理人员落实罐法操作和火罐消毒，及时采取风险防范措施，对预防罐法皮损等的发生具有重要意义。

（五）评价标准

罐法操作护理管理查检表

三级指标名称	评价依据	合格人/例数	不合格人/例数	监测方法
罐法操作培训合格率	①有罐法操作流程；②对护理人员进行专业的操作培训，考核合格			现场抽查
火罐消毒合格率	①火罐实行一使用一消毒；②使用后的普通火罐用500mg/L含氯消毒液浸泡，或使用消毒柜进行高温消毒；③血罐使用2000mg/L含氯消毒液浸泡30分钟以上			现场抽查
罐法操作合格率	①检查罐口平整光滑；②选择正确的治疗部位，暴露良好，隐私保护到位；③蘸取乙醇适量，不发生患者烫伤、火灾等不良事件；④留罐时稳，不发生脱罐；⑤走罐力度适中，患者耐受；⑥健康宣教到位			现场抽查
罐法皮损发生率	罐法治疗后患者皮肤发生水疱、破溃等	发生例次	罐法治疗总人次	HIS系统提取

（江　莎　马秀芝）

三十、针法操作护理管理合格率

（一）指标定义及结构

1. **针法** 是指在中医理论指导下将针具（通常指毫针）按照一定的角度刺入患者体内，运用捻转与提插等针刺手法来对人体特定部位进行刺激，从而达到治疗疾病的目的。针法治疗前后护士对患者的护理称为针法护理。

2. **针法操作护理管理合格率**

一级指标	二级指标	三级指标	指标维度
针法操作护理管理合格率	护士培训指标	针法护理培训合格率	结构指标
	患者风险管理	患者评估合格率	过程指标
		治疗风险告知落实率	
	护士操作管理	体位摆放合格率	
		漏拔针发生率	结果指标

（二）计算公式

$$针法护理培训合格率 = \frac{同期针法相关护理知识抽查合格人数}{统计周期内针法相关护理知识知晓抽查总人数} \times 100\%$$

$$患者评估合格率 = \frac{同期患者评估情况抽查合格人数}{统计周期内患者评估情况抽查总人数} \times 100\%$$

$$治疗风险告知落实率 = \frac{同期治疗风险告知落实抽查落实人数}{统计周期内治疗风险告知落实抽查总人数} \times 100\%$$

$$体位摆放合格率 = \frac{同期体位摆放抽查合格人数}{统计周期内体位摆放抽查总人数} \times 100\%$$

$$漏拔针发生率 = \frac{同期漏拔针发生人次}{统计周期内针法治疗总人次} \times 100\%$$

1. 分子说明

（1）结构、过程指标：统计周期内使用《针法操作护理管理查检表》进行抽查，每条项目抽查 5 人次，对评价依据内容完全做到的记为合格人次，未完全做到的记为不合格人次。

（2）结果指标：统计周期内针法治疗时发生漏拔针例次数。

2. 分母说明

（1）结构、过程指标：统计周期内使用《针法操作护理管理查检表》进行抽查总人次（5人次）。

（2）结果指标：统计周期内针法治疗总人次数。

3. 纳入标准　统计周期内门诊及住院所有行针法治疗患者。

4. 排除标准　无。

（三）数据统计

1. 统计周期为每月。

2. 全年值不可以采取各月均值获取，应直接通过公式计算。

3. 每个统计周期均应完成数据汇总。

（四）指标意义

针灸由"针"和"灸"构成，是通过经络、腧穴的传导作用，以及应用一定的操作手法，来治疗全身疾病的方法，具有鲜明的中华民族文化与地域特征。在针刺治疗时，如患者本身有基础疾病、针刺禁忌证、体位摆放不合理等，可能造成滞针、出血、血肿，患者治疗过程中可能发生晕针，严重者可能发生休克。在治疗结束时如发生漏拔针，可能造成患者出现疼痛、出血、血肿，严重者可能发生断针、气胸等并发症。漏拔针发生率是评价针法治疗护理质量的一项重要指标。因此，以指标监测获得的信息为基础引导持续的质量改进活动，督导护理人员落实治疗前后的评估，及时采取风险防范措施，对预防针法治疗并发症的发生具有重要意义。

（五）评价标准

针法操作护理管理查检表

三级指标名称	评价依据	合格人次	不合格人次	监测方法
针法护理培训合格率	①有针灸类治疗配合操作流程；②有拔针流程与规范并执行；③护士有相关流程培训记录，考核合格			现场抽查
患者评估合格率	①询问患者是否空腹；②有无安装心脏起搏器或骨科钢板；③有无服用抗凝药物；④有无慢性病或服药史；⑤是否在经期或孕期；⑥拟施针处皮肤完好，无破损、瘢痕、硬结			现场抽查

三级指标名称	评价依据	合格人次	不合格人次	监测方法
治疗风险告知落实率	①告知患者针灸/针刀治疗时的感受；②告知患者可能出现的相关并发症（出血、血肿、神经肌肉损伤、气胸）；③告知患者需要配合的体位及因体位移动可能出现的风险（滞针、断针）；④治疗时不可空腹；⑤当日治疗后针刺部位不可碰水，避免感染			现场抽查
体位摆放合格率	①协助患者取正确体位，充分暴露及舒展；②隐私保护到位，非暴露部位保暖到位；③治疗期间身体不可随意移动、变换体位			现场抽查
漏拔针发生率	患者针灸治疗结束离开诊室后发现有针灸针残留在身体某部位			HIS 系统提取

（江 莎 马秀芝）

三十一、灸法操作护理管理合格率

（一）指标定义及结构

1. 灸法 古称"灸焫"，又称为艾灸，是指以艾绒为主要材料，点燃后直接或间接熏灼体表穴位的一种治疗方法。也可在艾绒中掺入少量辛温香燥的药末，以加强治疗作用。该法有温经通络、升阳举陷、行气活血、祛寒逐湿、消肿散结、回阳救逆等作用，并可用于保健。

2. 灸法操作护理管理合格率

一级指标	二级指标	三级指标	指标维度
灸法操作护理管理合格率	护士培训指标	灸法操作培训合格率	结构指标
	灸法安全操作指标	灸法操作合格率	过程指标
	灸法操作并发症指标	灸法烫伤发生率	结果指标

（二）计算公式

$$灸法操作培训合格率 = \frac{同期灸法操作知识知晓抽查合格人数}{统计周期内灸法操作知识知晓抽查总人数} \times 100\%$$

$$灸法操作合格率 = \frac{同期灸法操作抽查合格人数}{统计周期内灸法操作抽查总人数} \times 100\%$$

$$灸法烫伤发生率 = \frac{同期灸法导致皮肤烫伤例次}{统计周期内灸法治疗总人次} \times 100\%$$

1. 分子说明

（1）结构、过程指标：统计周期内使用《灸法操作护理管理查检表》进行抽查，每条项目抽查 5 人次，对评价依据内容完全做到的记为合格人次，未完全做到的记为不合格人次。

（2）结果指标：统计周期内灸法治疗时发生皮肤损伤例次数。

2. 分母说明

（1）结构、过程指标：统计周期内使用《灸法操作护理管理查检表》进行抽查总人次（5 人次）。

（2）结果指标：统计周期内灸法治疗总人次数。

3. 纳入标准　统计周期内科室所有行灸法治疗的患者。

4. 排除标准　无。

（三）数据统计

1. 统计周期为每月。

2. 全年值不可以采取各月均值获取，应直接通过公式计算。

3. 每个统计周期均应完成数据汇总。

（四）指标意义

灸法是我国传统针灸医学的一个重要组成部分。从总体上看，灸疗法和针刺法一样都是通过刺激腧穴或特定部位激发经络、神经、体液的功能，调整机体各组织、系统的失衡状态，从而达到防病治病的目的。但是，灸法又有着自己较为独特的作用特点。和针刺法不同，灸疗法是通过温热、寒冷及其他非机械刺激的作用，来进行扶正祛邪，平衡阴阳，防治疾病，康复保健。在艾灸治疗时，如操作不当，或患者本身对热敏感性不强等，可能造成患者发生烫伤、皮肤损伤等。皮肤烫伤发生率是评价灸法治疗护理质量的一项重要指标。因此，以指标监测获得的信息为基础引导持续的质量改进活动，督导护理人员落实治疗前后的评估，进行规范的治疗操作，及时采取风险防范措施，对预防艾灸烫伤的发生具有重要意义。

（五）评价标准

灸法护理管理合格率查检表

三级指标名称	评价依据	合格人次	不合格人次	监测方法
灸法培训合格率	①有各类灸法的操作流程；②护士有相关培训记录，考核合格			现场查看
灸法操作合格率	①选取准确的穴位进行施灸；②巡视到位；③施灸过程中及时处理艾灰，悬灸艾条残留灸灰不超过2cm；④施灸过程中患者未出现烫伤、水疱等皮肤损伤			现场查看
灸法烫伤发生率	各类灸法治疗过程中或治疗后患者皮肤出现烫伤、水疱等			HIS系统提取

（江　莎　马秀芝）

三十二、放疗患者皮肤护理管理合格率

（一）指标定义及结构

1. **放射性皮炎**　是指各种电离辐射，包括放射性同位素、X射线等照射皮肤、黏膜而引起的皮肤、黏膜炎症反应，是肿瘤放疗最常见的副反应之一。

2. **放疗患者皮肤护理管理合格率**

一级指标	二级指标	三级指标	指标维度
放疗患者皮肤护理管理合格率	专项培训	放射性皮炎护理常规知晓率	结构指标
	放射性皮炎管理过程指标	放射性皮炎评定合格率	过程指标
		放射性皮炎护理措施合格率	
		放射性皮炎健康教育合格率	
	放射性皮炎康复指标	放射性皮炎好转率	结果指标

（二）计算公式

$$放射性皮炎护理常规知晓率 = \frac{同期放射性皮炎护理常规抽查知晓人数}{统计周期内放射性皮炎护理常规抽查总人数} \times 100\%$$

$$放射性皮炎评定合格率 = \frac{同期放射性皮炎评定抽查合格人数}{统计周期内发生放射性皮炎总人数} \times 100\%$$

$$放射性皮炎护理措施合格率 = \frac{同期放射性皮炎护理措施抽查合格人数}{统计周期内发生放射性皮炎总人数} \times 100\%$$

$$放射性皮炎健康教育合格率 = \frac{同期放射性皮炎健康教育合格人数}{统计周期内发生放射性皮炎总人数} \times 100\%$$

$$放射性皮炎好转率 = \frac{同期放射性皮炎好转人数}{统计周期内发生放射性皮炎总人数} \times 100\%$$

1. 分子说明

（1）结构、过程指标：统计周期内使用《放疗患者皮肤护理管理查检表》进行抽查，每个项目抽查 5 人次，对评价依据项目做到的记为合格人次，未做到的记为不合格人次。

（2）结果指标：统计周期内住院患者放射性皮炎恢复到Ⅰ度以下的患者数。

2. 分母说明

（1）结构、过程指标：统计周期内使用《放疗患者皮肤护理管理查验表》进行抽查总人次。

（2）结果指标：统计周期内抽查住院放疗患者发生放射性皮炎总人次。

3. 纳入标准　统计周期发生放射性皮炎患者人次。

4. 排除标准　其他疾病导致的皮肤损伤患者。

（三）数据统计

1. 统计周期为每月。

2. 全年值不可以采取各月均值获取，应直接通过公式计算。

3. 每个统计周期均应完成数据汇总。

（四）指标意义

放射性皮炎（radiodermatitis）是由于放射线（主要是 β 和 γ 射线及 X 线）照射引起的皮肤黏膜炎症性损害，是肿瘤患者放疗的常见并发症。根据皮损程度和范围，其可分为四度。①Ⅰ度：毛囊性丘疹与脱毛反应。患者肤色外观正常，或仅有轻微色素沉着。②Ⅱ

度：红斑反应。皮肤局部瘙痒、疼痛、烧灼感，轻度水肿。③Ⅲ度：水疱反应。皮肤奇痒，烧灼感，伴疼痛。水疱破溃后可形成糜烂面，有渗液。④Ⅳ度：坏死溃疡反应。

以指标监测获得的信息为基础引导持续的质量改进活动，督导护理人员落实相关护理措施，对放射性皮炎的好转具有重要价值。相关措施包括护士运用相关测评工具对发生放射性皮炎的患者进行筛查，有助于后续预防措施的开展。针对放射性皮炎的患者，给予放疗前、中、后期的指导，预防放射性皮炎并发症的发生，可减轻患者的痛苦，支持患者度过漫长的放疗期，为延缓患者生存赢得时间。

（五）评价标准

放疗患者皮肤护理管理查检表

三级指标名称	评价依据	合格人次	不合格人次	监测方法
放射性皮炎护理常规知晓率	①知晓放射性皮炎的护理常规；②知晓评估工具；③知晓干预措施			现场抽查
放射性皮炎评定合格率	①发生不同程度的放射性皮炎：Ⅰ度为干性脱皮，皮肤发红、脱发、无汗；Ⅱ度为鲜红色红斑、斑片状湿性脱皮，中度水肿；Ⅲ度为严重湿性脱皮、融合大片，凹陷性水肿；Ⅳ度为皮肤出现溃疡、出血和坏死			现场抽查
放射性皮炎护理措施合格率	①护士能正确指导患者在放疗期间穿柔软、宽松、吸水性强的棉质衣服。②避免粗糙衣物摩擦，禁止肥皂擦浴和热水浸浴，禁止碘酒、乙醇等刺激性药物涂擦，禁止胶布贴于照射野。外出打伞，避免阳光直晒照射野，出现瘙痒、脱皮，严禁挠抓。③根据放射性皮炎发生的损伤程度给予药物涂擦。④对发生疼痛的患者进行评估并给予相应的疼痛处理			现场抽查
放射性皮炎健康教育合格率	①患者知晓放射性皮炎；②知晓放射性皮炎的注意事项			现场抽查
放射性皮炎好转率	患者发生放射性皮炎恢复到Ⅰ度以下			现场抽查

（谭艳琼　马秀芝）

三十三、住院患者颅内引流管护理管理合格率

（一）指标定义及结构

1. 颅内引流管　颅脑疾病术后常规留置的引流管，称为颅内引流管。颅内引流有数种，因手术不同，引流管放入位置、引流目的、护理方法也不完全一样，包括脑室外引流、创腔引流、血肿腔引流、囊腔引流、硬膜下引流、脑基底部脑池引流等。

2. 颅内引流管护理合格率

一级指标	二级指标	三级指标	指标维度
住院患者颅内引流管护理管理合格率	专项培训	颅内引流管护理知识知晓率	结构指标
	管道护理	风险评估正确率	过程指标
		干预措施正确率	
	患者结局	非计划拔管发生率	结果指标

（二）计算公式

$$颅内引流管护理知识知晓率 = \frac{同期颅内引流管护理知识抽查合格人数}{统计周期内颅内引流管护理知识抽查总人数} \times 100\%$$

$$风险评估正确率 = \frac{同期风险评估抽查合格人数}{统计周期内风险评估抽查总人数} \times 100\%$$

$$干预措施正确率 = \frac{同期干预措施抽查合格人数}{统计周期内干预措施抽查总人数} \times 100\%$$

$$非计划拔管发生率 = \frac{同期住院患者发生颅内引流管非计划拔管例次数}{统计周期内住院患者颅内引流管留置总例数} \times 100\%$$

1. 分子说明

（1）结构、过程指标：统计周期内使用《住院患者颅内引流管护理管理查检表》进行督查，每条项目抽查 5 人次，对评价依据内容完全做到的记为合格人次，未完全做到的记为不合格人次。

（2）结果指标：统计周期内住院患者中发生颅内引流管非计划拔管的例次数。

2. 分母说明

（1）结构、过程指标：统计周期内使用《住院患者颅内引流管护理管理查检表》

进行督查总人次。

（2）结果指标：统计周期内住院患者实际占用总床日数。

3. 纳入标准 统计周期内所有留置颅内引流管的患者。

4. 排除标准 留置脑室外引流管的患者除外。

（三）数据统计

1. 统计周期为每月。

2. 全年值不可以采取各月均值获取，应直接通过公式计算。

3. 每个统计周期均应完成数据汇总。

（四）指标意义

颅内留置的引流管是神经外科手术护理的重点和难点。通过监测颅内引流管护理管理质量，督导护理人员为留置颅内引流管的患者提供专业、规范、优质的护理服务，可有效保障留置颅内引流管的患者的护理安全，降低非计划拔管发生率。

（五）评价标准

住院患者颅内引流管护理管理查检表

三级指标名称	评价依据	合格人次	不合格人次	监测方法
颅内引流管护理知识知晓率	①知晓颅内引流管的留置目的及类型；②知晓颅内引流管的留置位置；③知晓颅内引流管的观察要点要求；④知晓管道评估时限要求及频率；⑤知晓干预措施内容；⑥知晓记录要求；⑦知晓不良事件上报流程			现场抽查
风险评估正确率	①留置颅内引流管均有评估；②入院/转入 8 小时内完成首次评估；③使用评估工具评估；④风险级别与患者实际相符；⑤评估频率与风险等级对应；⑥记录及时规范无缺项			现场抽查
干预措施正确率	①健康宣教到位，征得患方理解；②悬挂高度及放置位置正确；③粘贴相关标识；④翻身、搬动患者时正确保护管路及接口，避免误操作致导管脱落；⑤约束措施科学规范；⑥《住院患者导管脱落风险评估及干预措施表》中勾选防范措施与实际工作一致；⑦记录正确			现场抽查
非计划拔管发生率	①未经医护人员同意患者自行拔除的导管；②各种原因导致的导管脱出；③因导管质量问题及导管堵塞等情况需要提前拔除的导管	发生例次	留置管道总例次	HIS 系统提取

三十四、脑室引流管护理管理合格率

（一）指标定义及结构

1. 脑室引流　系指经颅骨钻孔或锥孔，将引流管置于脑室额角，脑脊液或血液经引流管流出，以缓解颅内压增高的应急性手术。

2. 脑室引流管护理　是指责任护士为留置脑室引流管的患者提供对应的护理技术，以保证脑室引流管安全有效的各项护理措施总和。

3. 脑室引流管护理合格率

一级指标	二级指标	三级指标	指标维度
脑室引流管护理管理合格率	专项培训	规章制度知晓率	结构指标
	风险评估	风险评估正确率	过程指标
		干预措施正确率	
	患者结局	并发症发生率	结果指标

（二）计算公式

$$规章制度知晓率 = \frac{同期护士规章制度相关知识知晓人数}{统计周期内护士规章制度相关知识抽查总人数} \times 100\%$$

$$风险评估正确率 = \frac{同期风险评估抽查合格人数}{统计周期内风险评估抽查总人数} \times 100\%$$

$$干预措施正确率 = \frac{同期干预措施抽查合格人数}{统计周期内干预措施抽查总人数} \times 100\%$$

$$并发症发生率 = \frac{同期并发症发生人数}{统计周期内留置脑室引流管患者总人数} \times 100\%$$

1. 分子说明

（1）结构、过程指标：统计周期内使用《脑室引流管护理管理查检表》进行督查，每项三级指标抽查 5 人次，对评价依据内容完全做到的记为合格人次，未完全做到的记为不合格人次。

（2）结果指标：统计周期内并发症包括脑室引流管非计划性拔管；脑室引流管引流无效；颅内感染发生人数。

2. 分母说明

（1）结构、过程指标：统计周期内使用《脑室引流管护理管理查检表》进行督查总人数。

（2）结果指标：统计周期内留置脑室引流管患者数。

3. 纳入标准　统计周期内所有留置脑室引流管患者。

4. 排除标准　住院期间未留置脑室引流管的患者；门诊患者。

（三）数据统计

1. 统计周期为每月。

2. 全年值不可以采取各月均值获取，应直接通过公式计算获得。

3. 每个统计周期均应完成数据汇总。

（四）指标意义

脑室引流管管理质量是护理神经外科手术患者的重点和难点，是衡量护理质量高低的重要标志。通过监测脑室引流管管理质量、督导护理人员为留置脑室引流管患者提供规范、专业、优质的护理服务，可有效保障留置脑室引流管患者的护理安全，降低留置脑室引流管患者的并发症。

（五）评价标准

脑室引流管护理管理查检表

三级指标名称	评价依据	合格人次	不合格人次	监测方法
规章制度知晓率	①知晓脑室引流管护理流程；②知晓评估方法；③知晓干预措施内容；④知晓脑室引流管悬挂高度；⑤知晓记录要求；⑥知晓不良事件上报流程			现场抽查
风险评估正确率	①留置脑室引流管患者均评估；②术后留置脑室引流管患者 2 小时内完成首次评估；③存在风险与患者实际相符；④记录及时规范无缺项			现场抽查
干预措施正确率	①脑室引流管开口高于侧脑室 10～15cm；②床头警示标识：留置脑室引流管患者均有；③脑室引流管标识规范；④脑室引流管二次固定规范；⑤脑室引流管护理记录完整；⑥脑室引流管意外拔管防范措施落实			现场抽查
并发症发生率	①脑室引流管非计划性拔管；②脑室引流管引流无效；③颅内感染			HIS 系统提取

（罗云梅　王春燕）

三十五、泪道冲洗护理管理合格率

（一）指标定义及结构

1. 泪道冲洗 是将液体（通常为生理盐水）通过泪小点注入泪道的操作技术。目的：检查泪道是否通畅，如有无炎症、狭窄、阻塞及其部位，为泪道疾病的诊断提供临床依据；在伴有严重角膜溃疡或全身疾病不适宜手术的慢性泪囊炎患者，可作为暂时的治疗方法；内眼手术前常规冲洗，可了解泪道有无炎症及堵塞，清洁泪道，防止术后感染；泪道手术前后常规冲洗，可清除泪道内分泌物或清除泪囊鼻腔吻合术后的血凝块或渗出物。

2. 泪道冲洗护理管理合格率

一级指标	二级指标	三级指标	指标维度
泪道冲洗护理管理合格率	专科培训	护士理论培训合格率	结构指标
	专科护理	冲洗技术合格率	过程指标
		健康宣教知晓率	
	并发症	假道形成发生率	结果指标

（二）计算公式

$$护士理论培训合格率 = \frac{同期抽查护士理论知识掌握合格人数}{统计周期内抽查护士总人数} \times 100\%$$

$$冲洗技术合格率 = \frac{同期行泪道冲洗合格患者人数}{统计周期内行泪道冲洗患者总人数} \times 100\%$$

$$健康宣教知晓率 = \frac{同期宣教内容知晓患者人数}{统计周期内行泪道冲洗患者总人数} \times 100\%$$

$$假道形成发生率 = \frac{同期行泪道冲洗后形成假道例数}{统计周期内泪道冲洗患者总例数} \times 100\%$$

1. 分子说明

（1）结构、过程指标：统计周期内按照《泪道冲洗护理管理查检表》进行抽查，每条项目抽查 5 人次，完全做到的记为合格人次，未完全做到的记为不合格人次。

（2）结果指标：统计周期内术后发生假道形成的患者人数。

2. 分母说明

（1）结构、过程指标：统计周期内督查总人数。

（2）结果指标：统计周期内行泪道冲洗术的患者总人数。

3. 纳入标准 统计周期内所有办理入院手续入住病区并行泪道冲洗的患者。

4. 排除标准 行泪道冲洗＋泪道探通术的患者。

（三）数据统计

1. 统计周期分别为每月。

2. 全年值不可以采取各月均值获取，应直接通过公式计算。

3. 每个统计周期均应完成数据汇总。

（四）指标意义

泪道冲洗是眼科常用专科操作。为提高泪道冲洗技术护理管理合格率，以指标监测获得的信息为基础引导持续质量改进活动，督导护理人员掌握泪道冲洗技术规范和健康宣教，正确进行泪道冲洗操作，对减少冲洗并发症、提高护理质量、防止术后感染、为医生提供临床诊疗依据等具有重要意义。

（五）评价标准

泪道冲洗护理管理查检表

三级指标名称	评价依据	合格人次	不合格人次	监测方法
护士理论培训合格率	①护士掌握泪道冲洗技术操作规范。②护士知晓不同冲洗结果的意义并能准确判断阻塞、炎症部位：冲洗液从前鼻孔流出或经后鼻孔流入咽部，表示泪道通畅，若有少量液体流入咽部，大部分液体从上或下泪小点反流，表示泪道狭窄；冲洗液从上泪小点反流，说明鼻泪管上端阻塞或泪总管阻塞；冲洗液自下泪小点反流，说明下泪小管阻塞；睑肿胀，说明冲洗液自假道进入眼睑皮下组织			现场抽查
冲洗技术合格率	护士能够按照泪道冲洗技术操作规范正确执行泪道冲洗，无操作并发症发生			现场抽查
健康宣教知晓率	①患者知晓泪道冲洗的目的和意义；②患者知晓行泪道冲洗时的配合			现场抽查
假道形成发生率	注入冲洗液时，患者诉疼痛、出现眼睑肿胀，说明冲洗液自假道进入眼睑皮下组织			HIS系统提取

（王 琼 王春燕）

三十六、耳鼻局部给药护理管理合格率

（一）指标定义及结构

1. 滴耳　是指将药液滴入耳道，软化耵聍、治疗耳道及中耳疾病。

2. 滴鼻　是指将药液滴入鼻腔，治疗鼻炎、鼻窦炎，或鼻腔、鼻窦手术后用药，保持鼻腔润滑，防止干燥结痂。

3. 耳鼻局部给药护理管理合格率

一级指标	二级指标	三级指标	指标维度
耳鼻局部给药护理管理合格率	专科培训	护士培训合格率	结构指标
	给药管理	滴耳操作落实率	过程指标
		滴鼻操作落实率	
	给药不良反应管理	眩晕发生率	结果指标
		咽部刺激反应发生率	

（二）计算公式

$$护士培训合格率 = \frac{同期护士培训考核合格人数}{统计周期内护士培训考核总人数} \times 100\%$$

$$滴耳操作落实率 = \frac{同期滴耳患者操作落实例数}{统计周期内滴耳患者总例数} \times 100\%$$

$$滴鼻操作落实率 = \frac{同期滴鼻患者操作落实例数}{统计周期内滴鼻患者总例数} \times 100\%$$

$$眩晕发生率 = \frac{同期滴耳患者眩晕发生例数}{统计周期内滴耳患者总例数} \times 100\%$$

$$咽部刺激反应发生率 = \frac{同期滴鼻患者咽部刺激反应发生例数}{统计周期内滴鼻患者总例数} \times 100\%$$

1. 分子说明

（1）结构、过程指标：统计周期内使用《耳鼻局部给药护理管理查检表》进行抽查，每条项目抽查 5 人次，对评价依据内容完全做到的记为合格人次，未完全做到的记为不合格人次。

（2）结果指标：统计周期内滴耳、滴鼻患者发生给药不良反应的例次数。

2. 分母说明

（1）结构、过程指标：统计周期内使用《耳鼻局部给药护理管理查检表》进行督查总人次。

（2）结果指标：统计周期内滴耳、滴鼻患者总例数。

3. 纳入标准　统计周期内所有住院滴耳、滴鼻患者。

4. 排除标准　非住院患者（门诊、留观患者）。

（三）数据统计

1. 统计周期为每月。

2. 全年值不可以采取各月均值获取，应直接通过公式计算。

3. 每个统计周期均应完成数据汇总。

（四）指标意义

滴耳、滴鼻是耳鼻喉科常用的护理技术操作之一，不正确的滴耳操作会刺激迷路，引起眩晕、视物旋转、恶心呕吐等不良反应；不正确的滴鼻操作会导致药液进入咽部引起呛咳、恶心呕吐等刺激症状。耳鼻局部给药护理管理不合格的发生与给药体位、药液温度、药液量、操作规范、患者教育密切相关。耳鼻局部给药护理管理合格率是评价耳鼻喉科患者局部给药治疗有效，减少不良反应的重要指标之一，也是耳鼻喉科护理的一项专科敏感指标。因此，以指标监测获得的信息为基础引导持续质量改进活动，督导护理人员规范护理专科操作，对提高耳鼻局部给药护理管理合格率有重要意义，也是日常住院患者出院健康教育管理的重要内容。

（五）评价标准

耳鼻局部给药护理管理查检表

三级指标名称	评价依据	合格人次	不合格人次	监测方法
护士培训合格率	①有各层级护理人员的培训计划，护理人员知晓培训计划；②培训按计划实施，护理人员掌握培训内容≥90%；③有培训及考核记录			现场抽查

续表

三级指标名称	评价依据	合格人次	不合格人次	监测方法
滴耳操作落实率	①患者侧卧，头偏向健侧，患耳朝上；②将患耳耳郭轻轻向后上方牵拉，将滴耳液沿外耳道后壁缓缓滴入3~5滴；③用手指反复轻压几下耳屏，使药液流入中耳腔；④保持原位3~4分钟，使药液与中耳腔充分接触，外耳道口塞入干棉球，以免药液流出；⑤若两耳均须滴药，应先滴一侧，过几分钟再滴另一侧；⑥滴耳液温度接近体温，不宜太凉，以免刺激迷路，引起刺激症状			现场抽查
滴鼻操作落实率	①仰头位：患者仰卧，肩下垫枕头垂直后仰或将头垂直后仰悬于床缘，鼻孔向上，将药液向鼻孔内滴入3~4滴，轻捏鼻翼3~4次，保持原位2~3分钟后起床；②侧头位：头部偏向一侧，肩下垫枕，将药液滴入下方鼻孔，3~5分钟后滴另一侧；③按规定剂量将药液缓慢滴入鼻孔内，使药液散布于鼻腔；④滴药后头应保持后倾姿势10~15秒，同时轻轻用鼻吸气2~3次，如果滴鼻液流入口腔，可将其吐出，勿吞咽			现场抽查
眩晕发生率	①头晕；②视物旋转	发生例次	总滴耳患者数	HIS系统提取
咽部刺激反应发生率	药液进入咽部引起：①呛咳；②恶心呕吐	发生例次	总滴耳患者数	HIS系统提取

（谢碧梅 王春燕）

三十七、胸腔闭式引流管护理管理合格率

（一）指标定义及结构

1. **胸腔闭式引流** 是胸外科最常用的一种手术技术。其目的是引流胸膜腔积气、血液和渗液，重建胸膜腔内负压，保持纵隔正常位置，促进肺复张。

2. **非计划性拔管** 又称为意外拔管，是指患者有意造成或任何意外所导致的拔管，以及非医护人员计划范畴的拔管。

3. 胸腔闭式引流管护理管理合格率

一级指标	二级指标	三级指标	指标维度
胸腔闭式引流管护理管理合格率	专项培训	胸腔闭式引流管护理常规培训合格率	结构指标
	干预措施	风险评估正确率	过程指标
		引流管固定合格率	
		引流观察合格率	
		护理操作合格率	
		健康指导合格率	
	患者结局	非计划性拔管发生率	结果指标

（二）计算公式

$$胸腔闭式引流管护理常规培训合格率 = \frac{同期抽查护理常规合格人数}{统计周期内护理抽查总人数} \times 100\%$$

$$风险评估正确率 = \frac{同期风险评估抽查合格人数}{统计周期内风险评估抽查总人数} \times 100\%$$

$$引流管固定合格率 = \frac{同期患者引流管固定合格人数}{统计周期内抽查总人数} \times 100\%$$

$$引流观察合格率 = \frac{同期引流观察合格人数}{统计周期内抽查总人数} \times 100\%$$

$$护理操作合格率 = \frac{同期引流管护理操作合格人数}{统计周期内抽查护士总人数} \times 100\%$$

$$健康指导合格率 = \frac{同期患者健康指导合格人数}{统计周期内抽查总人数} \times 100\%$$

$$非计划性拔管发生率 = \frac{同期住院患者发生非计划性脱管例次数}{统计周期内住院留置胸腔闭式引流管患者总床日数} \times 1000‰$$

1. 分子说明

（1）结构、过程指标：统计周期内使用《胸腔闭式引流管护理管理查检表》进行督查，每条项目抽查 5 人次，对评价依据内容完全做到的记为合格人次，未完全做到的记为不合格人次。

（2）结果指标：统计周期内住院患者中发生非计划性拔管的例次数。

2. 分母说明

（1）结构、过程指标：统计周期内使用《胸腔闭式引流管护理管理查检表》进行督查总人次。

（2）结果指标：统计周期内住院留置胸腔闭式引流管患者实际占用总床日数。

3. 纳入标准　统计周期内所有办理入院手续并入住病区的留置胸腔闭式引流管的患者。

4. 排除标准　非住院患者（门诊、留观患者）、非医疗机构场所发生的胸腔闭式引流非计划性拔管。

（三）数据统计

1. 统计周期为每月。

2. 全年值不可以采取各月均值获取，应直接通过公式计算。

3. 每个统计周期均应完成数据汇总。

（四）指标意义

胸膜腔积气、积液或渗液的患者因治疗、手术及抢救等情况下需要置管，这些管路对于患者的生命和维持健康有重要意义。管路管理的要点包括管路的置入、固定、观察、维护及评估和拔管等，其中固定、观察、维护等管理环节都是护理服务范畴内的活动。这些活动中任何一个环节有失误，都可能导致非计划性拔管的发生。非计划性拔管发生率是反映患者安全的重要指标，体现护理管理质量的水平，通过对该指标进行监测，可以帮助管理者了解导管管理情况及危险因素，提示管理者采取有针对性的措施最大限度地减少非计划性拔管的发生。

（五）评价标准

胸腔闭式引流管护理管理查检表

三级指标名称	评价依据	合格人次	不合格人次	监测方法
胸腔闭式引流管护理常规培训合格率	①掌握胸腔闭式引流管护理常规内容；②掌握评估工具；③掌握风险等级识别要求；④掌握评估时限要求及频率；⑤掌握干预措施内容；⑥掌握记录要求；⑦知晓不良事件上报流程			现场抽查

三级指标名称	评价依据	合格人次	不合格人次	监测方法
风险评估正确率	①使用评估工具《住院患者导管脱落风险评估及干预措施表》进行评估；②所有带管患者均要评估；③风险级别与患者实际相符；④评估频率与风险等级对应；⑤勾选措施与实际采取措施一致；⑥记录及时规范无缺项			现场抽查
引流管固定合格率	①妥善固定引流管、保持密封；②引流管各部分衔接紧密、预防滑脱；③引流瓶位置低于引流口平面60～100cm，防止逆流感染			现场抽查
引流观察合格率	①正确观察长玻璃管内水柱波动情况；②正确观察引流液的量、颜色及性质；③若引流出大量气泡、血性液体大于200ml/h并持续3小时以上，或引流过少，应立即报告医生			现场抽查
护理操作合格率	①严格无菌操作，防止逆行感染；②每日定时更换引流装置，引流瓶污染或较多血液流出时及时更换；③保持切口敷料清洁干燥，一旦渗出及时更换；④定时挤压引流管，防止折叠、扭曲、受压；⑤正确记录引流液，引流管标识清晰可辨，名称正确；⑥掌握意外脱管应急措施			现场抽查
健康指导合格率	①患者及家属知晓带管目的；②患者及家属知晓引流瓶放置的正确位置；③患者及家属知晓意外脱管应急知识			现场抽查
非计划性拔管发生率	①未经医护人员同意患者自行拔除导管；②各种原因导致的导管滑脱；③因质量问题及导管堵塞等情况提前拔除导管	发生例次	总床日数	HIS系统提取

（周翠萍　王春燕）

三十八、PIVC 护理管理合格率

（一）指标定义及结构

1. 外周静脉导管（PIVC）　是指外周静脉导管包括一次性静脉输液钢针、外周静脉留置针、中长度导管；是临床静脉输液治疗较常见的选择。

2. 导管相关性血流感染　携带血管内导管或拔除血管内导管48小时内的患者出现菌血症或真菌血症，合并发热（体温＞38℃）、寒战或低血压等感染表现，除血管导管外无其他明确感染源。实验室微生物检查示外周静脉血培养细菌或真菌阳性，或者从导管段和外周血培养出药敏结果相同的同种致病菌。

3. 静脉炎　是指由于静脉中输入浓度高、刺激性强的药物或因静脉内长期放置刺激性较大的塑料导管引起的局部静脉化学炎性反应。

4. 药物外渗　是指静脉输液过程中腐蚀性药液进入静脉管腔以外的周围组织。

5. 导管相关性静脉血栓　是指将导管植入人体静脉内，引发人体发生的静脉血栓。

6. PIVC护理管理合格率

一级指标	二级指标	三级指标	指标维度
PIVC护理管理合格率	专项培训	外周血管通路评估培训合格率	结构指标
		外周血管通路维护培训合格率	
	干预措施	外周血管通路评估合格率	过程指标
		静脉留置针维护合格率	
		中长度导管维护合格率	
	患者结局	导管相关性血流感染发生率	结果指标
		静脉炎发生率	
		药物外渗发生率	
		导管相关性静脉血栓发生率	

（二）计算公式

$$外周血管通路评估培训合格率 = \frac{同期外周血管通路评估抽查合格人数}{统计周期内外周血管通路评估抽查总人数} \times 100\%$$

$$外周血管通路维护培训合格率 = \frac{同期外周血管通路维护抽查合格人数}{统计周期内外周血管通路维护抽查总人数} \times 100\%$$

$$外周血管通路评估合格率 = \frac{同期外周血管通路评估合格人数}{统计周期内抽查血管通路评估总人数} \times 100\%$$

$$静脉留置针维护合格率 = \frac{同期静脉留置针维护合格人数}{统计周期内抽查留置针维护总人数} \times 100\%$$

$$中长度导管维护合格率 = \frac{同期中长度导管维护合格人数}{统计周期内抽查中长度导管维护总人数} \times 100\%$$

$$导管相关性血流感染发生率 = \frac{同期住院患者发生血管相关性血流感染例次数}{统计周期内住院外周静脉输液患者总床日数} \times 1000‰$$

$$静脉炎发生率 = \frac{同期住院患者发生静脉炎例次数}{统计周期内住院外周静脉输液患者总床日数} \times 1000‰$$

$$药物外渗发生率 = \frac{同期住院患者发生药物外渗例次数}{统计周期内住院外周静脉输液患者总床日数} \times 1000‰$$

$$导管相关性静脉血栓发生率 = \frac{同期住院患者发生静脉血栓例次数}{统计周期内住院外周静脉输液患者总床日数} \times 1000‰$$

1. 分子说明

（1）结构、过程指标：统计周期内使用《PIVC 护理管理查检表》进行督查，每条项目抽查 5 人次，对评价依据内容完全做到的记为合格人次，未完全做到的记为不合格人次。

（2）结果指标：统计周期内住院患者中发生外周静脉导管治疗相关并发症的例次数。

2. 分母说明

（1）结构、过程指标：统计周期内使用《PIVC 护理管理查检表》进行督查总人次。

（2）结果指标：统计周期内住院外周静脉输液患者实际占用总床日数。

3. 纳入标准　统计周期内所有办理入院手续并入住病区的外周静脉输液患者。

4. 排除标准　非住院患者（门诊、留观患者）、非医疗机构场所发生的外周静脉导管输液相关并发症。

（三）数据统计

1. 统计周期为每月。

2. 全年值不可以采取各月均值获取，应直接通过公式计算。

3. 每个统计周期均应完成数据汇总。

（四）指标意义

近年来静脉治疗护理理论、技术、输液工具更新速度很快，我国护理人员紧跟国际静脉治疗护理理念步伐，倡导安全、主动的静脉治疗护理实践。随着老年患者的增多，肿瘤和慢性疾病发病率升高，静脉治疗的需求越来越大。推广静脉治疗新理念、新技术、新工具，做好静脉治疗护理管理及质量控制，规范导管维护，可减少患者并发症、延长静脉通路装置使用寿命。通过指标的监测，可及时发现并整改 PIVC 护理管理中的问题，提升护理质量。

（五）评价标准

PIVC 护理管理查检表

三级指标名称	评价依据	合格人次	不合格人次	监测方法
外周血管通路评估培训合格率	掌握《静脉治疗护理技术操作规范》中关于外周血管通路评估的内容——正确评估患者的年龄、病情、输液治疗方案、药物性质等，选择合适的输注途径和输液工具			现场抽查
外周血管通路维护培训合格率	掌握《静脉治疗护理技术操作规范》中关于外周静脉导管维护的内容			现场抽查
外周血管通路评估合格率	①综合评估患者，选择合适的输注途径及输液工具；②在满足治疗需要的情况下，选择较细、较短的导管；③一次性钢针宜用于短期（<4 小时）或单剂量非腐蚀性药物输注；④外周静脉留置针宜用于短期 <6 天以内的静脉输液治疗；⑤中长度导管宜用于 1~4 周的持续静脉输液治疗；⑥外周静脉通路均应避免连续输注发泡剂、胃肠外营养、刺激性药物、渗透浓度 >900mmol/L 的液体			现场抽查
静脉留置针维护合格率	①维护时间正确；②冲管及封管方法正确；③敷料粘贴正确；④导管固定正确；⑤输液附加装置使用正确			现场抽查
中长度导管维护合格率	①维护时间正确；②冲管及封管方法正确；③敷料粘贴正确；④导管固定正确；⑤输液附加装置使用正确			现场抽查
导管相关性血流感染发生率	携带血管内导管或拔除血管内导管 48 小时内的患者出现菌血症或真菌血症，合并发热（体温 >38℃）、寒战或低血压等感染表现，除血管导管外无其他明确感染源。实验室微生物检查示外周静脉血培养细菌或真菌阳性，或者从导管段和外周血培养出药敏结果相同的同种致病菌	发生例次	总床日数	HIS 系统提取

续表

三级指标名称	评价依据	合格人次	不合格人次	监测方法
静脉炎发生率	由静脉中输入浓度高、刺激性强的药物或因静脉内长期放置刺激性较大的塑料导管引起的局部静脉化学炎性反应	发生例次	总床日数	HIS 系统提取
药物外渗发生率	静脉输液过程中，腐蚀性药液进入静脉管腔以外的周围组织	发生例次	总床日数	HIS 系统提取
导管相关性静脉血栓发生率	将导管植入人体静脉内，引发人体发生的静脉血栓	发生例次	总床日数	HIS 系统提取

（周翠萍　王春燕）

三十九、输液港颈内静脉血栓预防护理管理合格率

（一）指标定义及结构

1. 颈内静脉血栓　是指颈内静脉血管内形成的血栓。血液在颈内静脉腔内不正常的凝固，由液体形态转变成固体形态堵塞了颈内静脉腔，导致颈内静脉回流障碍，形成了一系列颈内静脉淤血的症状。

2. 输液港颈内静脉血栓预防护理管理合格率

一级指标	二级指标	三级指标	指标维度
输液港颈内静脉血栓预防护理管理合格率	专科培训	专科知识知晓率	结构指标
	颈内静脉血栓预防护理措施	血栓高风险识别率	过程指标
		输液港维护正确率	
		低脂饮食执行率	
		上肢运动合格率	
	患者结局	颈内静脉血栓发生率	结果指标

（二）计算公式

$$专科知识知晓率 = \frac{同期专科知识抽查合格人数}{统计周期内专科知识知晓总人数} \times 100\%$$

$$血栓高风险识别率 = \frac{同期血栓高风险识别人数}{统计周期内住院留置输液港抽查总人数} \times 100\%$$

$$输液港维护正确率 = \frac{同期输液港维护抽查合格人数}{统计周期内住院留置输液港抽查总人数} \times 100\%$$

$$低脂饮食执行率 = \frac{同期进食低脂饮食合格人数}{统计周期内住院留置输液港抽查总人数} \times 100\%$$

$$上肢运动合格率 = \frac{同期上肢运动抽查合格人数}{统计周期内住院留置输液港抽查总人数} \times 100\%$$

$$颈内静脉血栓发生率 = \frac{同期输液港颈内静脉血栓发生人数}{统计周期内住院留置输液港患者总人数} \times 100\%$$

1. 分子说明

（1）结构、过程指标：统计周期内使用《输液港颈内静脉血栓预防护理管理查检表》进行督查，每条项目抽查 5 人次，对评价依据内容完全做到的记为合格人数，未完全做到的记为不合格人数。

（2）结果指标：统计周期内输液港颈内静脉血栓发生的人数。

2. 分母说明

（1）结构、过程指标：统计周期内使用《输液港颈内静脉血栓预防护理管理查检表》进行督查总人数。

（2）结果指标：统计周期内住院留置输液港督查患者总人数。

3. 纳入标准　统计周期内所有办理入院手续并入住病区的留置输液港患者。

4. 排除标准　非住院患者（门诊导管维护患者）、非本科住院患者。

（三）数据统计

1. 统计周期为每月。

2. 全年值不可以采取各月均值获取，应直接通过公式计算。

3. 每个统计周期均应完成数据汇总。

（四）指标意义

输液港颈内静脉血栓发生是输液港植入术常见的并发症，严重时可诱发肺栓塞，威胁患者生命。因此，通过相关指标的监测，督促做好留置输液港患者的颈内静脉血栓预防护理，可降低留置输液港颈内静脉血栓发生率，对提高患者化疗安全性，促进患者预后恢复具有积极意义。

（五）评价标准

输液港颈内静脉血栓预防护理管理查检表

三级指标名称	评价依据	合格人数	不合格人数	监测方法
专科知识知晓率	①知晓血栓风险识别；②知晓输液港维护知识；③知晓预防血栓知识；④知晓血栓形成后的护理措施			现场抽查
血栓高风险识别率	①查看每一位置港患者血栓风险评估结果，高风险患者挂高危标识牌，落实血栓预防护理措施；②查看凝血常规和血脂指标数值，对于高于正常值的高风险人群，落实血栓预防护理措施			HIS系统提取
输液港维护正确率	①冲、封管方法正确，采用脉冲式冲管、正压封管；②输液前检查回血，发现血凝块，及时回抽；③治疗期每7天进行无损伤针更换1次，治疗间歇期每4周进行导管标准维护1次			现场抽查
低脂饮食执行率	①护士正确宣教低脂饮食范围；②患者合理进食低脂饮食			现场抽查
上肢运动合格率	①患者知晓上肢主动运动方法，行上肢功能锻炼；②保持上肢抬高；③避免上肢大幅度运动；④遵医嘱进行上肢被动运动，正确执行气压治疗			现场抽查
颈内静脉血栓发生率	颈部血管超声检查发现颈内静脉血栓	颈内静脉血栓发生人次	留置输液港总人数	HIS系统提取

（周文瑞　王春燕）

四十、肠内营养护理管理合格率

（一）指标定义及结构

1. **肠内营养**　是指经消化道提供全面的营养素的营养支持方式，包括鼻胃管或鼻肠管，胃及空肠造瘘管。

2. 肠内营养护理管理合格率

一级指标	二级指标	三级指标	指标维度
肠内营养护理管理合格率	专项培训	肠内营养知识考核合格率	结构指标
	护理评估	营养风险筛查落实率	
	护理措施	床头抬高≥30°执行率	过程指标
		口腔护理合格率	
		导管冲管正确率	
		导管固定合格率	
		输注速度正确率	
		输注肠内营养加热执行率	
	患者结局	导管脱落及非计划拔管发生率	结果指标
		堵管发生率	
		恶心、呕吐发生率	
		腹胀发生率	

（二）计算公式

$$肠内营养知识考核合格率 = \frac{同期肠内营养知识考核合格人次}{统计周期内肠内营养知识考核抽查总人数} \times 100\%$$

$$营养风险筛查落实率 = \frac{同期接受营养风险筛查人数}{统计周期内肠内营养患者人数} \times 100\%$$

$$床头抬高≥30°的执行率 = \frac{同期肠内营养患者床头抬高≥30°人数}{统计周期内肠内营养抽查总人数} \times 100\%$$

$$口腔护理合格率 = \frac{同期肠内营养患者口腔护理合格人数}{统计周期内肠内营养抽查总人数} \times 100\%$$

$$导管冲管正确率 = \frac{同期肠内营养导管冲管合格人数}{统计周期内肠内营养抽查总人数} \times 100\%$$

$$导管固定合格率 = \frac{同期肠内营养导管固定合格人数}{统计周期内肠内营养抽查总人数} \times 100\%$$

$$输注速度正确率 = \frac{同期肠内营养液输注速度合格人数}{统计周期内肠内营养抽查总人数} \times 100\%$$

$$输注肠内营养加热执行率 = \frac{同期输注肠内营养加热执行人数}{统计周期内肠内营养抽查总人数} \times 100\%$$

$$导管脱落及非计划拔管执行率 = \frac{同期肠内营养导管脱落或非计划拔管人数}{统计周期内肠内营养抽查总人数} \times 100\%$$

$$堵管发生率 = \frac{同期肠内营养导管堵管发生人数}{统计周期内肠内营养抽查总人数} \times 100\%$$

$$恶心、呕吐发生率 = \frac{同期肠内营养患者恶心、呕吐发生人数}{统计周期内肠内营养抽查总人数} \times 100\%$$

$$腹胀发生率 = \frac{同期肠内营养患者腹胀发生人数}{统计周期内肠内营养抽查总人数} \times 100\%$$

1. 分子说明

（1）结构、过程指标：统计周期内使用《肠内营养护理管理查检表》进行督查，每条项目抽查 5 人次，对评价依据内容完全做到的记为合格人次，未完全做到的记为不合格人次。

（2）结果指标：统计周期内住院患者中发生导管脱落及非计划拔管发生例次数，肠内营养管堵管发生例次数，恶心、呕吐发生例次数，腹胀发生例次数。

2. 分母说明

（1）结构、过程指标：统计周期内使用《肠内营养护理管理查检表》进行督查总人次。

（2）结果指标：统计周期内住院患者实际留置肠内营养管总人数。

3. 纳入标准　统计周期内所有办理入院手续并入住病区的患者，留置肠内营养管的患者。

4. 排除标准　非住院患者（门诊、留观患者）。

（三）数据统计

1. 统计周期为每月。

2. 全年值不可以采取各月均值获取，应直接通过公式计算。

3. 每个统计周期均应完成数据汇总。

（四）指标意义

科学、规范的肠内营养支持护理是保证患者肠内营养安全有效的基本条件。肠内营养的规范化管理与医院的整体管理、护理质量、患者教育、疾病因素和治疗方法密切相关。以指标监测获得的信息为基础引导持续质量改进活动，督导护理人员对肠内营养支持进行同质化和标准化护理，可降低并发症发生率，为患者提供更全面的营养支持，促进患者早日康复。

（五）评价标准

肠内营养护理管理查检表

三级指标名称	评价依据	合格人次	不合格人次	监测方法
肠内营养知识考核合格率	每半年对胃肠外科护士开展肠内营养知识理论和操作考核			问卷调查法
营养风险筛查落实率	运用"营养风险筛查2002（NRS2002）"工具对住院患者进行营养风险筛查			HIS系统提取
床头抬高≥30°执行率	病情许可者床头抬高≥30°，且在肠内营养后继续维持该体位＞30分钟			现场抽查
口腔护理合格率	①口腔清洁、干净，无异味；②每天进行口腔护理或刷牙			现场抽查
导管冲管正确率	喂养前后均使用20～30ml温开水脉冲式冲管			现场抽查
导管固定合格率	①用有延展性的黏性胶带固定鼻胃管；②可通过高举平台法加强管道固定；③若患者对黏着性材料存在过敏情况，可使用棉绳双套结系法固定鼻胃管或使用液体敷料保护皮肤后粘贴固定胶布			现场抽查
输注速度正确率	①一次性输注者每次推注不宜超过400ml；②间歇重力滴注者持续12～24小时输注，速度由慢到快，先调至20～50ml/h，根据患者耐受情况逐渐增加			现场抽查

三级指标名称	评价依据	合格人次	不合格人次	监测方法
输注肠内营养加热执行率	输注的肠内营养液需要进行加温，温度控制在 37 ~ 40℃			现场抽查
导管脱落及非计划拔管发生率	导管脱落或非计划拔管例次			HIS 系统提取
堵管发生率	发生堵管例次			HIS 系统提取
恶心、呕吐发生率	患者自诉恶心，呕吐胃内容物			现场抽查
腹胀发生率	患者诉腹胀，或查体腹膨隆，肠鸣音减轻			现场抽查

（晋文洁　王春燕）

四十一、下肢深静脉血栓预防护理管理合格率

（一）指标定义及结构

1. 下肢深静脉血栓　深静脉血栓是指血液非正常地在深静脉内凝结，属于下肢静脉回流障碍性疾病。

2. 下肢深静脉血栓发生率

一级指标	二级指标	三级指标	指标维度
下肢深静脉血栓预防护理管理合格率	专项培训	规章制度知晓率	结构指标
	风险管理	风险评估正确率	过程指标
		干预措施正确率	
	患者结局	下肢深静脉血栓发生率	结果指标

（二）计算公式

$$规章制度知晓率 = \frac{同期规章制度抽查合格人数}{统计周期内规章制度知晓抽查总人数} \times 100\%$$

$$风险评估正确率 = \frac{同期风险评估抽查合格人数}{统计周期内风险评估抽查总人数} \times 100\%$$

$$干预措施正确率 = \frac{同期干预措施抽查合格人数}{统计周期内干预措施抽查总人数} \times 100\%$$

$$下肢深静脉血栓发生率 = \frac{同期住院患者发生下肢深静脉血栓例数}{统计周期内住院患者人数} \times 100\%$$

1. 分子说明

（1）结构、过程指标：统计周期内使用《下肢深静脉血栓护理管理查检表》进行督查，每条项目抽查 5 人次，对评价依据内容完全做到的记为合格人次，未完全做到的记为不合格人次。

（2）结果指标：统计周期内住院患者中发生下肢深静脉血栓的例次数。

2. 分母说明

（1）结构、过程指标：统计周期内使用《下肢深静脉血栓护理管理查检表》进行督查总人次。

（2）结果指标：统计周期内住院患者实际占用总床日数。

3. 纳入标准　统计周期内所有办理入院手续并入住病区的患者。

4. 排除标准　非住院患者（门诊、留观患者），非医疗机构场所发生的下肢深静脉血栓。

（三）数据统计

1. 统计周期为每月。

2. 全年值不可以采取各月均值获取，应直接通过公式计算。

3. 每个统计周期均应完成数据汇总。

（四）指标意义

下肢深静脉血栓是由血流缓慢、静脉壁损伤和高凝状态三种因素引起的。其中任何多因素的集合均可能导致深静脉血栓形成。血栓形成后若不及时治疗将导致肺栓塞，出现心力衰竭、肺水肿、休克、猝死等，严重威胁人类健康。因此，通过对相关指标的监测，督促护理人员加强对静脉血栓的认识及对危险因素的了解、掌握，采取有效的护理干预，可以降低深静脉血栓发生率，促进患者早日康复。

（五）评价标准

下肢深静脉血栓护理管理查检表

三级指标名称	评价依据	合格人次	不合格人次	监测方法
规章制度知晓率	①知晓医院制度；②知晓评估工具；③知晓风险等级识别要求；④知晓评估时限要求及评估率；⑤知晓干预措施内容；⑥知晓记录要求			现场抽查
风险评估正确率	①所有患者入院时均有评估；②入院24小时内完成首次评估；③使用评估工具评估；④风险级别与患者实际相符；⑤评估频率与风险等级对应；⑥记录及时规范无缺项			现场抽查
干预措施正确率	①按多因素干预措施预防下肢深静脉血栓；②基础预防、物理预防、药物预防措施正确；③高风险患者干预措施有效；④患者知晓预防措施和注意事项；⑤运动方式适宜；⑥《Caprini血栓风险因素评估量表》中勾选措施与实际采取措施一致			现场抽查
下肢深静脉血栓发生率	临床表现及体征：下肢肿胀、疼痛、静脉曲张及静脉造影等检查	发生例数	总床日数	HIS系统提取

（刘丽媛　柯　静）

四十二、骨科康复训练操作护理管理合格率

（一）指标定义及结构

1. 康复训练　是指损伤后进行有利于恢复或改善功能的身体活动。除严重的损伤需要休息治疗外，一般的损伤不必完全停止身体康复练习。适当、科学的身体锻炼对于损伤的迅速愈合和促进功能的恢复有着积极的作用。

2. 骨科康复训练操作护理管理合格率

一级指标	二级指标	三级指标	指标维度
骨科康复训练操作护理管理合格率	人员培训合格率	康复训练方法合格率	结构指标
	康复训练合格率	康复训练措施正确率	过程指标
	康复训练有效率	康复训练结果有效率	结果指标

（二）计算公式

$$康复训练方法合格率 = \frac{同期康复训练方法抽查合格人数}{统计周期内康复训练抽查总人数} \times 100\%$$

$$康复训练措施正确率 = \frac{同期康复训练措施抽查合格人数}{统计周期内康复训练抽查总人数} \times 100\%$$

$$康复训练结果有效率 = \frac{同期康复训练结果抽查合格人数}{统计周期内康复训练抽查总人数} \times 100\%$$

1. 分子说明

（1）结构、过程指标：统计周期内使用《骨科康复训练操作护理管理查检表》进行督查，每条项目每周抽查 5 人次，对评价依据内容完全做到的记为合格人次，未完全做到的记为不合格人次。

（2）结果指标：统计周期内康复训练患者康复训练有效人数。

2. 分母说明

（1）结构、过程指标：统计周期内使用《骨科康复训练操作护理管理查检表》进行督查总人次。

（2）结果指标：统计周期内进行康复训练的患者总人数。

3. 纳入标准　统计周期内所有办理入院手续并入住病区的需要进行康复训练的患者。

4. 排除标准　门诊复诊患者，行体表肿物切除术、骨质疏松、关节疼痛行保守治疗的住院患者。

（三）数据统计

1. 统计周期为每月。

2. 全年值不可以采取各月均值获取，应直接通过公式计算。

3. 每个统计周期均应完成数据汇总。

（四）指标意义

康复训练对很多卧床患者至关重要，虽然不能改变疾病本身带来的损害，却可以通过锻炼增强肢体功能，让患者恢复自信，从而摆脱疾病影响，提高生活质量，甚至重返社会。康复训练的目的：①预防患者肢体继发障碍的发生与发展；②能积极预防肌肉萎缩、关节僵硬、压疮等的发生；③预防静脉血栓的发生，降低患者医疗费用；④显著提高疗效；⑤大大降低致残率；⑥显著提高生活质量，使患者早日回归社会；⑦尽快恢复患者生活自理能力，减轻家庭和社会负担。通过对骨科康复训练操作护理管理合格率的监测，可以及时发现护理中的问题，并及时分析原因和改正，提升康复训练的有效率。

（五）评价标准

骨科康复训练操作护理管理查检表

三级指标名称	评价依据	合格人次	不合格人次	监测方法
康复训练方法合格率	①护士掌握肌力评估方法；②护士掌握股四头肌训练方法；③护士掌握腰背部、臀部肌肉训练方法；④护士掌握踝泵运动方法			现场抽查
康复训练措施正确率	①患者取平卧位或半卧位，健侧腿屈膝支撑于床面，患侧腿稍外展并保持中立位，将身体整个抬高，臀部离床，停顿5～10秒后放下，2组/天，20次/组；②患者取平卧位或坐位，双下肢伸直，将双足用力往上钩，保持5～10秒，然后放松，再尽量用力向下踩，保持5～10秒，2组/天，20次/组；③下地行走依据：肌力在4级及以上，起床三部曲无异常，血压、脉搏、呼吸在正常范围，医嘱允许下地行走；④辅助用具的使用；⑤呼吸肌功能的训练			现场抽查
康复训练结果有效率	①抽查患者康复训练效果（踝泵运动、股四头肌训练等）；②患者在指导下或协助下能自行做康复锻炼；③抽查患者康复用具使用效果；④抽查患者深呼吸、咳嗽训练效果			现场抽查

（赵丽娟　柯　静）

四十三、留置负压封闭引流患者护理管理合格率

（一）指标定义及结构

1. **负压封闭引流**（vaccum sealing drainage，VSD）　是指用内含有引流管的聚乙烯酒精水化海藻盐泡沫敷料，来覆盖或填充皮肤、软组织缺损的创面，再用生物半透膜对之进行封闭，使其成为一个密闭的空间，最后把引流管接通负压源，通过可控制的负压来促进创面愈合的一种全新的治疗方法。

2. 留置 VSD 患者护理管理合格率

一级指标	二级指标	三级指标	指标维度
留置 VSD 患者护理管理合格率	专项培训	VSD 负压护理理论培训合格率	结构指标
		VSD 护理操作培训合格率	
	风险管理	管道护理合格率	过程指标
		观察记录合格率	
		无菌操作合格率	
		健康指导合格率	
		管道应急管理合格率	
	患者结局	非计划性脱管发生率	结果指标

（二）计算公式

$$VSD\,护理理论培训合格率 = \frac{同期\,VSD\,护理理论培训抽查合格人数}{统计周期内\,VSD\,护理理论知晓抽查总人数} \times 100\%$$

$$VSD\,护理操作培训合格率 = \frac{同期\,VSD\,护理操作培训抽查合格人数}{统计周期内\,VSD\,护理操作抽查总人数} \times 100\%$$

$$管道护理合格率 = \frac{同期管道护理抽查合格人数}{统计周期内管道护理抽查总人数} \times 100\%$$

$$观察记录合格率 = \frac{同期观察记录抽查合格人数}{统计周期内观察记录抽查总人数} \times 100\%$$

$$无菌操作合格率 = \frac{同期无菌操作抽查合格人数}{统计周期中无菌操作抽查总人数} \times 100\%$$

$$健康指导合格率 = \frac{同期健康指导抽查合格人数}{统计周期内健康指导抽查总人数} \times 100\%$$

$$管道应急管理合格率 = \frac{同期每天各班次患者数之和}{统计周期内每天各班次责任护士总人数} \times 100\%$$

$$非计划脱管发生率 = \frac{同期非计划脱管例次数}{统计周期内带\,PVA\,负压引流管总人数} \times 100\%$$

1. 分子说明

（1）结构、过程指标：统计周期内使用《留置 VSD 患者护理管理查检表》进行督查，每条项目抽查 5 人次，对评价依据内容完全做到的记为合格人次，未完全做到的记为不合格人次。

（2）结果指标：统计周期内住院患者中发生非计划脱管例次数。

2. 分母说明

（1）结构、过程指标：统计周期内使用《留置 VSD 患者护理管理查检表》每次进行督查总人次。

（2）结果指标：统计周期内带负压引流管总人数。

3. 纳入标准　统计周期内所有留置 VSD 的患者。

4. 排除标准　只针对住院留置 VSD 的患者。

（三）数据统计

1. 统计周期为每月。

2. 全年值不可以采取各月均值获取，应直接通过公式计算。

3. 每个统计周期均应完成数据汇总。

（四）指标意义

VSD 适用于肢体的离断伤、肢体软组织大面积撕脱伤或套脱伤、肢体感染创面的引流、开放性骨折合并软组织缺损、肌腱外露或骨外露、慢性骨髓炎合并创面经久不愈合、糖尿病性溃疡、压疮、植皮后对植皮区的保护等。经全方位持续引流，可及时清除液化坏死组织和各种毒性分解产物，减少机体对毒素的重吸收，创面愈合疗效更快更好。大量观察证明，VSD 技术可使肉芽迅速增生，甚至很快爬到裸露骨和肌腱的表面及间隙，此效果是传统换药疗法难以达到的。由于 7 天内不需要换药，减少了传统换药给患者带来的痛苦，减少了医护的工作量，降低了综合医疗费用。通过生物薄膜封闭，阻断了细菌的浸入，降低了继发感染和交叉感染的发生率。因此，通过指标的监测，及时发现并解决护理中的问题，督促护理人员做好 VSD 后患者的护理管理，有利于减少非计划脱管发生率，促进患者早日康复。

（五）评价标准

留置 VSD 患者护理管理查检表

三级指标名称	评价依据	合格人次	不合格人次	监测方法
VSD 护理理论培训合格率	①每季度培训负压封闭引流护理，有培训记录；②护理人员掌握培训内容，有考核记录			现场抽查

三级指标名称	评价依据	合格人次	不合格人次	监测方法
VSD护理操作培训合格率	①每季度培训负压封闭引流护理技术操作,有培训记录;②护理人员掌握培训内容,有考核记录			现场抽查
管道护理合格率	①保持引流通畅:引流装置衔接紧密,引流管内液体流动,引流瓶放置低于创面20~30cm,搬动患者或更换引流瓶时,夹闭引流管;②妥善固定引流装置、保持密封:二次固定于床旁,各接头处、半透膜粘贴无漏气,如引流管较多,用"Y"形接头将多根引流管并联成1~3个接口,再接负压;③保持有效负压:床头中心负压吸引装置,调节负压维持在0.04~0.06MPa,定时挤捏引流管,防止引流管折叠、扭曲、堵塞;④管道标示:引流管标示要清晰可辨,名称正确;⑤冲洗液有日期、时间、责任人,24小时更换,有非静脉通路标识			现场抽查
观察记录合格率	观察并记录:①引流管堵塞,出现敷料鼓起,不见管型,应立即报告医生。逆行缓慢注入少量生理盐水,管腔通畅后再重新接通负压。②引流管吸出大量新鲜血液,报告医生,仔细检查创面内是否有活动性出血,并做相应处理。③皮肤颜色、温度、甲床毛细血管反应			现场抽查
无菌操作合格率	严格执行无菌操作,防止逆行感染:每日定时更换,引流瓶污染或有较多血液流出时及时更换,操作时严格遵守无菌原则			现场抽查
健康指导合格率	向患者及家属宣教置管的目的及注意事项: 目的:及时排出体腔、器官或组织中的脓性积液,坏死组织、异物、异常积聚的血液和消化液等有害物质,促进炎症消退,利于创面生长 注意事项:①引流瓶不能抬高,防止引流液回流导致逆行感染;②引流装置保持密封,衔接紧密,防止漏气;③引流管脱出即刻用手折住引流管,立即呼叫医护人员处理;④带管期间防止引流管受压、折叠及过分牵拉;⑤不要随意调节负压;⑥抬高患肢高于心脏20°~30°,做踝泵运动、直腿抬高、咳嗽、深呼吸运动等,预防肌肉萎缩、关节僵硬、压疮、手指肌腱断裂			现场抽查

三级指标名称	评价依据	合格人次	不合格人次	监测方法
管道应急管理合格率	①≥3 人成批入住患者引流设备仪器处于应急状态，有充足设备；②平均每天护患比：反映护理服务需求和护理人力的匹配关系；③护士长动态人力调配			HIS 系统提取
非计划性脱管发生率	指留置负压封闭引流管患者，带管期间发生非计划性脱管			HIS 系统提取

（万秋兰　柯　静）

四十四、经尿道膀胱肿瘤切除术术后首次膀胱灌注化疗护理管理合格率

（一）指标定义及结构

1. 经尿道膀胱肿瘤切除术　简称 TUR – BT（transurethral resection of bladder tumor）。

2. 膀胱灌注治疗　是指通过导尿管将药物灌注到膀胱内，药液直接与残余肿瘤细胞接触，起到预防肿瘤复发及进展的治疗方式。

3. TUR – BT 术后首次膀胱灌注化疗护理管理合格率

一级指标	二级指标	三级指标	指标维度
TUR – BT 术后首次膀胱灌注化疗护理管理合格率	培训指标	膀胱灌注培训合格率	结构指标
	护理指标	药物配置合格率	过程指标
		体位管理合格率	
		药物保留合格率	
		患者宣教合格率	
	并发症指标	血尿发生率	结果指标
		尿道疼痛发生率	

（二）计算公式

$$膀胱灌注培训合格率 = \frac{同期膀胱灌注培训考核合格人数}{统计周期内膀胱灌注培训考核总人数} \times 100\%$$

$$药物配置合格率 = \frac{同期药物配置抽查合格人数}{统计周期内药物配置抽查总人数} \times 100\%$$

$$体位管理合格率 = \frac{同期体位管理抽查合格人数}{统计周期内体位管理抽查总人数} \times 100\%$$

$$药物保留合格率 = \frac{同期药物保留时间合格人数}{统计周期内膀胱灌注总人数} \times 100\%$$

$$患者宣教合格率 = \frac{同期抽查患者健康教育合格人数}{统计周期内抽查患者总人数} \times 100\%$$

$$血尿发生率 = \frac{同期膀胱灌注后血尿发生人数}{统计周期内膀胱灌注总人数} \times 100\%$$

$$尿道疼痛发生率 = \frac{同期膀胱灌注后出现疼痛症状患者人数}{统计周期内膀胱灌注总人数} \times 100\%$$

1. 分子说明

（1）结构指标：依据护理规范制定《TUR - BT 术后膀胱灌注治疗操作规范》，每季度组织培训后考核，考核分数≥85 分为合格。

（2）过程指标：依据《TUR - BT 术后膀胱灌注治疗操作规范》对药液配置、体位管理、药物保留及健康宣教进行督查，每条项目抽查 5 人次，对评价依据内容完全做到的记为合格，未完全做到的记为不合格。

（3）结果指标：统计周期内发生并发症（血尿、膀胱刺激征）的所有患者人数。

2. 分母说明

（1）结构指标：统计周期内考核总人数。

（2）过程指标：统计周期内依据《TUR - BT 术后首次膀胱灌注化疗护理管理查检表》进行督查总人数。

（3）结果指标：统计周期内 TUR - BT 术后膀胱灌注治疗的所有患者人数。

3. 纳入标准　统计周期内行 TUR - BT 术后在住院期间进行膀胱治疗人数。

4. 排除标准　TUR - BT 联合其他手术的患者；非住院患者（门诊治疗）。

（三）数据统计

1. 统计周期为每月。
2. 全年值不可以采取各月均值获取，应直接通过公式计算。
3. 每个统计周期均应完成数据汇总。

（四）指标意义

　　膀胱癌是泌尿系统最常见的肿瘤之一，其中非肌层浸润性膀胱癌占 3/4，其首选治疗方式是 TUR – BT，膀胱灌注作为其辅助治疗，是预防肿瘤复发的重要手段。膀胱灌注治疗作为泌尿专科护理操作之一，专科操作要求高、周期长。通过对指标的监测，加强 TUR – BT 术后首次膀胱灌注化疗的护理管理，对于提升泌尿专科护理质量、改善患者结局具有重要意义。

（五）评价标准

TUR – BT 术后首次膀胱灌注化疗护理管理查检表

三级指标名称	评价依据	合格人次	总人次	监测方法
膀胱灌注培训合格率	每季度专科护士培训及考核：考核成绩≥85 分视为合格			现场抽查
药物配置合格率	①剂量溶媒正确；②防护措施到位			现场抽查
体位管理合格率	①使用体位计时提醒器；②协助患者分别取俯仰左右卧位			现场抽查
药物保留合格率	灌注保留时间 30 分钟至 1.5 小时（平均时间 40 分钟）；保留时间小于 30 分钟为不合格			现场抽查
患者宣教合格率	①发放膀胱灌注管理手册；②患者或家属知晓复诊及膀胱灌注治疗时间间隔；③患者或家属知晓膀胱灌注治疗及所用药物的作用；④患者知晓膀胱灌注化疗的注意事项和血尿、膀胱刺激征等的自我观察方法			现场抽查
血尿发生率	灌注后出现血尿：膀胱灌注前尿液清亮/淡红；灌注后尿液颜色呈鲜红色			现场抽查
尿道疼痛发生率	尿道疼痛症状：膀胱灌注前无疼痛或疼痛评分 < 4 分，灌注后出现药液保留不耐受、尿道口疼痛或加重（评分≥4 分）			HIS 系统提取

（王春燕　柯　静）

四十五、尿培养标本留检护理管理合格率

（一）指标定义及结构

1. 尿培养　是指对尿液进行细菌培养的检测方法。

2. 尿培养标本留检护理管理合格率

一级指标	二级指标	三级指标	指标维度
尿培养标本留检护理管理合格率	专项培训	流程及宣教培训合格率	结构指标
	流程管理	标本留取方法正确率	过程指标
		患者宣教知识知晓率	
	标本结果	尿培养标本合格率	结果指标

（二）计算公式

$$流程及宣教培训合格率 = \frac{同期流程及宣教培训考核合格人数}{统计周期内参加考核总人数} \times 100\%$$

$$标本留取方法正确率 = \frac{同期标本留取方法抽查合格人数}{统计周期内抽查总人次} \times 100\%$$

$$患者宣教知识知晓率 = \frac{同期患者宣教知识抽查合格人数}{统计周期内抽查总人次} \times 100\%$$

$$尿培养标本合格率 = \frac{同期尿培养标本总例数 - 可疑污染尿培养例数}{统计周期内标本总例数} \times 100\%$$

1. 分子说明

（1）结构指标：依据护理规范制定《泌尿外科尿培养标本留取规范化流程》及《泌尿外科尿培养留取宣教清单》每季度组织培训考核，考核分数≥85分为合格。

（2）过程指标：依据《泌尿外科尿培养标本留取规范化流程》及《泌尿外科尿培养留取宣教清单》进行抽查，根据评价依据进行查检，完全做到的记为合格人次，未完全做到的记为不合格人次。

（3）结果指标：统计周期内由检验科退回科室的尿培养标本数。

2. 分母说明

（1）结构指标：统计周期内考核总人数。

（2）过程指标：统计周期内督查总人次。

（3）结果指标：统计周期内送检验科的所有尿培养标本。

3. 纳入标准　医生开具留取尿培养标本的患者。

4. 排除标准　尿培养标本由膀胱造瘘管留取；尿培养标本通过肾穿刺或肾造瘘留取。

（三）数据统计

1. 统计周期为每月。

2. 全年值不可以采取各月均值获取，应直接通过公式计算。

3. 每个统计周期均应完成数据汇总。

（四）指标意义

尿培养作为泌尿系统疾病的常规检查，在临床中应用广泛，准确留取无菌尿液进行培养能够排除外界细菌干扰，准确地检测尿液是否有细菌生长，为临床治疗提供参考依据。但由于尿培养留取环节易受污染，导致标本失效率、重检率较高，加强尿培养标本留取合格率的监测对提升护理工作效率，准确及时地为临床治疗提供参考依据具有积极意义。

（五）评价标准

尿培养标本留检护理管理查检表

三级指标名称	评价依据	合格人次	总人次	监测方法
流程及宣教培训合格率	①科室根据检验标本留取指南，制定尿液标本留取流程图、宣教手册/图；②根据指南、检验科要求及监测过程中出现的问题及时修订流程；③每季度专科护士培训及考核：考核成绩≥85分视为合格			现场抽查
标本留取方法正确率	①采集时机准确（晨尿）；②尿液保留膀胱时间4～6小时；③标本及时送检			现场抽查
患者宣教知识知晓率	①护士依据医生开具的检查单正确指导患者留取尿标本；②患者知晓留置标本的目的、方法及相关注意事项			现场抽查
尿培养标本合格率	送检标本未由检验科退回科室重新留取			HIS系统提取

（王春燕　柯　静）

四十六、会阴侧切护理管理合格率

（一）指标定义及结构

1. 会阴侧切术　会阴侧切是在分娩第二产程中为了避免会阴及盆底组织严重裂伤，减轻盆底组织对胎头的压迫，缩短第二产程，加速分娩的手术；也是初产妇臀位助产或施行产钳、胎头吸引术的辅助手术。具体操作方法为：在阴道口左侧或右侧方切一个开口，帮助胎儿顺利娩出。

2. 会阴侧切护理管理合格率

一级指标	二级指标	三级指标	指标维度
会阴侧切护理管理合格率	专项培训	助产士培训参培率	结构指标
		助产士考核合格率	
	监测指标	会阴侧切指征合格率	过程指标
		会阴侧切方法合格率	
	患者结局	会阴侧切产妇Ⅲ/Ⅳ度裂伤发生率	结果指标
		会阴侧切率	

（二）计算公式

$$助产士培训参培率 = \frac{同期参加助产士培训合格人次}{统计周期内应参加培训助产士总人次} \times 100\%$$

$$助产士考核合格率 = \frac{同期助产士考核合格人次}{统计周期内参加培训助产士总人次} \times 100\%$$

$$会阴侧切指征合格率 = \frac{同期会阴侧切指征合格人次}{统计周期内抽查会阴侧切总人次} \times 100\%$$

$$会阴侧切方法合格率 = \frac{同期会阴侧切方法合格人次}{统计周期内抽查会阴侧切总人次} \times 100\%$$

$$会阴侧切产妇Ⅲ/Ⅳ度裂伤发生率 = \frac{同期会阴侧切产妇Ⅲ/Ⅳ度裂伤发生人数}{统计周期内会阴侧切总人数} \times 100\%$$

$$会阴侧切率 = \frac{同期会阴侧切人数}{统计周期内阴道分娩总人数} \times 100\%$$

1. 分子说明

（1）结构指标：按照统计周期内使用《会阴侧切护理管理查检表》进行督查和培训，督查时抽查 5 人次，对评价依据内容完全做到的记为合格人次，未完全做到的记为不合格人次。

（2）过程指标：按照统计周期内使用《会阴侧切护理管理查检表》进行督查，每条项目每周至少抽查 5 人次，对评价依据内容完全做到的记为合格人次，未完全做到的记为不合格人次。

（3）结果指标：统计周期内会阴侧切产妇Ⅲ/Ⅳ度裂伤发生例数，统计周期内会阴侧切人数。

2. 分母说明

（1）结构、过程指标：统计周期内使用《会阴侧切护理管理查检表》进行督查总人次。

（2）结果指标：统计周期内阴道分娩总人数。

3. 纳入标准　统计周期内所有经阴道分娩的产妇。

4. 排除标准　院外及院前阴道分娩产妇。

（三）数据统计

1. 统计周期为每月。
2. 全年值不可以采取各月均值获取，应直接通过公式计算。
3. 每个统计周期均应完成数据汇总。

（四）指标意义

减少医疗干预，促进自然分娩是世界卫生组织（WHO）提出的全球母婴保健工作者的目标，WHO 建议会阴侧切率应在 20% 以下。会阴侧切对产妇的身心造成难以磨灭的创伤，相对会阴自然裂伤来说，出血多，疼痛剧烈，愈合较慢且感染率高，对产妇盆底肌群损伤较大，已证实会阴侧切是与Ⅲ/Ⅳ度会阴裂伤高度相关的因素。而自然裂伤对产妇损伤较小，恢复快，减少住院天数，降低产妇住院费用，增加床位周转率。会阴侧切率是衡量产科护理质量的重要指标之一，会阴侧切管理指标也是考核助产士综合素质、科室管理水平的指标，降低会阴侧切率，从而提高产妇及家属对助产士的满意度，提高产科质量，保障母婴安全。

（五）评价标准

会阴侧切护理管理查检表

三级指标名称	评价依据	合格人次	不合格人次	监测方法
助产士培训参培率	培训内容包括专科疾病护理、头位接生、难产接生、会阴解剖结构、会阴复杂裂伤病历讨论、会阴缝合理论及实操知识、会阴血肿缝合等			现场抽查
助产士考核合格率	①考核方式包括理论、操作和临床抽查；②理论≥80分，操作≥90分，临床抽查应掌握培训相关知识			现场抽查
会阴侧切指征合格率	侧切目的与病情需要，会阴侧切指征：①会阴组织弹性差，如过紧、水肿或脆性增加、瘢痕等，估计分娩时会阴撕裂不可避免者；②因母儿有病理情况急须结束分娩者；③阴道助产；④早产胎头明显受压者			现场抽查
会阴侧切方法合格率	侧切方法：①自会阴后联合中线向左或右旁开45°切开会阴；②会阴高度膨隆时，切开角度增大至60°；③长度3～5cm			现场抽查
会阴侧切产妇Ⅲ/Ⅳ度裂伤发生率	裂伤分级：①Ⅲa：肛门外括约肌裂伤深度≤50%；②Ⅲb：肛门外括约肌裂伤深度>50%；③Ⅲc：肛门外括约肌和肛门内括约肌均受损；④Ⅳ度：肛门内、外括约肌均受损并累及直肠黏膜	发生例次	会阴侧切总人数	HIS系统提取
会阴侧切率	阴道分娩产妇分娩时进行会阴侧切	会阴侧切人数	阴道分娩总人数	HIS系统提取

（冯 婷 柯 静）

四十七、产后尿潴留护理管理合格率

（一）指标定义及结构

1. 产后尿潴留 一般产妇在产后4～6小时内就能自己排尿，如果产后6小时以上不能自行排尿，而且膀胱涨满，称为产后尿潴留。

2. 产后尿潴留护理管理合格率

一级指标	二级指标	三级指标	指标维度
产后尿潴留护理管理合格率	护士培训	护士知识考核合格率	结构指标
	健康宣教	责任护士健康宣教合格率	过程指标
		产妇健康知识知晓率	
	患者结局	椎管内镇痛分娩尿潴留发生率	结果指标
		阴道助产尿潴留发生率	
		其他阴道分娩尿潴留发生率	
		尿潴留产妇置管率	

（二）计算公式

$$护士知识考核合格率 = \frac{同期护士考核合格人次}{统计周期内抽查护士总人次} \times 100\%$$

$$责任护士健康宣教合格率 = \frac{同期责任护士健康宣教合格人次}{统计周期内抽查责任护士总人次} \times 100\%$$

$$产妇健康知识知晓率 = \frac{同期产妇健康知识知晓人次}{统计周期内抽查阴道分娩产妇总人次} \times 100\%$$

$$椎管内镇痛分娩尿潴留发生率 = \frac{同期椎管内镇痛分娩尿潴留发生人次}{统计周期内椎管内镇痛分娩产妇总人次} \times 100\%$$

$$阴道助产尿潴留发生率 = \frac{同期阴道助产尿潴留发生人次}{统计周期内阴道助产分娩产妇总人次} \times 100\%$$

$$其他阴道分娩尿潴留发生率 = \frac{同期其他阴道分娩产妇尿潴留发生人次}{统计周期内其他阴道分娩产妇总人次} \times 100\%$$

$$尿潴留产妇置管率 = \frac{同期尿潴留产妇留置尿管人次}{统计周期内尿潴留发生产妇总人次} \times 100\%$$

1. 分子说明

（1）结构指标：统计周期内使用《产后尿潴留发生查检表》进行督查，每条项目抽查 5 人次，对评价依据内容完全做到的记为合格人次，未完全做到的记为不合格人次。

（2）过程指标：按照统计周期内使用《产后尿潴留发生查检表》进行督查，每条项目每周至少抽查 5 人次，对评价依据内容完全做到的记为合格人次，未完全做到的记为不合格人次。

（3）结果指标：统计周期内尿潴留发生的例次数，统计周期内尿潴留留置尿管的例次数。

2. 分母说明

（1）结构、过程指标：统计周期内使用《产后尿潴留发生查检表》进行督查总人次。

（2）结果指标：统计周期内阴道分娩总人数，统计周期内尿潴留发生总人数。

3. 纳入标准　统计周期内所有经阴道分娩的产妇。

4. 排除标准　剖宫产产妇发生尿潴留的除外。

（三）数据统计

1. 统计周期为每日、每周、每月。
2. 全年值不可以采取各月均值获取，应直接通过公式计算。
3. 每个统计周期均应完成数据汇总。

（四）指标意义

由于分娩过程中膀胱受压，导致黏膜水肿、充血及肌张力降低。另外，会阴伤口疼痛、不习惯卧床排尿、器械助产、区域阻滞麻醉等，均可导致产后尿潴留的发生。尿潴留会引起产妇生理心理的不适，易导致产后出血、感染，延缓患者康复。因此，通过指标的监测，指导持续的护理改进，可以降低产妇产后尿潴留的发生，不仅能促进子宫收缩，预防产后出血和生殖炎症，增加患者的舒适度，还能促进产妇早期康复。

（五）评价标准

产后尿潴留发生查检表

三级指标名称	评价依据	合格人次	不合格人次	监测方法
护士知识考核合格率	①知晓排尿的目的及必要性。②知晓诱导排尿的方法：指导产妇饮水，听流水声，协助下床排尿；物理诱导排尿，温水冲洗会阴部、热敷及按摩膀胱，针刺穴位刺激排尿。③遵医嘱给予药物治疗。④留置导尿			现场抽查
责任护士健康宣教合格率	①责任护士向患者介绍排尿的目的及必要性，给予心理疏导，消除产妇的担心与焦虑；②协助产妇下床排尿；③宣教防跌倒知识；④小便难解时主动介绍诱导排尿的方法			现场抽查

三级指标名称	评价依据	合格人次	不合格人次	监测方法
产妇健康知识知晓率	患者能说出促进排尿的知识和方法			现场抽查
椎管内镇痛分娩尿潴留发生率	椎管内镇痛分娩产妇分娩后 4～6 小时小便不能自行排出，或者排尿不畅有残余尿	发生例次	椎管内镇痛分娩产妇总数	HIS 系统提取
阴道助产尿潴留发生率	阴道助产产妇分娩后 4～6 小时小便不能自行排出，或者排尿不畅有残余尿	发生例次	阴道助产分娩产妇总数	HIS 系统提取
其他阴道分娩尿潴留发生率	除去椎管内镇痛分娩产妇及阴道助产产妇外，其他阴道分娩后 4～6 小时小便不能自行排出，或者排尿不畅有残余尿	发生例次	其他阴道分娩产妇总数	HIS 系统提取
尿潴留产妇置管率	阴道分娩后发生尿潴留经诱导排尿和药物治疗无效，最终行留置尿管者	发生例次	尿潴留发生总数	HIS 系统提取

（冯 婷 柯 静）

四十八、母乳喂养护理管理合格率

（一）指标定义及结构

1. *母乳喂养*　是指用母亲的乳汁喂养婴儿的方式，包括全部母乳喂养、部分母乳喂养和象征性母乳喂养。

2. *母乳喂养护理管理合格率*

一级指标	二级指标	三级指标	指标维度
母乳喂养护理管理合格率	母乳喂养培训指标	护士母乳喂养知识培训率	结构指标
	母乳喂养宣教指标	母乳喂养宣教知识推送率	过程指标
		父母对母乳喂养知晓率	
	母乳喂养持续指标	护士对出院患儿随访率	结果指标
		住院患儿母乳喂养持续率	

（二）计算公式

$$护士母乳喂养知识培训率 = \frac{同期实际参培人数}{统计周期内应培训总人数} \times 100\%$$

$$母乳喂养宣教知识推送率 = \frac{同期抽查宣教知识推送合格人数}{统计周期内抽查宣教知识推送总人数} \times 100\%$$

$$父母对母乳喂养知晓率 = \frac{同期抽查父母对母乳喂养知晓人数}{统计周期内抽查父母总人数} \times 100\%$$

$$护士对出院患儿随访率 = \frac{同期抽查出院患儿随访人数}{统计周期内抽查出院患儿总人数} \times 100\%$$

$$住院患儿母乳喂养持续率 = \frac{同期出院患儿中持续母乳喂养的6月龄内患儿数}{统计周期内出院患儿中入院时为母乳喂养的6月龄内患儿总数} \times 100\%$$

1. 分子说明

（1）结构、过程指标：统计周期内使用《母乳喂养护理管理查检表》进行督查，对评价依据内容完全做到的记为合格人次，未完全做到的记为不合格人次。

（2）结果指标：统计周期内持续母乳喂养的例次数。

2. 分母说明

（1）结构、过程指标：统计周期内使用《母乳喂养护理管理查检表》进行督查总人次。

（2）结果指标：统计周期内6月龄内住院患儿数。

3. 纳入标准　统计周期内出院患儿中持续及能够继续母乳喂养的6月龄内患儿数（统计时以入院当日的月龄小于等于6月龄为准，新生儿群体入院时默认全部为母乳喂养）。

4. 排除标准　母婴同室新生儿、明确禁止母乳喂养的疾病患儿、母亲疾病或用药禁止母乳喂养的患儿。

（三）数据统计

1. 统计周期为每月、每季度。

2. 全年值不可以采取各月均值获取，应直接通过公式计算。

3. 每个统计周期均应完成数据汇总。

（四）指标意义

母乳是婴儿最佳的食品及饮料，营养丰富，易于消化吸收，含有丰富的免疫物质，并具有清洁、无菌、温度适宜、喂养方便、经济省时的优点，婴儿与母亲皮肤频繁接触，可促进婴儿的心理与智力发育，所以提高母乳喂养持续率对小儿的正常生长发育至关重要。指标的监测不但帮助管理者了解医院在保护、促进和支持母乳喂养方面的成效，也反映了整个医院母乳喂养工作的实施情况，是医疗机构及其护理单元母乳喂养促进工作的评价指标。

（五）评价标准

母乳喂养护理管理查检表

三级指标名称	评价依据	合格人次	不合格人次	监测方法
母乳喂养知识培训率	每季度组织理论培训：参训率 100%			现场抽查
母乳喂养宣教知识推送率	①由责任护士在入院健康宣教时向家属推送母乳喂养相关知识并进行讲解；出院宣教时由责任护士向家属推送居家母乳喂养知识并进行讲解。②抽查时询问是否推送			现场抽查
父母对母乳喂养知晓率	抽查时询问家属对母乳喂养知识是否知晓，知晓合格须同时掌握以下指标：①母乳喂养的好处；②母乳喂养的禁忌证；③母乳的收集和储存；④初乳的重要性；⑤如何手动挤奶；⑥促进乳汁分泌的简易方法；⑦居家母乳喂养			现场抽查
护士对出院患儿随访率	①患儿出院 1 周内，护士须对家属进行电话随访（必要时进行家庭随访）；②抽查随访记录本；③护士长每月电话抽查科室记录本中 15 个随访患儿被随访的真实性			现场抽查
住院患儿母乳喂养持续率	统计周期内，月龄≤6 个月的患儿出院时继续母乳喂养人数			HIS 系统提取

（刘　倩　窦方燕）

四十九、尿布皮炎护理管理合格率

（一）指标定义及结构

1. **尿布皮炎**　是指新生儿在尿布或尿垫时，由于皮肤暴露于潮湿环境中或与念珠菌接触而引起的皮肤炎症变化，是新生儿最常见的一种皮肤问题。其常见于皮肤的纸尿裤覆盖区域，表现为臀部与周边皮肤出现肿胀、红斑，若不及时处理，就会导致患处皮肤糜烂、破溃及渗液，严重者可发生败血症。

2. **尿布性皮炎发生率**

一级指标	二级指标	三级指标	指标维度
尿布皮炎护理管理合格率	臀部护理专科知识培训管理指标	对新生儿臀部护理常规及操作规范知识培训率	结构指标
	臀部护理专科操作管理指标	臀部清洁合格率	过程指标
		手卫生执行合格率	
		尿布皮炎干预合格率	
	患者结局	尿布皮炎发生率	结果指标
		中度及以上新生儿尿布皮炎占比	

（二）计算公式

$$对新生儿臀部护理常规及操作规范知识培训率 = \frac{同期实际培训人数}{统计周期内应培训总人数} \times 100\%$$

$$臀部清洁合格率 = \frac{同期抽查臀部清洁合格例数}{统计周期内抽查臀部清洁总例数} \times 100\%$$

$$手卫生执行合格率 = \frac{同期抽查手卫生合格例数}{统计周期内抽查手卫生总例数} \times 100\%$$

$$尿布皮炎干预合格率 = \frac{同期抽查患儿尿布皮炎转归例数}{统计周期内新生儿院内尿布皮炎发生总例数} \times 100\%$$

$$尿布皮炎发生率 = \frac{同期新生儿院内尿布皮炎发生例数}{统计周期内住院新生儿总床日数} \times 1000‰$$

$$中度及以上尿布皮炎占比 = \frac{同期中度及以上新生儿尿布皮炎发生例数}{统计周期内新生儿尿布皮炎发生总例数} \times 100\%$$

1. 分子说明

（1）结构、过程指标：统计周期内使用《尿布皮炎护理管理查检表》进行抽查，每条项目抽查 5 人次，对评价依据内容完全做到的记为合格人次，未完全做到的记为不合格人次。

（2）结果指标：统计周期内尿布皮炎发生例次数。

2. 分母说明

（1）结构、过程指标：统计周期内使用《尿布皮炎护理管理查检表》进行抽查总人次。

（2）结果指标：统计周期内新生儿床日数。

3. 纳入标准　所有住院新生儿（入院时为出生 28 天以内、出院时大于 28 天的患儿）。

4. 排除标准　母婴同室新生儿、入院前已发生尿布皮炎的新生儿。

（三）数据统计

1. 统计周期为每月、每季度。

2. 全年值不可以采取各月均值获取，应直接通过公式计算。

3. 每个统计周期均应完成数据汇总。

（四）指标意义

新生儿尿布皮炎发生率与护理过程有直接关系。加强此项指标的管理有助于减少尿布皮炎的发生，缩短尿布皮炎的愈合时间；有助于提高临床护理人员的重视程度，早期正确诊断、分级，根据皮肤损害的严重程度进行最佳的治疗护理。另外，通过对尿布皮炎发生原因的分析，对促进医疗机构对医疗用品品质监管、物流体系的完善也能起到积极的作用。

（五）评价标准

尿布皮炎护理管理查检表

三级指标名称	评价依据	合格人次	不合格人次	监测方法
对新生儿臀部护理常规及操作规范知识培训率	每季度组织理论及操作培训，参训率应达到 100%			现场抽查

续表

三级指标名称	评价依据	合格人次	不合格人次	监测方法
臀部清洁合格率	臀部清洁合格，须同时满足以下 3 个指标：①操作时，用洁肤液免洗清洁剂喷洒臀部；②用棉柔湿纸巾擦拭臀部，动作轻柔；③保持皮肤清洁干爽			现场抽查
手卫生执行合格率	更换纸尿裤操作前后严格执行手卫生，每更换完一个患儿先脱下手套，手消后，再更换手套进行下一个操作（必要时洗手）			现场抽查
尿布皮炎干预合格率	发生尿布皮炎实施干预后，72 小时由中度转为轻度或由重度转为中度 判断标准： 轻度：皮肤红疹，没有破损 中度：皮肤红疹，有轻微破损 重度：皮肤红疹，有大面积破损或溃疡（不是压力性损伤），如伴念珠球菌感染；鲜明的红色卫星状损伤/脓疮，可能扩展到腹股沟或皮肤皱褶处			现场抽查
尿布皮炎发生率	①尿布皮炎诊断标准：在纸尿裤覆盖区域，臀部与周边皮肤出现肿胀、红斑，甚至皮肤糜烂、破溃及渗液；②医生确诊后，医嘱开具臀部护理，护士按规范执行			HIS 系统提取
中度及以上新生儿尿布皮炎占比	新生儿中度及以上院内尿布皮炎的发生例数与同期住院新生儿尿布皮炎总例数百分比			HIS 系统提取

（刘　倩　窦方燕）

五十、静脉输液外渗/渗出护理管理合格率

（一）指标定义及结构

1. 药物外渗　是指在静脉输液过程中，腐蚀性药液进入静脉管腔以外的周围组织。

2. 药物渗出　是指在静脉输液过程中，非腐蚀性药液进入静脉管腔以外的周围组织。

3. 静脉输液外渗/渗出护理管理合格率

一级指标	二级指标	三级指标	指标维度
静脉输液外渗/渗出护理管理合格率	静脉输液流程规范管理	静脉输液流程培训率	结构指标
	静脉输液操作管理	留置针固定正确率	过程指标
		冲（封）管正确率	
	患者结局	外周静脉输液外渗占比	结果指标
		静脉输液外渗/渗出发生率	

（二）计算公式

$$静脉输液流程培训率 = \frac{同期实际培训人数}{统计周期内应培训总人数} \times 100\%$$

$$留置针固定正确率 = \frac{同期抽查留置针固定合格例数}{统计周期内抽查留置针固定总人数} \times 100\%$$

$$冲（封）管正确率 = \frac{同期抽查冲（封）管合格例数}{统计周期内抽查冲（封）管总例数} \times 100\%$$

$$外周静脉输液外渗占比 = \frac{同期患儿外周静脉输液外渗发生例数}{统计周期内患儿外周静脉输液外渗/渗出发生总例数} \times 100\%$$

$$静脉输液外渗/渗出发生率 = \frac{同期患儿外周静脉输液外渗/渗出发生例数}{统计周期内患儿外周静脉通路留置总日数} \times 1000‰$$

1. 分子说明

（1）结构、过程指标：统计周期内使用《静脉输液外渗/渗出护理管理查检表》进行抽查，每个项目抽查 5 人次，对评价依据内容完全做到的记为合格人次，未完全做到的记为不合格人次。

（2）结果指标：统计周期内患儿外渗/渗出发生例次数（住院患儿的每一条外周静脉通路计算为一个导管日，多条静脉通路输注的患儿或持续输液的患儿在 24 小时内发生了多次的外周静脉输液外渗/渗出，则累加计算相应的次数）。

2. 分母说明

（1）结构、过程指标：统计周期内使用《静脉输液外渗/渗出护理管理查检表》进行抽查总人次。

（2）结果指标：统计周期内患儿外周静脉通路留置总日数。

3. 纳入标准　统计周期内所有需要外周静脉输液的住院患儿。

4. 排除标准　门诊及急诊输液患儿，外周静脉置管以外的置管如动脉置管、中心静脉置管。

（三）数据统计

1. 统计周期为每月、每季度。

2. 全年值不可以采取各月均值获取，应直接通过公式计算。

3. 每个统计周期均应完成数据汇总。

（四）指标意义

药物渗出可导致局部疼痛，影响药效发挥，同时再次穿刺可选部位减少，局部感染危险增加，且药物外渗可导致周围组织损伤。因此，静脉输液外渗/渗出发生率可反映儿科外周静脉输液管理的过程和结果，能够帮助管理者及时发现存在的问题，完善外周静脉输液治疗护理实践标准，改善外周静脉输液护理实践，降低其并发症，是医疗机构及其护理单元外周静脉输液管理水平的参考、评价指标。

（五）评价标准

静脉输液外渗/渗出护理管理查检表

三级指标名称	评价依据	合格人次	不合格人次	监测方法
静脉输液流程培训率	每季度组织理论及操作培训，参训率应达到100%			现场抽查
留置针固定正确率	（1）固定导管操作规范：①取出无菌敷贴，以穿刺点为中心，以无张力方式铺开固定；②小标签记录操作日期、时间和操作者，并加固在导管座的端口处 （2）固定延长管规范：①延长管与血管平行，U型固定肝素端且高于导管尖端，如果是Y型留置针则白色端帽朝外固定；②用条形胶布高举平台法固定留置针尾端肝素帽			现场抽查
冲（封）管正确率	（1）冲管规范：①用5ml容量的预充式冲洗器采用"推一下、停一下"的脉冲式手法进行冲管（新生儿2~3ml）；②冲管如遇到阻力或抽吸无回血，不应强行冲洗导管；③输入大分子药物及较黏稠的药液后（脂肪乳、氨基酸），用10ml容量的预充式冲洗器手动冲管			现场抽查

三级指标名称	评价依据	合格人次	不合格人次	监测方法
	（2）封管规范：①冲管完毕后，快速均匀推注封管液，靠近针座处夹紧小夹子。②无针接头类型：负压——先夹毕封管夹，再分离注射器；正压——先分离注射器，再夹毕封管夹；平衡压——顺序无特别要求			
外周静脉输液外渗占比	周期内住院患儿发生外周静脉输液外渗例次数占同期住院患儿外周静脉输液外渗和渗出发生总例数的比率			HIS 系统提取
静脉输液外渗/渗出发生率	统计周期内住院患儿发生外周静脉外渗和渗出的例数与同期住院患儿外周静脉通路留置总日数的比率			HIS 系统提取

（刘　倩　窦方燕）

五十一、手术安全核查护理管理合格率

（一）指标定义及结构

1. 手术安全核查　是指由麻醉医生或手术医生主持，根据所在医院规范，在麻醉开始前、手术开始前、患者离开手术间前由麻醉医生、手术医生和手术室护士根据《手术安全核查表》内容逐项核查，离室前核查结束后，由三方签名确认。

2. 手术安全核查合格率

一级指标	二级指标	三级指标	指标维度
手术安全核查合格率	《手术安全核查》制度培训	规章制度知晓率	结构指标
	《手术安全核查》流程落实	麻醉开始前核查合格率	过程指标
		手术开始前核查合格率	
		患者离开手术室前核查合格率	
	手术室质量控制指标	手术部位标记执行率	结果指标
		手术患者核查合格率	

（二）计算公式

$$规章制度知晓率 = \frac{同期规章制度抽查知晓人次}{统计周期内规章制度知晓抽查总人次} \times 100\%$$

$$麻醉开始前合格率 = \frac{同期麻醉开始前核查合格人次}{统计周期内麻醉开始前核查总人次} \times 100\%$$

$$手术开始前检查合格率 = \frac{同期手术开始前核查合格人次}{统计周期内手术开始前核查总人次} \times 100\%$$

$$患者离开手术室前核查合格率 = \frac{同期手术安全核查合格人次}{统计周期内手术安全核查总人次} \times 100\%$$

$$手术部位标记执行率 = \frac{同期手术部位标记抽查合格人次}{统计周期内手术部位标记抽查总人次} \times 100\%$$

$$手术患者核查合格率 = \frac{同期手术患者核查合格例次}{统计周期内实施手术总台次} \times 100\%$$

1. 分子说明

（1）结构、过程指标：统计周期内使用《住院患者手术安全核查护理管理查检表》进行督查，每条项目抽查 10 人次，对评价依据内容完全做到的记为合格人次，未完全做到的记为不合格人次。

（2）结果指标：统计周期内手术安全核查合格的例次数。

2. 分母说明

（1）结构、过程指标：统计周期内使用《住院患者手术安全核查护理管理查检表》进行督查总人次。

（2）结果指标：统计周期内实施手术的总台次。

3. 纳入标准 统计周期内所有需要实施手术的患者。

4. 排除标准 非手术患者。

（三）数据统计

1. 统计周期为每月。

2. 全年值不可以采取各月均值获取，应直接通过公式计算。

3. 每个统计周期均应完成数据汇总。

（四）指标意义

手术安全核查的主要目的是避免人为错误，减少手术失误，防止手术相关错误的发生，尤其是防止发生错误的手术患者、错误的手术部位及错误的手术方式，因此必须高度重视、认真执行。建立手术患者安全核查制度、应用手术安全核查单、开展手术三方核查，可使手术室安全质量管理更具有针对性、指导性和可控性。

（五）评价标准

住院患者手术安全核查护理管理查检表

三级指标名称	评价依据	合格人次	不合格人次	监测方法
《手术安全核查》规章制度知晓率	①知晓三方核查人员组成；②知晓核查时间；③知晓核查内容；④知晓核查步骤；⑤知晓违规处置流程；⑥知晓管理规范			现场抽查
麻醉开始前核查合格率	①三方核查人员正确；②核对患者身份（姓名、性别、年龄、病案号）；③核对手术、麻醉知情同意情况；④核对手术部位与标识；⑤核对手术方式；⑥麻醉安全检查；⑦检查皮肤是否完整；⑧检查术野皮肤准备；⑨检查静脉通道建立情况；⑩核对患者过敏情况；⑪核对抗菌药物皮试结果；⑫核对术前备血情况；⑬核对假体准备情况；⑭核对体内植入物准备情况；⑮核对影像学资料准备情况			现场抽查
手术开始前核查合格率	①三方核查人员正确；②核对患者身份（姓名、性别、年龄）；③核对手术方式；④核对手术部位与标识；⑤确认风险预警内容；⑥护士核查并报告手术物品准备情况			现场抽查
患者离开手术室前核查合格率	①三方核查人员正确；②核对实际手术方式；③核对术中用药；④核查输血情况；⑤核查手术用物清点情况；⑥确认手术标本；⑦检查皮肤完整性；⑧检查动静脉通路；⑨检查引流管情况；⑩确认患者去向			现场抽查
手术部位标记执行率	①术前填写《手术安全核查单》各项信息完整；②标记部位与《手术安全核查单》信息一致；③标记方式正确；④与患者（家属）共同确认签字			现场抽查

续表

三级指标名称	评价依据	合格人次	不合格人次	监测方法
手术患者核查合格率	①三方人员身份正确无空缺；②麻醉开始前、手术开始前、患者离开手术前均完成核查；③核查内容正确无缺项；④记录清楚；⑤三方签名完整；⑥发现异常立即终止操作；⑦应急处理流程规范			现场抽查

（崔　雯　窦方燕）

五十二、体检指标高度异常值护理管理合格率

（一）指标定义及结构

1. **高度异常值**　是受检者在无症状、无体征的情况下发现的某系统或某器官的体检指标出现异常，包括临床危急值、重大疾病及其线索、急慢性病变以及需要动态观察的异常检查结果，提示某些疾病存在的可能，需要进一步的医疗诊断甚至手术干预。

（1）A类异常值：需要立即进行临床干预，否则将危及生命或导致严重不良后果的异常结果。

（2）B类异常值：需要临床进一步检查以明确诊断和/或需要医学治疗的重要异常结果。

2. **体检指标高度异常值护理管理合格率**

一级指标	二级指标	三级指标	指标维度
体检指标高度异常值护理管理合格率	异常值培训合格率	护理人员培训合格率	结构指标
	异常值管理合格率	高度异常值记录合格率	过程指标
		高度异常值回访合格率	
	受检者就医率	高度异常值受检者就医率	结果指标

（二）计算公式

$$护理人员培训合格率 = \frac{同期参加培训人次}{统计同期内应参加培训总人数} \times 100\%$$

$$高度异常值记录合格率 = \frac{同期高度异常值记录合格数}{统计周期内抽查高度异常值总数} \times 100\%$$

$$高度异常值回访合格率 = \frac{同期高度异常值回访合格数}{统计周期内抽查高度异常值总数} \times 100\%$$

$$高度异常值受检者就医率 = \frac{同期发生高度异常值受检者就医人数}{统计周期内发生高度异常值受检者总人数} \times 100\%$$

1. 分子说明

（1）结构、过程指标：按照统计周期内使用《体检指标高度异常值护理管理查检表》进行督查，每条项目每月抽查 5 次，对评价依据内容完全做到的记为合格人次，未完全做到的记为不合格人次。

（2）结果指标：统计周期内高度异常值受检者例次数。

2. 分母说明

（1）结构、过程指标：统计周期内使用《体检指标高度异常值护理管理查检表》进行督查总人次。

（2）结果指标：统计单位时间内发生高度异常值受检者总数。

3. 纳入标准　随访班次、前台咨询班次护士；统计周期内所有发生高度异常值的受检者。

4. 排除标准　既往病史中已存在高度异常项目或已进行治疗的受检者除外。

（三）数据统计

1. 统计周期为每月。

2. 全年值不可以采取各月均值获取，应直接通过公式计算。

3. 每个统计周期均应完成数据汇总。

（四）指标意义

健康体检是指通过医学手段和方法对受检者进行身体检查，以了解其健康状况、早期发现疾病线索和健康隐患的诊疗行为。体检结果异常，包括临床危急值、重大疾病及其线索、急慢性病变及需要动态观察的异常检查结果，提示某些疾病存在的可能，需要进一步的医疗诊断甚至手术干预，因此，检后管理需要区别对待，根据《"健康中国2030"规划纲要》，重点关注在体检过程中发现的与重大疾病防治相关的重要异常结果。基于指标监测的持续护理改进活动，可有力保障这些结果能够得到及时、规范的处置，早发现、早诊断并采取适当的干预治疗措施，有效提高重大疾病的诊疗效果，对规范健康管理（体检）机构的医疗行为、保障医疗质量至关重要。

（五）评价标准

体检指标高度异常值护理管理查检表

三级指标名称	评价依据	合格人次	不合格人次	监测方法
护理人员培训合格率	根据《健康体检重要异常结果管理专家共识》每季度培训一次重要异常值内容，参培率达到 80% 以上			现场抽查
高度异常值记录合格率	建立健康体检中心高度异常值登记本：①接到 A 类异常值后 10 分钟内电话通知受检者；②接到 B 类异常值后当天电话通知受检者；③准确记录异常值项目、通知时间及就诊建议			现场抽查
高度异常值回访合格率	①抽查 A 类异常值第 2 天回访追踪记录、受检者就诊情况、目前身体状况；②抽查 B 类异常值第 14 天回访追踪记录、受检者就诊情况、目前身体状况			现场抽查
高度异常值受检者就医率	高度异常值受检者体检后，第二次门诊就医率			HIS 系统提取

（孙　鹏　窦方燕）

五十三、体检导引单护理管理合格率

（一）指标定义及结构

1. 体检导引单　是受检者在体检过程中，提示体检项目顺序，标记血压、视力、身高、体重、色觉等检查结果的导引单，根据受检者实际情况进行及时有效的记录，并保证放弃项目属于自主意愿。

2. 体检导引单护理管理合格率

一级指标	二级指标	三级指标	指标维度
体检导引单护理管理合格率	体检导引单书写规范培训	规章制度知晓率	结构指标
	体检导引单管理	受检者放弃体检项目标注合格率	过程指标
		受检者复测血压书写合格率	
	体检导引单记录规范	体检导引单记录合格率	结果指标

（二）计算公式

$$规章制度知晓率 = \frac{同期规章制度抽查合格人数}{统计周期内规章制度抽查总人数} \times 100\%$$

$$受检者放弃体检项目标注合格率 = \frac{同期受检者放弃体检项目标注合格数}{统计周期内受检者放弃体检项目导引单总份数} \times 100\%$$

$$受检者复测血压书写合格率 = \frac{同期抽查复测血压登记合格份数}{统计周期内抽查复查血压总份数} \times 100\%$$

$$体检导引单记录合格率 = \frac{同期抽查体检导引单书写合格份数}{统计周期内抽查体检导引单总份数} \times 100\%$$

1. 分子说明

（1）结构、过程指标：统计周期内使用《体检导引单护理管理查检表》进行督查，每条项目每月抽查 5 次，对评价依据内容完全做到的记为合格份数，未完全做到的记为不合格份数。

（2）结果指标：统计周期内导引单记录合格数。

2. 分母说明

（1）结构、过程指标：统计周期内使用《体检导引单护理管理查检表》进行督查导引单总份数。

（2）结果指标：统计周期内体检导引单总份数。

3. 纳入标准　统计周期内体检导引单。

4. 排除标准　医生使用电子血压计复查血压自行记录的除外。

（三）数据统计

1. 统计周期为每月。

2. 全年值不可以采取各月均值获取，应直接通过公式计算。

3. 每个统计周期均应完成数据汇总。

（四）指标意义

随着我国经济快速发展，人们生活水平提高，对"有病要治疗，未病要预防，无病要保健"的健康理念意识增强，同时对健康体检的社会需求量迅速增多，各级医疗机构纷纷相继成立体检中心开展健康体检服务。体检导引单作为健康检查的原始资料，关系到受检者的切身利益，体现了体检单位的管理水平和服务质量，有一定的法律意义，需要妥善保留。体检导引单是受检者体检时生命体征记录、体检项目知情权的重要依据，也是对当时体检情况的客观反映，是体检质量控制中的重要组成部分，对衡量和检验体检质量有重要的作用。通过指标的监测，可及时发现并解决体检导引单护理管理中存在的问题，提升护理管理水平，保护医患双方的利益。

（五）评价标准

体检导引单护理管理查检表

三级指标名称	评价依据	合格人次	不合格人次	监测方法
规章制度知晓率	抽查护士：①掌握体检导引单书写要求；②掌握复测血压记录规范；③掌握放弃体检项目标注规范			现场抽查
受检者放弃体检项目标注合格率	抽查护士对放弃项目的意义是否进行全面告知，认真确认顾客放弃项目。抽查体检导引单放弃项目使用"△"标注，受检者顾客进行签名，无漏签现象发生			现场抽查
受检者复测血压书写合格率	抽查护士：①血压出现偏差时，安排受检者安静休息10分钟；②使用水银血压计复测血压；③复测后准确记录血压值并签署复测护士名字及日期			现场抽查
体检导引单记录合格率	抽查体检导引单：①重新预约超声号签署位置正确；②体检导引单更改时双横线，标注时间、姓名；③重新预约时间，预约护士签名及标注日期			现场抽查

（孙　鹏　窦方燕）

五十四、体检中心 ^{13}C 、 ^{14}C 标本留取护理管理合格率

（一）指标定义及结构

1. **体检项目服务**　在 ^{13}C 、 ^{14}C 标本留取全过程中，通过专业人员的指导和服务，使受检者能够掌握配合体检的正确方法，并了解所检项目的相关知识，从而提高 ^{13}C 、 ^{14}C 标本留取合格率，提升受检者的服务体验。

2. 体检中心^{13}C、^{14}C 标本留取护理管理合格率

一级指标	二级指标	三级指标	指标维度
体检中心^{13}C、^{14}C 标本留取护理管理合格率	检查项目培训	护理人员培训合格率	结构指标
	操作健康宣教管理	操作前健康宣教合格率	过程指标
		操作中健康宣教合格率	
		操作后健康宣教合格率	
	标本管理结果	^{13}C、^{14}C 标本留取合格率	结果指标

（二）计算公式

$$护理人员培训合格率 = \frac{同期培训完全达标护士人数}{统计周期内抽查护士总人数} \times 100\%$$

$$操作前健康宣教合格率 = \frac{同期抽查正确掌握^{13}C、^{14}C检测前注意事项人数}{统计周期内抽查^{13}C、^{14}C总人数} \times 100\%$$

$$操作中健康宣教合格率 = \frac{同期正确掌握^{13}C、^{14}C检测中方法人数}{统计周期内抽查^{13}C、^{14}C总人数} \times 100\%$$

$$操作后健康宣教合格率 = \frac{同期正确掌握^{13}C、^{14}C检查后注意事项人数}{统计周期内留取^{13}C、^{14}C标本总人数} \times 100\%$$

$$^{13}C、^{14}C标本留取合格率 = \frac{同期留取^{13}C、^{14}C标本合格人数}{统计周期内留取^{13}C、^{14}C标本总人数} \times 100\%$$

1. 分子说明

（1）结构、过程指标：统计周期内使用《体检中心^{13}C、^{14}C 标本留取护理管理查检表》进行督查，对评价依据内容完全做到的记为合格人次，未完全做到的记为不合格人次。

（2）结果指标：统计周期内^{13}C、^{14}C 标本合格数。

2. 分母说明

（1）结构、过程指标：统计周期内使用《体检中心^{13}C、^{14}C 标本留取护理管理查检表》进行督查总人次。

（2）结果指标：统计周期内进行^{13}C、^{14}C检查总数。

3. 纳入标准　统计周期内进行^{13}C、^{14}C检查受检者。

4. 排除标准　近1个月服用过抗酸抑菌药，近2周服用过青霉素等药物有可能出现假阴性的受检者除外。

（三）数据统计

1. 统计周期为每周。
2. 全年值不可以采取各周均值获取，应直接通过公式计算。
3. 每个统计周期均应完成数据汇总。

（四）指标意义

预防和控制胃癌已日益引起人们的关注。研究指出，幽门螺杆菌（Hp）感染与胃癌的发病密切相关。幽门螺杆菌生存于人体胃幽门部位，是最常见的细菌病原体之一。这种细菌感染后首先引起慢性胃炎，并导致胃溃疡和胃萎缩，严重者则发展为胃癌。幽门螺杆菌尿素呼气试验是用核素标记的尿素做呼气试验检测幽门螺杆菌感染的方法。其原理为利用幽门螺杆菌有活性很高的尿素酶这一特点，受试者口服^{13}C或^{14}C标记的尿素后可被其分解，产生的二氧化碳经呼气排出，通过测定其呼出气体中标记二氧化碳变化情况即可判断有无幽门螺杆菌感染。此项检查无痛苦，而且能立即检测出是否有幽门螺杆菌感染，结果准确可靠。但是在检测过程中如有下述因素可能影响试验结果：受检者是否空腹，2周内是否使用过抗生素、铋制剂、质子泵抑制剂等Hp敏感药物；上消化道急性出血可使Hp抑制，有可能造成试验假阴性。如受检者服用以上药物建议停药2周后进行此项检查，避免出现假阴性结果。通过指标监测，能及时发现标本留取过程中的漏洞并修补，避免在有影响检查结果的因素存在时留取标本，提升标本留取合格率。

（五）评价标准

体检中心^{13}C、^{14}C标本留取护理管理查检表

三级指标名称	评价依据	合格人次	不合格人次	监测方法
护理人员培训合格率	①抽查护士掌握^{13}C、^{14}C操作集气方法；②抽查护士掌握^{13}C、^{14}C操作注意事项；③抽查护士是否掌握此操作全过程中对受检者进行健康教育的内容			现场抽查
操作前健康宣教合格率	抽查护士是否了解受检者是否空腹，2周内是否使用过抗生素、铋制剂、质子泵抑制剂等Hp敏感药物，2周内未使用抗生素或者胃药			现场抽查

三级指标名称	评价依据	合格人次	不合格人次	监测方法
操作中健康宣教合格率	1. 抽查护士正确掌握^{13}C、^{14}C检查流程 （1）^{13}C呼气试验：①核对信息，粘贴条码，发放粘贴有受检者信息条码的呼气样本袋给受检者；②指导顾客正确呼气，自然憋气10秒以上，不可换气，一气呵成迅速将第一袋呼气样本袋吹饱满；③发放^{13}C尿素胶囊1粒，100ml凉开水送服，30分钟后同样的方法收集第二袋呼气样本，在此期间受检者可进行其他项目检查；④受检者将两次呼气样本袋同时送回，护士再次核对信息，检查呼气样本袋是否符合检验标准 （2）^{14}C呼气试验：①核对信息，发放^{14}C尿素胶囊1粒，20ml凉开水送服，指导受检者服药后静坐等待15~20分钟；②护士连接呼气卡与口含嘴，粘贴条码，发放粘贴有受检者信息条码的呼气卡给受检者；③指导受检者正确呼气，呼气中注意避免将口水带入口含嘴中，呼气过程中可进行换气，直至呼气卡指示标志由橘黄色完全变为黄色 2. 受检者是否掌握正确操作方法			现场抽查
操作后健康宣教合格率	现场抽查护理人员是否告知受检者检查后24小时内饮水500~1000ml，促进药物代谢排出			现场抽查
^{13}C、^{14}C标本留取合格率	随机抽查受检者：①^{13}C集气袋是否饱满；②随机抽查^{14}C集气卡指示颜色是否由橘色完全变为黄色			HIS系统提取

（孙　鹏　窦方燕）

第四章

临床科室专病指标

一、急性中毒患者护理管理合格率

（一）指标定义及结构

1. **急性中毒** 是指有毒的化学物质短时间内或一次超量进入人体而造成组织、器官器质性或功能性损害。

2. **洗胃** 是将胃管插入患者胃内，反复注入和吸出一定量的溶液，以冲洗并排除胃内容物，减轻或避免吸收中毒的胃灌洗方法。

3. 急性中毒患者护理管理合格率

一级指标	二级指标	三级指标	指标维度
急性中毒患者护理管理合格率	洗胃护士人力资源配置	洗胃护士准入标准	结构指标
		护士洗胃合格率	
	洗胃护士操作管理	洗胃评估正确率	过程指标
		洗胃操作步骤规范率	
		洗胃时紧急情况处理正确率	
		洗胃患者心电监护仪使用率	
	洗胃后饮食健康宣教	患者洗胃后饮食指导有效率	
	患者结局	胃穿孔发生率	结果指标

（二）计算公式

$$洗胃护士准入标准 = \frac{同期抽查洗胃护士合格人数}{统计周期内抽查洗胃护士总人数} \times 100\%$$

$$护士洗胃合格率 = \frac{同期抽查洗胃合格例数}{统计周期内抽查洗胃总例数} \times 100\%$$

$$洗胃评估正确率 = \frac{同期抽查洗胃评估合格例数}{统计周期内抽查洗胃评估总例数} \times 100\%$$

$$洗胃操作步骤规范率 = \frac{同期抽查洗胃操作合格例数}{统计周期内抽查总例数} \times 100\%$$

$$洗胃时紧急情况处理正确率 = \frac{同期抽查处理合格例数}{统计周期内抽查总例数} \times 100\%$$

$$洗胃患者心电监护仪使用率 = \frac{同期洗胃患者使用心电监护仪例数}{统计周期内洗胃患者总例数} \times 100\%$$

$$患者洗胃后饮食指导有效率 = \frac{同期饮食指导合格总数}{统计周期内急诊中毒洗胃总例数} \times 100\%$$

$$胃穿孔发生率 = \frac{同期胃穿孔患者总数}{统计周期内洗胃患者总人数} \times 100\%$$

1. 分子说明

（1）结构、过程指标：统计周期内使用《急性中毒患者护理管理查检表》进行督查，对评价依据内容完全做到的记为合格，未完全做到的记为不合格。

（2）结果指标：统计每天急性中毒患者洗胃后胃穿孔总数。

2. 分母说明

（1）结构、过程指标：统计周期内使用《急性中毒患者护理管理查检表》进行督查总次数（"洗胃护士准入标准"指标每月抽查 5 人次，其余指标每天统计）。

（2）结果指标：统计每天急性中毒患者洗胃总数。

3. 纳入标准　统计周期内所有急性中毒并洗胃的患者。

4. 排除标准　急性中毒但有洗胃禁忌证的患者：①强酸、强碱及强腐蚀性毒物；②正在抽搐、大量咯血者；③有食管胃底静脉曲张、胸主动脉瘤、胃出血、胃癌、胃穿孔、食管阻塞及上消化道大出血病史者；④使用催吐、导泻、灌肠或吸附剂和拒绝洗胃的患者。

（三）数据统计

1. 统计周期为每月。

2. 全年值不可以采取各月均值获取，应直接通过公式计算。

3. 每个统计周期均应完成数据汇总。

（四）指标意义

急性中毒的特点是发病急骤、来势凶猛、进展迅速且病情多变。据有关部门统计，急性中毒位居我国全部疾病死因的第 5 位，因此医护人员必须及时明确诊断、争分夺秒地进行有效救治，毒物清除越早、越彻底，病情改善越明显，预后越好。洗胃是急诊科最常用、最有效的治疗急性中毒的措施，洗胃是否合理对抢救成功率有着非常重要的意义。以指标监测获得的信息为基础的持续质量改进活动，督导护理人员规范操作，对提高洗胃成功率也有重要意义。

（五）评价标准

急性中毒患者护理管理查检表

三级指标名称	评价依据	合格次数	不合格次数	监测方法
洗胃护士准入标准	①洗胃护士应具有 3 年以上工作经验，1 年以上急诊护理工作经验；②掌握洗胃的适应证、禁忌证、操作流程、并发症及注意事项；③仪表仪容规范，符合标准预防；④通过急诊专科技能培训合格，核心能力：沟通协调、良好心理素质及应变能力，敏锐的观察能力与临床判断能力；⑤洗胃操作考核合格			现场抽查
护士洗胃合格率	①护士洗胃操作合格；②护士按照洗胃操作流程进行操作，得分≥85 分；③洗胃后健康宣教到位，患者知晓进食原则；④中毒患者护士遵照医嘱进行洗胃；⑤患者及家属签洗胃同意书；⑥包括电动洗胃、催吐洗胃			现场抽查
洗胃评估正确率	①护士评估洗胃的目的、禁忌证、配合情况、操作注意事项并按要求落实；②评估年龄、病情、意识状态、生命体征等，评估口鼻腔黏膜有无损伤、有无活动义齿，评估心理状态及洗胃的耐受力、合作情况及既往史；③评估结果与患者实际情况相符；④签署洗胃同意书，知晓洗胃并发症；⑤洗胃溶液的评估及温度；⑥洗胃机性能良好			现场抽查

续表

三级指标名称	评价依据	合格次数	不合格次数	监测方法
洗胃操作步骤正确率	①核对到位，检查洗胃机性能良好；②体位：左侧卧位，昏迷患者平卧位头偏向一侧；③插洗胃管：润滑前段 1/3，插入深度 50～60cm；④插管动作轻、稳、准；⑤检查胃管的位置，至少 2 种以上方法；⑥固定胃管到位；⑦洗胃中观察洗出液、病情及生命体征，如有腹痛、休克、洗出液呈血性，应立即停止；⑧拔管，反折胃管拔出；⑨记录及时规范无缺项			现场抽查
洗胃时紧急情况处理正确率	①洗胃过程中突然停电，洗胃机故障的处理；②洗胃后使用导泻药物的处理及宣教；③洗胃时洗出液呈血性的处理；④患者自行拔出洗胃管的处理及观察；⑤洗胃管误入气管的处理；⑥洗胃过程中误吸的处理；⑦插管困难患者的处理			现场抽查
洗胃患者心电监护仪使用率	电动洗胃过程中使用心电监护仪，并且仪器完好，使用正确			现场抽查
患者洗胃后饮食指导有效率	①患者饮食状态与医嘱相符；②患者知晓洗胃后进食时间、种类、目的及注意事项			现场抽查
胃穿孔发生率	①洗出液呈鲜红色，CT 提示胃穿孔；②患者洗胃前无胃穿孔，洗胃结束后医生诊断为胃穿孔			HIS 系统提取

（蔡　警　柯　静）

二、面神经炎患者护理管理合格率

（一）指标定义及结构

1. 面神经炎　亦称为特发性面神经麻痹或贝尔麻痹，是因茎乳孔内面神经非特异性炎症所致的周围性面瘫。

2. 面神经炎患者护理管理合格率

一级指标	二级指标	三级指标	指标维度
面神经炎患者护理管理合格率	专项培训	面神经炎护理常规知晓率	结构指标
	护理服务	康复训练落实率	过程指标
		患者康复训练掌握率	
		患者疾病知识掌握率	
		患者用药知识掌握率	
	患者结局	面神经功能康复有效率	结果指标

（二）计算公式

$$面神经炎护理常规知晓率 = \frac{同期面神经炎护理常规抽查合格例数}{统计周期内面神经炎护理常规抽查总例数} \times 100\%$$

$$康复训练落实率 = \frac{同期康复训练抽查合格例数}{统计周期内康复训练抽查总例数} \times 100\%$$

$$患者康复训练掌握率 = \frac{同期康复操抽查合格例数}{统计周期内康复操抽查总例数} \times 100\%$$

$$患者疾病知识掌握率 = \frac{同期疾病知识抽查合格例数}{统计周期内疾病知识抽查总例数} \times 100\%$$

$$患者用药知识掌握率 = \frac{同期用药知识抽查合格例数}{统计周期内用药知识抽查总例数} \times 100\%$$

$$面神经功能康复有效率 = \frac{同期面神经功能康复抽查有效人数}{统计周期内面神经功能康复抽查总人数} \times 100\%$$

1. 分子说明

结构、过程、结果指标：统计周期内使用《面神经炎患者护理管理查检表》进行督查，对评价依据内容完全做到的记为合格例数，未完全做到的记为不合格例数。

2. 分母说明

结构、过程、结果指标：统计周期内使用《面神经炎患者护理管理查检表》进行督查的总例数。

3. 纳入标准 依据《中国特发性面神经麻痹诊治指南》确诊面神经炎的住院患者。

4. 排除标准　①中枢性面神经麻痹的患者；②80 岁以上及合并有重要脏器疾病的患者，如心脑血管、肝肾疾病等；③神经损伤引起的周围性面神经炎患者；④有智力问题或精神障碍不能配合者。

（三）数据统计

1. 统计周期为每月。
2. 全年值不可以采取各月均值获取，应直接通过公式计算。
3. 每个统计周期均应完成数据汇总。

（四）指标意义

面神经炎是一种最常见的病因未明的周围神经系统疾病，受凉、感染、中耳炎、茎乳孔周围水肿均可引起发病。任何年龄、任何季节均可发病。面神经炎不仅给患者日常生活造成很大困扰，还对容貌产生严重影响，使患者产生极大自卑感，出现紧张、焦虑等负面情绪。当前临床上治疗面神经炎的方法较多，如理疗、药物治疗等，而患者治疗期间的护理是促使患者早期康复的关键。通过指标监测并收集数据，做好持续护理质量改进，不断提高护理人员对面神经炎患者的管理水平，可促进患者康复，提高患者生活质量和满意度。

（五）评价标准

面神经炎患者护理管理查检表

三级指标名称	评价依据	合格人次	不合格人次	监测方法
面神经炎护理常规知晓率	①知晓面神经炎定义、病因及发病机制、临床表现、治疗要点、常见护理问题和措施、健康指导、预后；②掌握 House-Brackmann 分级；③掌握面神经炎康复训练方法（包括面神经炎康复操和穴位按摩操）			现场抽查
康复训练落实率	①责任护士每天指导患者做面神经康复训练；②时间不少于20分钟			现场抽查
患者康复训练掌握率	①患者会做面神经炎康复操，掌握率100%；②患者会做穴位按摩操，掌握≥95%			现场抽查
患者疾病知识掌握率	患者知晓面神经炎相关知识，包括：休息与保暖，修饰，饮食注意事项，口腔卫生，预防眼部并发症，预后			现场抽查
患者用药知识掌握率	①患者知晓自己住院期间所用药物；②患者知晓激素药物的作用和副作用；③患者遵医嘱减药、停药			现场抽查

续表

三级指标名称	评价依据	合格人次	不合格人次	监测方法
面神经功能康复有效率	①患者入院当日和出院前一天用 House-Brackmann 分级标准评定量化表评估患者面神经功能；②患者 House-Brackmann 分级有好转即认为面神经功能康复有效			现场抽查

（可 秦 宋玲艳 马秀芝）

三、帕金森病患者护理管理合格率

（一）指标定义及结构

1. **帕金森病** 又称为震颤麻痹，是一种常见于中老年人的神经系统变性疾病，临床上以静止性震颤、运动迟缓、肌强直和姿势平衡障碍为主要特征。

2. **帕金森病患者护理管理合格率**

一级指标	二级指标	三级指标	指标维度
帕金森病患者护理管理合格率	专项培训	护士帕金森病知识考核合格率	结构指标
	护理评估	吞咽障碍评估率	过程指标
		睡眠障碍评估率	
		情绪障碍评估率	
		跌倒/坠床风险评估正确率	
	护理实施	吞咽障碍干预正确率	
		睡眠障碍干预有效率	
		情绪障碍干预有效率	
		跌倒/坠床干预正确率	
	健康宣教	护士健康教育执行率	
		患者健康教育知识掌握率	
	康复训练	护士康复训练指导落实率	
		患者康复训练掌握率	
	并发症	帕金森病患者吸入性肺炎发生率	结果指标
	不良事件	帕金森病患者跌倒/坠床发生率	
	患者依从性	患者服药正确率	

（二）计算公式

$$护士帕金森病知识考核合格率 = \frac{同期护士帕金森病知识抽查合格例数}{统计周期内护士帕金森病知识抽查总例数} \times 100\%$$

$$吞咽障碍评估率 = \frac{同期吞咽障碍评估抽查合格例数}{统计周期内帕金森病患者抽查总例数} \times 100\%$$

$$睡眠障碍评估率 = \frac{同期睡眠障碍评估抽查合格例数}{统计周期内帕金森病患者抽查总例数} \times 100\%$$

$$情绪障碍评估率 = \frac{同期情绪障碍评估抽查合格例数}{统计周期内帕金森病患者抽查总例数} \times 100\%$$

$$跌倒/坠床风险评估正确率 = \frac{同期跌倒/坠床评估抽查合格例数}{统计周期内跌倒/坠床评估抽查总例数} \times 100\%$$

$$吞咽障碍干预正确率 = \frac{同期吞咽障碍干预抽查合格例数}{统计周期内吞咽障碍干预抽查总例数} \times 100\%$$

$$睡眠障碍干预正确率 = \frac{同期睡眠障碍干预抽查正确例数}{统计周期内睡眠障碍干预抽查总例数} \times 100\%$$

$$情绪障碍干预正确率 = \frac{同期情绪障碍干预抽查正确例数}{统计周期内情绪障碍干预抽查总例数} \times 100\%$$

$$跌倒/坠床干预正确率 = \frac{同期跌倒/坠床干预抽查正确例数}{统计周期内跌倒/坠床干预抽查总例数} \times 100\%$$

$$护士健康教育执行率 = \frac{同期健康教育抽查合格例数}{统计周期内帕金森病患者抽查总例数} \times 100\%$$

$$患者健康教育知识掌握率 = \frac{同期健康教育知识抽查合格例数}{统计周期内健康教育知识抽查总例数} \times 100\%$$

$$护士康复训练指导落实率 = \frac{同期康复训练指导抽查合格例数}{统计周期内康复训练指导抽查总例数} \times 100\%$$

$$患者康复训练掌握率 = \frac{同期康复训练抽查掌握例数}{统计周期内康复训练抽查总例数} \times 100\%$$

$$帕金森病患者吸入性肺炎发生率 = \frac{帕金森病患者发生吸入性肺炎人数}{统计周期内帕金森病住院患者总人数} \times 100\%$$

$$帕金森病患者跌倒/坠床发生率 = \frac{同期帕金森病患者发生跌倒/坠床例数}{统计周期内帕金森病住院患者总床日数} \times 1000‰$$

$$患者服药正确率 = \frac{同期帕金森病患者服药督抽查合格例数}{统计周期内帕金森病患者服药抽查总例数} \times 100\%$$

1. 分子说明

（1）结构、过程指标：统计周期内使用《帕金森病患者护理管理查检表》进行督查，每个项目抽查 5 人次，对评价依据内容完全做到的记为合格例数，未完全做到的记为不合格例数。

（2）结果指标：统计周期内住院帕金森病患者中发生吸入性肺炎人数；统计周期内住院帕金森病患者中发生跌倒/坠床例数；统计周期内使用《帕金森病患者护理管理查检表》对帕金森病患者服药进行督查，对评价依据内容完全做到的记为合格例数，未完全做到的记为不合格例数。

2. 分母说明

（1）结构、过程指标：统计周期内使用《帕金森病患者护理管理查检表》进行督查总例数。

（2）结果指标：统计周期内住院帕金森病患者总人数；统计周期内帕金森病住院患者总床日数；统计周期内使用《帕金森病患者护理管理查检表》对帕金森病患者服药进行督查总例数。

3. 纳入标准 依据 2019 版《帕金森病基层诊疗指南》确诊帕金森病患者的住院患者。

4. 排除标准 ①80 岁以上及合并有重要脏器疾病的患者，如心脑血管、肝肾疾病等；②不能配合者。

（三）数据统计

1. 统计周期为每月。

2. 全年值不可以采取各月均值获取，应直接通过公式计算。

3. 每个统计周期均应完成数据汇总。

(四) 指标意义

流行病学调查研究显示,欧美国家 60 岁以上帕金森病患病率达到 1%,80 岁以上超过 4%,我国 65 岁以上人群患病率为 1.7%。随着疾病的进展,帕金森病患者的运动和非运动症状会逐渐加重,一方面会影响患者本身的日常活动,另一方面也会带来巨大的社会和医疗负担。目前,帕金森病的主要治疗手段仍是药物治疗,手术治疗则是药物治疗不佳时的一种有效补充手段,但无论是药物治疗还是手术治疗,均只能改善症状,不能阻止病情的发展,更无法治愈,因此,帕金森病患者的治疗是一个长期的过程,需要进行全程管理。科学的护理在全程管理中是非常重要的,因为科学的护理不但对控制病情和改善症状有辅助治疗作用,还能够有效地防止误吸或跌倒等意外事件的发生。通过制定帕金森专病护理质量敏感指标并进行监测,督促护理人员对患者进行综合护理,包括药物护理、饮食护理、心理护理及康复训练等,可提高患者的自我管理能力,以维持良好的运动功能,提高生活质量。

(五) 评价标准

帕金森病患者护理管理查检表

三级指标名称	评价依据	合格人次	不合格人次	监测方法
护士帕金森病知识考核合格率	①帕金森病的病因、临床表现、治疗要点和预后;②帕金森病护理常规;③帕金森病药物作用与副作用,用药注意事项;④康复训练指导的内容			现场抽查
吞咽障碍评估率	①帕金森病患者入院后 8 小时内责任护士用吞咽障碍临床评估表评估患者是否存在吞咽障碍;②评估结果记录规范无缺项			现场抽查
睡眠障碍评估率	①患者入院后 8 小时内责任护士用 AIS 睡眠量表对患者进行睡眠评估;②评估结果记录规范无缺项			现场抽查
情绪障碍评估率	①患者入院后 8 小时内责任护士用 HAD 量表对帕金森病患者进行情绪障碍筛查;②评估结果记录规范无缺项			现场抽查
跌倒/坠床风险评估正确率	①帕金森病患者入院 8 小时内评估跌倒/坠床风险;②使用正确的评估工具;③风险级别与患者实际相符;④评估频率与风险等级对应;⑤记录及时规范无缺项			现场抽查

续表

三级指标名称	评价依据	合格人次	不合格人次	监测方法
吞咽障碍干预正确率	①根据患者吞咽障碍的情况选择适合患者的进食方式；②指导患者选择符合自己吞咽障碍程度的食物；③指导患者选择正确的餐具；④指导患者进食的体位、进食的速度			现场抽查
睡眠障碍干预正确率	①患者知晓影响自己睡眠的因素；②患者知晓改善睡眠的措施；③如患者服用辅助睡眠药物，知晓药物的名称、用药注意事项、不良反应；④患者 AIS 睡眠量表评估较入院时有改善			现场抽查
情绪障碍干预正确率	①患者能够正确认识自己所患疾病并积极配合治疗；②患者情绪平稳，住院期间未出现伤害自己的行为；③患者 HAD 量表评估较入院时有改善			现场抽查
跌倒/坠床干预正确率	①按多因素干预措施预防跌倒；②环境和器物安全（地面清洁干燥、无障碍物，夜间照明适度，病床、轮椅、助行器等器物性能良好，个性化使用保护性床栏及警示标识）；③高风险患者活动时有专人陪伴；④服用特殊药物后半小时内保持坐位或卧位；⑤运动方式适宜；⑥《住院患者跌倒危险因素预防措施表》中勾选措施与实际采取措施一致			现场抽查
护士健康教育执行率	①护理人员能通过多种形式开展健康教育；②主动了解患者健康需求，根据患者的需求提供适宜的指导内容和方式；③讲解帕金森病知识，包括临床表现、病程进展和主要并发症，饮食、活动注意事项，教会患者自我护理；④治疗指导，包括用药名称、剂量、用法、服药注意事项、疗效及不良反应的观察与处理等			现场抽查
患者健康教育知识掌握率	①患者知晓帕金森病饮食、活动注意事项；②患者知晓自己所用药物的作用、不良反应表现；③患者知晓药物正确服用时间、服用方法；④患者知晓发生用药不良反应时的正确应对措施			现场抽查
护士康复训练指导落实率	①责任护士每天指导患者做帕金森病康复操；②时间不少于 20 分钟			现场抽查

续表

三级指标名称	评价依据	合格人次	不合格人次	监测方法
患者康复训练掌握率	患者会做帕金森病康复操，掌握≥95%			现场抽查
帕金森病患者吸入性肺炎发生率	①患者血常规、感染标志物升高，提示感染；②CT提示肺部感染；③患者体温升高；④听诊肺部有啰音；⑤医生诊断患者有肺部感染；⑥结合患者病史，患者有吞咽困难；⑦质控部下发的院内感染明细中下呼吸道感染的帕金森病患者 判断标准：①～④中满足任意一条及以上和同时满足⑤～⑦条			HIS系统提取
帕金森病患者跌倒/坠床发生率	①帕金森患者非预见性地倒于地面或倒于比初始位置更低的地方，可伴或不伴有损伤；②坠床属于跌倒			HIS系统提取
患者服药正确率	①患者能够按医嘱服药，未擅自加量、减量或停药；②患者服药时间、次数、剂量正确			现场抽查

（可　秦　宋玲艳　马秀芝）

四、支气管哮喘患者护理管理合格率

（一）指标定义及结构

1. 支气管哮喘（bronchial asthma）　简称哮喘，是一种以慢性气道炎症和气道高反应性为特征的异质性疾病。其主要特征包括气道慢性炎症，气道对多种刺激因素呈现高反应性，多变的可逆性气流受限，以及随病程延长而导致的一系列气道结构的改变，即气道重构。

2. 支气管哮喘患者护理管理合格率

一级指标	二级指标	三级指标	指标维度
支气管哮喘患者护理管理合格率	专项培训	护士哮喘知识考核合格率	结构指标
	护理评估	疾病严重程度分级评估正确率	过程指标
		疾病控制水平分级评估正确率	
	护理实施	口腔护理干预正确率	
		氧疗干预正确率	
		吸入剂使用干预正确率	
		无创呼吸机干预正确率	
		缩唇/腹式呼吸掌握率	
	健康宣教	护士健康教育执行率	
		患者健康教育知识掌握率	
	并发症	哮喘患者口腔念珠菌感染发生率	结果指标
	功能改善	疾病严重程度分级评估改善率	
		疾病控制水平分级评估改善率	
	患者依从性	患者吸入剂使用正确率	

（二）计算公式

$$护士哮喘知识考核合格率 = \frac{同期护士哮喘知识抽查合格人数}{统计周期内护士哮喘知识抽查总人数} \times 100\%$$

$$疾病严重程度分级评估正确率 = \frac{同期抽查疾病严重程度分级评估正确人数}{统计周期内抽查哮喘患者疾病严重程度分级评估总人数} \times 100\%$$

$$疾病控制水平分级评估正确率 = \frac{同期抽查疾病控制水平分级评估正确人数}{统计周期内抽查哮喘患者疾病控制水平分级评估总人数} \times 100\%$$

$$口腔护理干预正确率 = \frac{同期口腔护理干预抽查正确人数}{统计周期内口腔护理干预抽查总人数} \times 100\%$$

$$氧疗干预正确率 = \frac{同期氧疗干预抽查正确人数}{统计周期内氧疗干预抽查总人数} \times 100\%$$

$$吸入剂使用干预正确率 = \frac{同期吸入剂干预抽查正确人数}{统计周期内吸入剂干预抽查总人数} \times 100\%$$

$$无创呼吸机干预正确率 = \frac{同期无创呼吸机干预抽查正确人数}{统计周期内无创呼吸机干预抽查总人数} \times 100\%$$

$$缩唇/腹式呼吸掌握率 = \frac{同期缩唇/腹式呼吸抽查掌握人数}{统计周期内缩唇/腹式呼吸抽查总人数} \times 100\%$$

$$护士健康教育执行率 = \frac{同期健康教育抽查执行人数}{统计周期内哮喘患者抽查总人数} \times 100\%$$

$$患者健康教育知识掌握率 = \frac{同期健康教育知识抽查掌握人数}{统计周期内健康教育知识抽查总人数} \times 100\%$$

$$哮喘患者口腔念珠菌感染发生率 = \frac{同期哮喘患者发生口腔念珠菌感染人数}{统计周期内哮喘住院患者总人数} \times 100\%$$

$$疾病严重程度分级评估改善率 = \frac{同期抽查疾病严重程度分级评估改善人数}{统计周期内抽查哮喘患者疾病严重程度分级评估总人数} \times 100\%$$

$$疾病控制水平分级评估改善率 = \frac{同期抽查疾病控制水平分级评估改善人数}{统计周期内抽查哮喘患者疾病控制水平分级评估总人数} \times 100\%$$

$$患者吸入剂使用正确率 = \frac{同期哮喘患者吸入剂用药抽查正确人数}{统计周期内哮喘患者吸入剂用药抽查总人数} \times 100\%$$

1. 分子说明

（1）结构、过程指标：按照统计周期内使用《支气管哮喘患者护理管理查检表》进行督查，对评价依据内容完全做到的记为合格，未完全做到的记为不合格。

（2）结果指标：统计周期内住院哮喘患者中发生口腔念珠菌感染人数；统计周期内疾病严重程度分级评估改善人数；统计周期内疾病控制水平分级评估改善人数；统计周期内使用《支气管哮喘患者护理管理查检表》对哮喘患者吸入剂使用进行督查，对评价依据内容完全做到的记为合格人数，未完全做到的记为不合格人数。

2. 分母说明

（1）结构、过程指标：统计周期内使用《支气管哮喘患者护理管理查检表》进行督查护士 5 人、患者 5 人。

（2）结果指标：统计周期内哮喘住院患者总人数；统计周期内哮喘患者疾病严重程度分级评估总人数；统计周期内哮喘患者疾病控制程度分级评估总人数；统计周期内使用《支气管哮喘患者护理管理查检表》对哮喘患者吸入剂使用进行督查总人数。

3. 纳入标准 依据 2020 版《支气管哮喘防治指南》确诊支气管哮喘病的住院患者。

4. 排除标准 ①危重哮喘患者；②不能配合者。

（三）数据统计

1. 统计周期为每月。

2. 全年值不可以采取各月均值获取，应直接通过公式计算。

3. 每个统计周期均应完成数据汇总。

（四）指标意义

随着经济高速发展和工业化进程加快，以及人们生活方式的改变，我国支气管哮喘（哮喘）的患病率正呈现快速上升趋势，成为严重危害人民健康的重要的慢性气道疾病之一。哮喘不仅严重影响了患者的生活质量，而且给个人和社会带来了巨大的经济负担。通过专科敏感指标的监测，不仅提高了呼吸专科护士业务素质，规范了护理行为，同时也提高了呼吸专科优质护理质量，保证患者的安全。

（五）评价标准

支气管哮喘患者护理管理查检表

三级指标名称	评价依据	合格人数	不合格人数	监测方法
护士哮喘知识考核合格率	①哮喘病的病因、发病先兆、常见诱因、发病机制、临床表现、治疗要点和预后；②哮喘病护理常规；③哮喘病药物使用方法、作用与副作用，用药注意事项；④康复训练指导的内容；⑤以上内容护士掌握≥90%视为合格			现场抽查
疾病严重程度分级评估正确率	①哮喘患者入院时评估疾病严重程度；②使用正确的评估工具；③评估结果与患者实际相符；④记录及时规范			现场抽查
疾病控制水平分级评估正确率	①哮喘患者入院 8 小时内评估疾病控制水平；②使用正确的评估工具；③评估结果与患者实际相符；④记录及时规范			现场抽查
口腔护理干预正确率	①正确评估患者全身及口腔局部；②正确准备操作用物及环境准备，保护患者隐私；③选择合适的口腔护理溶液；④口腔护理操作方法规范；⑤患者口腔清洁湿润、舒适，口腔卫生得到改善			现场抽查

续表

三级指标名称	评价依据	合格人数	不合格人数	监测方法
氧疗干预正确率	①掌握氧疗的目的、必要性及注意事项；②掌握安全氧疗注意事项；③掌握吸氧装置定期清洁消毒监测浓度			现场抽查
吸入剂使用干预正确率	①掌握 MDI 使用方法及注意事项；②掌握都宝装置、准纳器装置使用方法及注意事项；③掌握思力华使用方法及注意事项；④掌握雾化吸入使用方法及注意事项			现场抽查
无创呼吸机干预正确率	①掌握无创呼吸机应用指征及禁忌证；②掌握无创呼吸机操作方法和维护保养消毒方法；③掌握无创呼吸机监测观察指标；④掌握撤机标准			现场抽查
缩唇/腹式呼吸掌握率	①患者知晓缩唇呼吸、腹式呼吸内容及方法；②患者主动配合呼吸锻炼，每日 3~4 次，每次重复 8~10 次			现场抽查
护士健康教育执行率	①护理人员能通过多种形式开展健康教育；②主动了解患者健康需求，根据患者的需求提供适宜的指导内容和方式；③讲解哮喘疾病知识，包括常见诱因、发病先兆、临床表现、病程进展和主要并发症，饮食、活动注意事项，教会患者自我护理；④治疗指导，包括用药名称、剂量、用法、服药注意事项、疗效及不良反应的观察与处理等；⑤病情监测指导，包括峰流速仪的正确使用及记录			现场抽查
患者健康教育知识掌握率	①患者知晓哮喘病常见诱因、饮食、活动注意事项，能主动避免诱发因素；②患者知晓自己所用药物的作用、不良反应表现；③患者知晓药物正确服用时间、服用方法；④患者知晓发生用药不良反应时的正确应对措施；⑤患者知晓病情监测的方法，掌握峰流速仪的使用方法及记录方法			现场抽查
哮喘患者口腔念珠菌感染发生率	患者在使用吸入剂后住院期间发生的口腔念珠菌感染，不包括入院时已存在的感染			HIS 系统提取
疾病严重程度分级评估改善率	①哮喘患者出院前 2 小时内评估疾病严重程度；②使用正确的评估工具；③评估结果与患者实际相符；④记录及时规范；⑤疾病严重程度分级较入院时改善			现场抽查

三级指标名称	评价依据	合格人数	不合格人数	监测方法
疾病控制水平分级评估改善率	①哮喘患者出院前 24 小时内评估疾病控制水平；②使用正确的评估工具；③评估结果与患者实际相符；④记录及时规范；⑤疾病控制水平分级较入院时改善			现场抽查
患者吸入剂使用正确率	①患者能够按医嘱使用吸入用药，未擅自加量、减量或停药；②患者使用吸入用药装置方法正确			现场抽查

（王丽英 纳 微 可 秦）

五、慢性阻塞性肺疾病患者护理管理合格率

（一）指标定义及结构

1. **慢性阻塞性肺疾病（简称慢阻肺）** 是一种以持续气流受限为特征的可以预防和治疗的疾病，其气流受限多呈进行性发展，与气道和肺组织对烟草烟雾等有害气体或有害颗粒的慢性炎症反应增强有关。

2. **慢阻肺患者护理管理合格率**

一级指标	二级指标	三级指标	指标维度
慢阻肺患者护理管理合格率	专项培训	护士慢阻肺知识考核合格率	结构指标
	护理评估	呼吸困难问卷（mMRC 问卷）评估正确率	过程指标
	护理实施	吸入用药干预正确率	
		氧疗干预正确率	
		无创呼吸机干预正确率	
		郑氏卧位康复操掌握率	
		益气养肺康复操掌握率	
		缩唇/腹式呼吸掌握率	
		有效咳嗽排痰掌握率	
	健康宣教	护士健康教育执行率	
		患者健康教育知识掌握率	
	功能改善	呼吸困难问卷（mMRC 问卷）评估改善率	结果指标
	患者依从性	患者吸入用药正确率	
	患者再住院	2~31 天内再住院率	

（二）计算公式

$$护士慢阻肺知识考核合格率 = \frac{同期护士慢阻肺知识抽查合格人数}{统计周期内护士慢阻肺知识抽查总人数} \times 100\%$$

$$呼吸困难问卷评估正确率 = \frac{同期抽查呼吸困难问卷评估正确人数}{统计周期内抽查慢阻肺患者总人数} \times 100\%$$

$$吸入用药干预正确率 = \frac{同期吸入用药干预抽查正确人数}{统计周期内吸入用药干预抽查总人数} \times 100\%$$

$$氧疗干预正确率 = \frac{同期氧疗干预抽查正确人数}{统计周期内氧疗干预抽查总人数} \times 100\%$$

$$无创呼吸机干预正确率 = \frac{同期无创呼吸机干预抽查正确人数}{统计周期内无创呼吸机干预抽查总人数} \times 100\%$$

$$郑氏卧位康复操掌握率 = \frac{同期郑氏卧位康复操抽查掌握人数}{统计周期内郑氏卧位康复操抽查总人数} \times 100\%$$

$$益气养肺康复操掌握率 = \frac{同期益气养肺康复操掌握人数}{统计周期内益气养肺康复操抽查总人数} \times 100\%$$

$$缩唇/腹式呼吸掌握率 = \frac{同期缩唇/腹式呼吸掌握人数}{统计周期内缩唇/腹式呼吸抽查总人数} \times 100\%$$

$$有效咳嗽排痰掌握率 = \frac{同期有效咳嗽排痰掌握人数}{统计周期内有效咳嗽排痰抽查总人数} \times 100\%$$

$$护士健康教育执行率 = \frac{同期健康教育督查执行人数}{统计周期内慢阻肺患者抽查总人数} \times 100\%$$

$$患者健康教育知识掌握率 = \frac{同期健康教育知识抽查掌握人数}{统计周期健康教育知识抽查总人数} \times 100\%$$

$$呼吸困难问卷评估改善率 = \frac{同期抽查呼吸困难问卷评估改善人数}{统计周期内抽查慢阻肺患者呼吸困难问卷总人数} \times 100\%$$

$$患者吸入用药正确率 = \frac{同期慢阻肺患者吸入用药抽查正确人数}{统计周期内慢阻肺患者吸入用药抽查总人数} \times 100\%$$

$$2\sim31\ \text{天内再住院率} = \frac{\text{同期 2}\sim\text{31 天内慢阻肺再住院人数}}{\text{统计周期内慢阻肺出院患者总人数}} \times 100\%$$

1. 分子说明

（1）结构、过程指标：统计周期内使用《慢阻肺患者护理管理查检表》进行督查，对评价依据内容完全做到的记为合格人数，未完全做到的记为不合格人数。

（2）结果指标：统计周期内呼吸困难问卷评估改善人数；统计周期内使用《慢阻肺患者护理管理查检表》对慢阻肺患者吸入用药进行督查，对评价依据内容完全做到的记为合格人数，未完全做到的记为不合格人数；统计周期内 2~31 天再住院人数。

2. 分母说明

（1）结构、过程指标：统计周期内使用《慢阻肺患者护理管理查检表》进行督查护士 5 人、患者 5 人。

（2）结果指标：统计周期内慢阻肺呼吸困难问卷评估总人数；统计周期内慢阻肺出院患者总人数；统计周期内使用《慢阻肺患者护理管理查检表》对慢阻肺患者吸入用药进行督查总人数 5 人。

3. 纳入标准　依据最新版《慢性阻塞性肺疾病诊治指南》确诊慢阻肺的住院患者。

4. 排除标准　①慢阻肺急性加重入住 ICU 患者；②不能配合者。

（三）数据统计

1. 统计周期为每月。

2. 全年值不可以采取各月均值获取，应直接通过公式计算。

3. 每个统计周期均应完成数据汇总。

（四）指标意义

慢性阻塞性肺疾病是一种严重危害人类健康的常见病、多发病，严重影响患者的生命质量，病死率较高，并给患者及其家庭及社会带来沉重的经济负担。我国对 7 个地区 20 245 名成年人进行调查，结果显示 40 岁以上人群中慢阻肺的患病率高达 8.2%。慢阻肺的转归和预后因人而异。通过合理治疗与管理，大部分患者可以控制症状，避免急性发作，减缓肺功能的下降。而不规范治疗或依从性差者，则会反复出现急性加重，病情逐渐加重，气流阻塞进行性加重，最后并发肺源性心脏病、呼吸衰竭等，预后较差。因此，通过专科敏感指标的监测，不仅可提高呼吸专科护士业务素质和临床护理工作水平，同时也可提高呼吸专科优质护理质量，保证患者的安全，延缓慢阻肺患者病情进展，改善患者生活质量，减轻疾病负担。

（五）评价标准

慢阻肺患者护理管理查检表

三级指标名称	评价依据	合格人数	不合格人数	监测方法
护士慢阻肺知识考核合格率	①发病机制、临床表现、治疗要点、实验室检查；②慢阻肺护理常规；③氧疗方法、呼吸支持治疗设备使用及维护；④慢阻肺药物作用与副作用，用药注意事项；⑤康复操、呼吸运动锻炼的内容；⑥以上内容护士掌握≥90%视为合格			现场抽查
呼吸困难问卷（mMRC问卷）评估正确率	①慢阻肺患者入院后8小时内责任护士用mMRC问卷评估患者呼吸困难程度；②评估结果记录规范无缺项			现场抽查
吸入用药干预正确率	①掌握MDI使用方法及注意事项；②掌握都宝装置、准纳器装置使用方法及注意事项；③掌握思力华使用方法及注意事项；④掌握雾化吸入使用方法及注意事项			现场抽查
氧疗干预正确率	①掌握氧疗的目的、必要性及注意事项；②掌握安全氧疗注意事项；③掌握家庭氧疗注意事项；④掌握吸氧装置定期清洁消毒监测浓度			现场抽查
无创呼吸机干预正确率	①掌握呼吸支持治疗设备应用指征及禁忌证；②掌握呼吸支持设备操作方法和维护保养消毒方法；③掌握呼吸支持设备监测观察指标；④掌握撤机标准			现场抽查
郑氏卧位康复操掌握率	①患者知晓郑氏卧位康复操内容及方法；②患者主动配合康复训练，每日训练时间不少于15分钟			现场抽查
益气养肺康复操掌握率	①患者知晓益气养肺康复操内容及方法；②患者主动配合康复训练，每日训练时间不少于15分钟			现场抽查
缩唇/腹式呼吸掌握率	①患者知晓缩唇呼吸、腹式呼吸内容及方法；②患者主动配合呼吸锻炼，每日3~4次，每次重复8~10次			现场抽查
有效咳嗽排痰掌握率	①患者知晓有效咳嗽排痰内容及方法；②患者能自主排痰			现场抽查

续表

三级指标名称	评价依据	合格人数	不合格人数	监测方法
护士健康教育执行率	①护理人员能通过多种形式开展健康教育；②主动了解患者健康需求，根据患者的需求提供适宜的指导内容和方式；③讲解慢阻肺疾病知识，包括临床表现、病程进展和主要并发症，饮食、活动、康复注意事项，教会患者自我护理、家庭氧疗；④治疗指导，包括用药名称、剂量、用法、服药注意事项、疗效及不良反应的观察与处理等			现场抽查
患者健康教育知识掌握率	①患者知晓慢阻肺病饮食、活动、康复注意事项；②患者知晓自己所用药物的作用、不良反应表现；③患者知晓药物正确使用方法；④患者知晓发生用药不良反应时的正确应对措施；⑤患者知晓家庭氧疗内容及注意事项			现场抽查
呼吸困难问卷（mMRC问卷）评估改善率	①慢阻肺患者出院前 24 小时内责任护士用 mMRC 问卷评估患者呼吸困难改善程度；②评估结果记录规范无缺项			现场抽查
患者吸入用药正确率	①患者能够按医嘱使用吸入用药，未擅自加量、减量或停药；②患者使用吸入用药装置方法正确			现场抽查
2～31 天内再住院率	患者在周期内办理再住院手续			HIS 系统提取

（王丽英　张　睿　可秦）

六、高血压患者护理管理合格率

（一）指标定义及结构

1. 高血压　≥18 岁成年人在未使用抗高血压药物的情况下，非同日 3 次测量，收缩压≥140mmHg 和/或舒张压≥90mmHg 时；既往有高血压史，现正在服降压药，虽血压＜140/90mmHg，仍可诊断为高血压。高血压管理是通过治疗使高血压患者的血压达标，以期最大限度地降低心脑血管事件发生。

2. 高血压患者护理管理合格率

一级指标	二级指标	三级指标	指标维度
高血压患者护理管理合格率	专项培训	护士培训合格率	结构指标
		高血压护理常规考核合格率	
		护士给药流程考核合格率	
	降压药物给药流程管理	护士给药时间及流程合格率	过程指标
		护士给药宣教执行率	
	高血压患者服药管理	患者降压药口服时间及方法知晓率	
	高血压患者血压指标管理	高血压患者血压合格率	结果指标

（二）计算公式

$$护士培训合格率 = \frac{同期护士培训合格人数}{统计周期内护士培训总人数} \times 100\%$$

$$高血压护理常规考核合格率 = \frac{同期护理常规考核合格人数}{统计周期内护士考核总人数} \times 100\%$$

$$护士给药流程考核合格率 = \frac{同期护士给药流程考核抽查合格人数}{统计周期内护士考核抽查总人数} \times 100\%$$

$$护士给药时间及流程合格率 = \frac{同期给药时间及流程抽查合格人数}{统计周期内抽查护士总人数} \times 100\%$$

$$护士给药宣教合格率 = \frac{同期护士给药宣教抽查合格人数}{统计周期内抽查护士总人数} \times 100\%$$

$$患者降压药口服时间及方法知晓率 = \frac{同期降压药口服时间及方法抽查知晓人数}{统计周期内高血压患者抽查总人数} \times 100\%$$

$$高血压患者血压合格率 = \frac{同期高血压患者血压抽查合格人数}{统计周期内高血压患者抽查总人数} \times 100\%$$

1. 分子说明

（1）结构、过程指标：统计周期内使用《高血压患者护理管理查检表》进行督查，每条项目督查 10 人次，对评价依据内容完全做到的记为合格人数，未完全做到的记为不合格人数。

（2）结果指标：统计周期内高血压患者血压督查合格人数。

2. 分母说明

（1）结构、过程指标：统计周期内使用《高血压患者护理管理查检表》进行监测，护士督查及考核每月 10 人，患者督查每月 10 人。

（2）结果指标：同期内高血压患者督查总人数。

3. 纳入标准　统计周期内所有住院治疗的高血压患者。

4. 排除标准　继发性高血压，高血压危象住院患者。

（三）数据统计

1. 统计周期为每月。

2. 全年值不可以采取各月均值获取，应直接通过公式计算。

3. 每个统计周期均应完成数据汇总。

（四）指标意义

高血压护理管理是通过对住院高血压患者进行早期诊断、早期治疗、规范管理和定期监测，以及给予正确健康宣教指导及正确服药指导，使患者能够遵医嘱坚持服用相关药物，提高患者的血压合格率，减少并发症的发生。患者血压合格率是评价高血压患者自我管理效果的重要指标之一，也是心内科专病敏感指标之一。因此，以指标监测获得的信息为基础引导持续质量改进活动，督促护理人员落实高血压患者管理，对提高高血压患者生活质量，有效管理血压有非常重要的意义。

（五）评价标准

高血压患者护理管理查检表

三级指标名称	评价依据	合格人数	不合格人数	监测方法
人员培训合格率	①每月培训高血压疾病知识；②每月培训无创血压测量流程及方法；③每月培训给药流程			现场抽查

三级指标名称	评价依据	合格人数	不合格人数	监测方法
高血压护理常规及降压药知识考核合格率	①护士掌握高血压疾病知识；②知晓服药名称，利尿药、肾上腺素受体拮抗药、血管扩张药、血管紧张素转换酶抑制药、钙通道阻滞剂种类及作用、副作用			现场抽查
护士给药流程考核合格率	①药房配药，核对，按床号顺序摆放；②洗手、戴口罩；③备齐用物，携用物至床旁→PDA床旁扫码核对，告知药物名称→协助患者服药（危重患者协助喂药）→再次查对并交代注意事项、药物不良反应；④若患者不在病房或因故暂不发药，应将药物带回保管，适时再发或放置温馨提示			现场抽查
护士给药时间及流程合格率	①护士双人核对，按床号顺序摆放；②洗手、戴口罩；③备齐用物，携用物至床旁；④PDA床旁扫码核对，告知药物名称；⑤协助患者服药（危重患者协助喂药）；⑥再次查对并交代注意事项、药物不良反应；⑦发药时间：晨06：00夜班护士执行，早08：00责任护士执行，中15：00责任护士执行，晚21：00夜班护士执行			现场抽查
护士给药宣教执行率	①护士能准确告知患者服药名称：利尿药、肾上腺素受体拮抗药、血管扩张药、血管紧张素转换酶抑制药、钙通道阻滞剂种类；②能及时告知患者药物的作用及副作用			现场抽查
患者降压药口服时间及方法知晓率	①患者能口述降压药物名称、服药时间；②患者掌握高血压药物服用的正确方法；③不能擅自突然停药，经治疗血压得到满意控制后，可遵医嘱逐渐减少剂量			现场抽查
高血压患者血压合格率	患者血压低于140/90mmHg，理想血压为120/80mmHg			现场抽查

（陈苏娅　王劲松　杨　玲　可　秦）

七、急性心肌梗死患者护理管理合格率

（一）指标定义及结构

1. **急性心肌梗死**　是在冠状动脉病变的基础上，发生冠状动脉血供急剧减少或中断，使相应心肌发生严重而持久的急性缺血，导致心肌细胞死亡。临床表现有持久的胸骨后剧烈疼痛、发热、白细胞计数和血清心肌坏死标志物增高，以及心电图进行性改变；可发生心律失常、休克或心力衰竭。因此，对急性心肌梗死患者进行及时的救治，采取有效的护理干预措施，可以有效减少并发症的发生，降低心肌梗死患者死亡率。

2. 急性心肌梗死患者护理管理合格率

一级指标	二级指标	三级指标	指标维度
急性心肌梗死患者护理管理合格率	专项培训	人员培训合格率	结构指标
		护理常规及急救流程考核合格率	
	心肌梗死急救流程管理	病情评估合格率	过程指标
		急救处理合格率	
		术前准备合格率	
		术后护理合格率	
		健康宣教合格率	
	心血管事件管理	急性心肌梗死患者死亡率	结果指标

（二）计算公式

$$人员培训合格率 = \frac{同期人员培训合格人数}{统计周期内人员培训总人数} \times 100\%$$

$$护理常规及急救流程考核合格率 = \frac{同期护理常规及急救流程考核合格人数}{统计周期内护士考核总人数} \times 100\%$$

$$病情评估合格率 = \frac{同期护士病情评估抽查合格人数}{统计周期内护士抽查总人数} \times 100\%$$

$$急救处理合格率 = \frac{同期护士急救处理抽查合格人数}{统计周期内护士抽查总人数} \times 100\%$$

$$术前准备合格率 = \frac{同期术前准备抽查合格人数}{统计周期内护士抽查总人数} \times 100\%$$

$$术后护理合格率 = \frac{同期术后护理抽查合格人数}{统计周期内护士抽查总人数} \times 100\%$$

$$健康宣教合格率 = \frac{同期健康宣教抽查合格人数}{统计周期内护士抽查总人数} \times 100\%$$

$$急性心肌梗死患者死亡率 = \frac{同期急性心肌梗死患者死亡人数}{统计周期内急性心肌梗死患者总人数} \times 100\%$$

1. 分子说明

（1）结构、过程指标：统计周期内使用《急性心肌梗死患者护理管理查检表》进行督查，每条项目督查 10 人，对评价依据内容完全做到的记为合格人数，未完全做到的记为不合格人数。

（2）结果指标：统计周期内急性心肌梗死患者死亡人数。

2. 分母说明

（1）结构、过程指标：统计周期内使用《急性心肌梗死患者护理管理查检表》进行监测，护士督查及考核每月 10 人，患者督查每月 10 人。

（2）结果指标：同期内急性心肌梗死患者督查总人次。

3. 纳入标准　统计周期内所有急性 ST 段抬高性心肌梗死（STEMI）患者。

4. 排除标准　急性非 ST 段抬高性心肌梗死（NSTEMI）患者。

（三）数据统计

1. 统计周期为每月。

2. 全年值不可以采取各月均值获取，应直接通过公式计算。

3. 每个统计周期均应完成数据汇总。

（四）指标意义

急性心肌梗死是临床高发危重症疾病，具有发病率高、致残率高、病死率高的特点，严重威胁患者的生命健康。目前治疗急性心肌梗死的关键在于短时间内恢复相关梗死血管再灌注，挽救濒死心肌。如何快速、有效地救治患者，是心内科护理安全重要指标之一，也是心内科专病的一项敏感指标。因此，以指标监测获得的信息为基础引导持续质量改进活动，采用流程化护理开展急性心肌梗死患者临床抢救工作，对急性心肌梗死患者采取有效的护理管理，能有效降低急性心肌梗死患者死亡率。

（五）评价标准

急性心肌梗死患者护理管理查检表

三级指标名称	评价依据	合格人数	不合格人数	监测方法
人员培训合格率	①每月培训心肌梗死疾病知识；②每月培训急性心肌梗死救治流程			现场抽查

续表

三级指标名称	评价依据	合格人数	不合格人数	监测方法
护理常规及急救流程考核合格率	①掌握急性心肌梗死的发病症状及诊断标准；②掌握急性心肌梗死急救流程；③掌握急性心肌梗死护理常规			现场抽查
病情评估合格率	①护士能准确观察患者胸痛症状、时间及性质，观察有无恶心、呕吐、发热、上腹胀痛、休克、心力衰竭情况；②护士能及时识别心肌梗死异常心电图；③发生病情变化立即与医生联系，配合实施急救			现场抽查
急救处理合格率	①护士能遵医嘱开展急救工作，给予2～5L/min吸氧，心电监测；②左手静脉留置针快速开放静脉通路；③10分钟内协助医生采集心电图，采集血标本，及时送检检查，做好心肌酶指标、凝血功能检测；④遵医嘱准确给予镇痛剂，并观察副作用；⑤遵医嘱准确给予急救药物			现场抽查
术前准备合格率	①遵医嘱给患者口服心梗一包药；②留置针左手开通静脉通道；③遵医嘱给予替罗非班10ml静脉注射后以10ml/h压力泵泵入；④做好术前更衣，皮肤清洁；⑤及时通知担架队送患者到介入室			现场抽查
术后护理合格率	①持续心电监测，观察血压、心率、心电图变化；②穿刺部位观察有无渗血、血肿、淤血，观察穿刺部位有无肿胀、疼痛，观察皮肤颜色、温度；③饮食指导：术后鼓励患者少量多次饮水，术后4小时尿量>800ml；④活动指导：压迫解除以后，指导患者进行心内科康复训练；⑤记录：上肢穿刺者每30分钟观察记录一次，2小时后每小时观察记录一次			现场抽查
健康宣教合格率	①向患者介绍疾病治疗的相关知识，随时观察患者的心理状态和情绪；②鼓励患者，不断增强患者的自信心，使患者可以积极地配合治疗；③要告知患者不可以过度用力排便，避免发生心脏负荷过重的情况			现场抽查
急性心肌梗死患者死亡率	急性心肌梗死患者因病情变化而导致的死亡			HIS系统提取

（杨　玲　王劲松　陈苏娅　可　秦）

八、慢性心力衰竭患者护理管理合格率

（一）指标定义及结构

1. 心力衰竭　是任何原因造成心脏结构、功能的异常改变，导致心肌重构，使心室收缩和/或舒张功能发生障碍而产生的一组复杂临床综合征，按发病缓急分为慢性心力衰竭和急性心力衰竭。因慢性心力衰竭病程易反复，会影响患者生活质量。慢性心力衰竭护理管理是在规范治疗的基础上对心力衰竭病人的护理管理，通过对患者进行服药管理、健康教育，规范行为管理，皮肤、体重、饮食饮水、出入量的监测、出院指导及电话随访等，从而有效改善病人生活质量，降低心力衰竭病人心血管事件发生率及再住院率，缩短平均住院时间。

2. 慢性心力衰竭患者护理管理合格率

一级指标	二级指标	三级指标	指标维度
慢性心力衰竭患者护理管理合格率	专项培训	护理人员培训合格率	结构指标
		护理常规及抗心力衰竭药物知识考核合格率	
		护理人员给药流程考核合格率	
	心力衰竭症状管理	病情观察合格率	过程指标
		心力衰竭症状护理合格率	
	心力衰竭药物管理	护士给药时间及流程合格率	
		患者服药合格率	
		用药注意事项宣教合格率	
	患者皮肤管理	压力性损伤的预防管理合格率	
		压力性损伤发生率	
	心力衰竭患者出院管理	出院指导合格率	
	心血管事件发生管理	出院随访率	
	患者再住院管理	心血管事件发生率	结果指标
		患者再住院率	

（二）计算公式

$$护理人员培训合格率 = \frac{同期护理人员培训合格人数}{统计周期内护理人员培训总人数} \times 100\%$$

$$护理常规及抗心力衰竭药物知识考核合格率 = \frac{同期护理常规及心力衰竭药物知识考核合格人数}{统计周期内护士考核总人数} \times 100\%$$

$$护理人员给药流程考核合格率 = \frac{同期给药流程考核合格人数}{统计周期内护士考核总人数} \times 100\%$$

$$病情观察合格率 = \frac{同期病情观察抽查合格人数}{统计周期内护士抽查总人数} \times 100\%$$

$$心力衰竭症状护理合格率 = \frac{同期心力衰竭症状护理抽查合格人数}{统计周期内护士抽查总人数} \times 100\%$$

$$护士给药时间及流程合格率 = \frac{同期给药时间及流程抽查合格人数}{统计周期内护士抽查总人数} \times 100\%$$

$$患者服药合格率 = \frac{同期患者服药抽查合格人数}{统计周期内慢性心力衰竭患者抽查总人数} \times 100\%$$

$$用药注意事项宣教合格率 = \frac{同期用药注意事项宣教抽查合格人数}{统计周期内慢性心力衰竭患者抽查总人数} \times 100\%$$

$$压力性损伤的预防管理合格率 = \frac{同期压力性损伤的预防措施抽查合格人数}{统计周期内护士抽查总人数} \times 100\%$$

$$压力性损伤发生率 = \frac{同期压力性损伤抽查发生人数}{统计周期内慢性心力衰竭患者抽查总人数} \times 100\%$$

$$出院指导合格率 = \frac{同期出院指导抽查合格人数}{统计周期内慢性心力衰竭出院患者抽查总人数} \times 100\%$$

$$出院随访率 = \frac{同期出院患者随访抽查人数}{统计周期内慢性心力衰竭出院患者抽查总人数} \times 100\%$$

$$心血管事件发生率 = \frac{同期心血管事件发生人数}{统计周期内慢性心力衰竭出院患者总人数} \times 100\%$$

$$患者再住院率 = \frac{同期心力衰竭患者再住院人数}{统计周期内慢性心力衰竭出院患者总人数} \times 100\%$$

1. 分子说明

（1）结构、过程指标：统计周期内使用《慢性心力衰竭患者护理管理查检表》进行督查，每条项目督查 10 人，对评价依据内容完全做到的记为合格人数，未完全做到的记为不合格人数。

（2）结果指标：统计周期内慢性心力衰竭患者心血管事件发生人数及再住院人数。

2. 分母说明

（1）结构、过程指标：统计周期内使用《慢性心力衰竭患者护理管理查检表》进行监测、护士督查及考核（每月 10 人），患者督查（每月 10 人）。

（2）结果指标：统计周期内慢性心力衰竭患者出院督查总人数。

3. 纳入标准　统计周期内所有慢性心力衰竭患者。

4. 排除标准　非住院慢性心力衰竭门诊患者。

（三）数据统计

1. 统计周期为每月。

2. 全年值不可以采取各月均值获取，应直接通过公式计算。

3. 每个统计周期均应完成数据汇总。

（四）指标意义

慢性心力衰竭患者管理是慢病管理的重要一项，通过对慢性心力衰竭患者进行护理评估和规范的行为管理，做好服药管理、健康教育，皮肤、体重、饮食饮水、出入量的监测、出院指导及电话随访等，可有效改善患者生活质量，降低心力衰竭患者心血管事件发生率及再住院率，缩短平均住院时间。慢性心力衰竭患者管理合格率是评价慢性心力衰竭患者自我管理效果的重要指标之一，也是心内科的专病敏感指标。因此，以指标监测获得的信息为基础引导持续质量改进活动，督导护理人员落实慢性心力衰竭患者管理，对提高慢性心力衰竭患者的生活质量有非常重要的意义。

（五）评价标准

慢性心力衰竭患者护理管理查检表

三级指标名称	评价依据	合格人数	不合格人数	监测方法
人员培训合格率	①每月培训慢性心力衰竭疾病知识；②每月培训体质量、腹围、出入量测量流程及方法；③每月培训抗心力衰竭药物给药流程			现场抽查
护理常规及抗心力衰竭药知识考核合格率	①掌握慢性心力衰竭疾病知识；②知晓药物名称：洋地黄类、利尿药、肾上腺素受体拮抗药、血管扩张药、血管紧张素转换酶抑制药种类及作用、副作用			现场抽查
护理人员给药流程考核合格率	护士知晓给药流程：①双人核对，按床号顺序摆放；②洗手、戴口罩；③备齐用物，携用物至床旁，PDA床旁扫码核对，告知药物名称、协助患者服药（危重患者协助喂药），再次查对并交代注意事项；④若患者不在病房或因故暂不发药，应将药物带回保管，适时再发或放置温馨提示			现场抽查
病情观察合格率	①护士能准确监测患者血压、血糖、血钾、生命体征；②护士能及时识别患者呼吸困难、端坐呼吸、咳嗽、咳痰、水肿等症状；③发现异常及时汇报、处理			现场抽查
心力衰竭症状护理合格率	①每天早晨空腹测量体重；②每日记录出入量；③日常锻炼及心理支持等			现场抽查
护士给药时间及流程合格率	①护士双人核对，按床号顺序摆放；②洗手、戴口罩；③备齐用物，携用物至床旁；④PDA床旁扫码核对，告知药物名称；⑤协助患者服药（危重患者协助喂药）；⑥再次查对并交代注意事项、药物不良反应；⑦发药时间：晨06：00夜班护士执行，早08：00责任护士执行，中15：00责任护士执行，晚21：00夜班护士执行			现场抽查
患者服药合格率	①患者能口述抗心力衰竭药物的服药时间及正确服药方法；②患者能遵医嘱服药，无擅自更改药物、停药情况发生；③无误服、漏服的情况发生			现场抽查

续表

三级指标名称	评价依据	合格人数	不合格人数	监测方法
用药注意事项宣教执行率	①护士能告知患者服药名称：洋地黄类、利尿药、β受体阻滞药、血管扩张药、血管紧张素转换酶抑制药种类及作用、副作用			现场抽查
压力性损伤的预防管理合格率	①护士知晓并执行预防压力性损伤的流程；②识别有风险的患者；③每班交接皮肤受压部位；④2小时翻身，保持皮肤清洁干燥；⑤对有风险患者使用压力性分布器材；⑥个性化营养指导			现场抽查
压力性损伤发生率	①住院心力衰竭患者发生Ⅰ、Ⅱ、Ⅲ期及不可分期压疮人数			现场抽查
出院指导合格率	①护士能指导患者规律服药，定期复诊，控制体重、准确记录出入量，每天饮水量不超过1500ml；②指导患者清淡饮食，不吃咸菜；③指导患者调节情绪			现场抽查
出院随访率	护士能在患者出院3天以内随访			统计监测
心血管事件发生率	心力衰竭患者出现心跳呼吸骤停及死亡事件			HIS系统提取
患者再住院率	心力衰竭患者出院7天内再住院人数			HIS系统提取

（王劲松 杨 玲 陈苏娅 可 秦）

九、消化道出血患者护理管理合格率

（一）指标定义及结构

1. 消化道出血 一般以Treitz韧带为界，将消化道出血分成上消化道出血和下消化道出血，前者包括食管、胃、十二指肠和胆/胰等病变引起的出血，后者包括小肠、结直肠等疾病引起的出血。这一分类的优点是呕血可作为上消化道出血的表现，从而缩小检查范围。消化道出血临床表现为呕血、黑粪或血便等，轻者可无任何症状，重者伴有贫血及血容量减少，甚至休克，危及生命。

消化道出血有下列5种表现方式：①呕血，呕吐红色血液或咖啡样物；②黑粪，黑色柏油样便；③便血，直肠排出鲜红色或暗红色血液；④隐性消化道出血，粪便隐血试验阳性，可伴有或不伴有缺铁性贫血；⑤仅有血液丢失或贫血症状，如头晕、晕厥、心绞痛或呼吸困难等。这些表现可单独或合并存在。一般将呕血、便血和黑粪定义为显性出血，粪便隐血试验阳性定义为隐性出血。

2. 消化道出血患者护理管理合格率

一级指标	二级指标	三级指标	指标维度
消化道出血患者护理管理合格率	人员培训	护士培训合格率	结构指标
	出血期间健康宣教管理	饮食宣教知晓率	过程指标
		床上解大小便执行率	
	病情稳定期管理	饮食过度掌握合格率	
	恢复期管理	恢复期再次出血发生率	结果指标

（二）计算公式

$$护士培训合格率 = \frac{同期护士培训抽查合格例数}{统计周期内护士培训抽查总例数} \times 100\%$$

$$饮食宣教知晓率 = \frac{同期饮食宣教抽查合格例数}{统计周期内饮食宣教抽查总例数} \times 100\%$$

$$床上解大小便执行率 = \frac{同期床上解大小便抽查合格例数}{统计周期内消化道出血患者抽查总例数} \times 100\%$$

$$饮食过度掌握合格率 = \frac{同期饮食过度掌握抽查合格例数}{统计周期内消化道出血患者抽查总例数} \times 100\%$$

$$恢复期再次出血发生率 = \frac{同期恢复期患者再次出血例数}{统计周期内消化道出血患者抽查总例数} \times 100\%$$

1. 分子说明

（1）结构、过程指标：统计周期内使用《消化道出血患者护理管理查检表》进行现场督查，对评价依据内容完全做到的记为合格例数，未完全做到的记为不合格例数。

（2）结果指标：统计周期内使用《消化道出血患者护理管理查检表》进行现场督查，对评价依据内容完全做到的记为合格例数，未完全做到的记为不合格例数；统计周期内消化道出血患者发生再次出血的例数。

2. 分母说明

（1）结构、过程指标：统计周期内使用《消化道出血患者护理管理查检表》进行督查总例数。

（2）结果指标：统计周期内使用《消化道出血患者护理管理查检表》进行督查总例数。

3. 纳入标准　统计周期内病区所有消化道出血的患者，包括上消化道出血和下消化道出血患者。

4. 排除标准　非住院患者（门诊、留观患者）的消化道出血、痔疮出血、肛裂出血患者。

（三）数据统计

1. 统计周期为每月。
2. 全年值不可以采取各月均值获取，应直接通过公式计算。
3. 每个统计周期均应完成数据汇总。

（四）指标意义

消化道出血是消化系统常见的急危重症之一，来势迅猛且病情凶险，如得不到及时合理的急救和护理，可在短期内严重危及患者生命。饮食不当是导致消化道出血的主要原因，加强患者的饮食管理是患者止血成功的关键。饮食以半流质饮食和软食为主，禁止食用粗糙、过硬和富含纤维素的食物及辛辣、油腻等刺激性食物，食物营养丰富且多样化。活动性出血期间患者应绝对卧床休息，禁止下床活动，通过加强基础护理、心理护理、饮食护理、治疗护理和病情监测指导，采取针对性、全面性及预见性的护理干预措施，提高患者治疗依从性，帮助患者养成良好的作息及饮食习惯，提升患者自我护理能力，有助于降低并发症及预防再次出血的发生风险，提高患者临床治疗效果，降低患者病死率。早期识别患者出血征象，积极寻找诱因，观察周围循环状况变化，迅速准确地对患者实施抢救治疗，采取科学有效的护理干预措施，预防再出血，是抢救患者生命的关键。

以指标监测获得的信息为基础引导持续质量改进活动，督导护理人员落实相关护理措施，对保障消化道出血患者的生命安全，提高其生活质量有非常重要的意义。

（五）评价标准

消化道出血患者护理管理查检表

三级指标名称	评价依据	合格人数	不合格人数	监测方法
护士培训合格率	①掌握消化道出血患者病因及发病机制；②掌握消化道出血患者症状及体征；③掌握消化道出血患者健康宣教内容			现场抽查
饮食宣教知晓率	①患者及家属知晓呕血期间应禁食；②24 小时无呕血可进食无糖温凉流质饮食（温凉白米粥或无糖藕粉）			现场抽查

三级指标名称	评价依据	合格人数	不合格人数	监测方法
床上解大小便执行率	①活动性出血期间患者绝对卧床休息；②活动性出血期间禁止下床入厕，床上解大小便			现场抽查
饮食过度掌握合格率	患者及家属知晓无呕血、未解黑粪或大便转黄色可从进流质饮食（白米粥或无糖藕粉）过渡到进半流质清淡饮食（面条、米粉）			现场抽查
恢复期再次出血发生率	住院期间消化道出血患者再次出现呕血、黑粪			现场抽查

（陈红　可秦）

十、急性胰腺炎患者护理管理合格率

（一）指标定义及结构

1. 急性胰腺炎　是指由多种原因导致胰酶异常激活，引起胰腺组织的自身消化、水肿、出血、坏死的一种炎症反应，主要是由于胆道疾病、饮酒、代谢性疾病、十二指肠液反流、医源性因素、外伤、感染、肿瘤及药物因素等导致，严重时可引起其他器官功能障碍的疾病。本病是临床常见的急腹症，其中有 20% 左右易转化为重症胰腺炎，病情发展迅速，易引起局部及全身感染，病死率高。急性轻型胰腺炎病程多呈自限性，且大多数急性胰腺炎患者治疗出院后会出现复发现象，不利于患者生活质量的提高。

2. 急性胰腺炎患者护理管理合格率

一级指标	二级指标	三级指标	指标维度
急性胰腺炎患者护理管理合格率	人员培训	护士培训合格率	结构指标
	健康宣教管理	饮食宣教知晓率	过程指标
		出入量记录准确率	
	出院患者管理	饮食随访合格率	结果指标
		急性胰腺炎复发率	

223

（二）计算公式

$$护士培训合格率 = \frac{同期护士培训抽查合格例数}{统计周期内护士培训抽查总例数} \times 100\%$$

$$饮食宣教知晓率 = \frac{同期饮食宣教抽查合格例数}{统计周期内饮食宣教抽查总例数} \times 100\%$$

$$出入量记录准确率 = \frac{同期出入量记录抽查合格例数}{统计周期内出入量记录抽查总例数} \times 100\%$$

$$饮食随访合格率 = \frac{同期饮食随访抽查合格例数}{统计周期内饮食随访抽查总例数} \times 100\%$$

$$急性胰腺炎复发率 = \frac{同期急性胰腺炎复发例数}{统计周期内急性胰腺炎患者出院总例数} \times 100\%$$

1. 分子说明

（1）结构、过程指标：统计周期内使用《急性胰腺炎患者护理管理查检表》进行督查，对评价依据内容完全做到的记为合格例数，未完全做到的记为不合格例数。

（2）结果指标：统计周期内使用《急性胰腺炎患者护理管理查检表》进行督查，对评价依据内容完全做到的记为合格例数，未完全做到的记为不合格例数；统计周期内急性胰腺炎患者疾病再次复发入院例数。

2. 分母说明

（1）结构、过程指标：统计周期内使用《急性胰腺炎患者护理管理查检表》进行督查总例数。

（2）结果指标：统计周期内急性胰腺炎患者电话随访总例数；统计周期内急性胰腺炎患者实际出院总人数。

3. 纳入标准　统计周期内病区所有急性胰腺炎的患者，包括急性轻、中、重度胰腺炎患者。

4. 排除标准　非住院（门诊、留观）的急性胰腺炎、慢性胰腺炎、胰腺癌患者。

（三）数据统计

1. 统计周期为每月。

2. 全年值不可以采取各月均值获取，应直接通过公式计算。

3. 每个统计周期均应完成数据汇总。

（四）指标意义

急性胰腺炎是胰腺组织的自身消化引起的疾病。本病较突出的特征为易复发性，复发的原因较为常见，如胆石症、高脂血症等，患者没有注意保持良好的饮食和生活习惯也是导致急性胰腺炎复发的主要原因。因此急性胰腺炎患者急性期和恢复期要注意保持良好的饮食及生活习惯，避免暴饮暴食，忌浓茶、烟、酒、咖啡等，应进食易消化的食物，避免油炸及油腻、刺激、辛辣、生冷、过甜等不易消化的食物。良好的饮食及生活习惯对加强急性胰腺炎的恢复可起到关键作用，对预防急性胰腺炎复发也有至关重要的意义。

该病具有易复发、预后差等特点，因此对生活方式进行管控，并降低体重对预防疾病复发有重要意义。这就要求患者具有良好的遵医行为和自我管理能力。目前健康教育是提高患者遵医行为和自我管理能力的有效方法，通过健康教育可提高患者的健康意识。针对性的强化出院患者的健康教育能有效减轻患者的心理负担，提升患者的健康信念、自我管理能力及促进健康生活方式行为，能有效预防急性胰腺炎复发并提高护理满意度。

以指标监测获得的信息为基础引导持续的质量改进活动，督导护理人员落实相关护理措施，对于促进患者康复、减少复发等具有重要意义。

（五）评价标准

急性胰腺炎患者护理管理查检表

三级指标名称	评价依据	合格人数	不合格人数	监测方法
护士培训合格率	①掌握急性胰腺炎发病机制及病因；②掌握急性胰腺炎患者症状及体征；③掌握急性胰腺炎患者健康宣教内容			现场抽查
饮食宣教知晓率	急性期（腹痛缓解前）禁饮禁食，恢复期腹痛缓解后先试喝水→无脂肪低蛋白饮食（藕粉、米汤）→低脂、清淡易消化饮食（白米粥、面条、软米饭），少量多餐，避免脂肪的摄入			现场抽查
出入量记录准确率	患者禁饮食期间准确记录出入量，患者及家属知晓准确记录的重要性，并掌握使用量杯准确计量的方法			现场抽查
饮食随访合格率	出院后患者戒酒，避免暴饮、暴食，低脂饮食为主，多食新鲜蔬菜和水果，忌辛辣、生冷、产气食物（豆类及豆制品）			现场抽查
急性胰腺炎复发率	不当饮食、生活习惯导致的胰腺炎复发再次入院			HIS系统提取

（陈　红　可　秦）

十一、慢性肾脏病患者护理管理合格率

（一）指标定义及结构

1. 慢性肾脏病（chronic kidney disease，CKD）　是指肾脏损伤（肾脏结构或功能异常）≥3个月，可以有或无肾小球滤过率（GFR）下降，临床上表现为肾脏病理学检查异常或肾脏损伤的指标，包括血、尿成分异常或影像学检查异常，有或无肾脏损伤。

2. 慢性肾脏病患者护理管理合格率

一级指标	二级指标	三级指标	指标维度
慢性肾脏病患者护理管理合格率	专项培训	护士培训合格率	结构指标
	通路管理	护士健康宣教落实率	过程指标
		患者健康宣教知识掌握率	
		护士操作合格率	
	患者结局	患者上肢血管保护合格率	结果指标

（二）计算公式

$$护士培训合格率 = \frac{同期护士培训抽查合格例数}{统计周期内护士培训抽查总例数} \times 100\%$$

$$护士健康宣教落实率 = \frac{同期护士健康宣教落实抽查合格例数}{统计周期内护士健康宣教落实抽查总例数} \times 100\%$$

$$患者健康宣教知识掌握率 = \frac{同期患者健康宣教知识掌握抽查合格例数}{统计周期内患者健康宣教知识掌握抽查总例数} \times 100\%$$

$$护士操作合格率 = \frac{同期护士操作抽查条目合格例数}{统计周期内护士操作抽查总例数} \times 100\%$$

$$患者上肢血管保护合格率 = \frac{同期患者上肢血管保护抽查合格例数}{统计周期内患者上肢血管保护抽查总例数} \times 100\%$$

1. 分子说明

结构、过程、结果指标：统计周期内使用《慢性肾脏病患者护理管理查检表》进行督查，对评价依据内容完全做到的记为合格例数，未完全做到的记为不合格例数。

2. 分母说明

结构、过程、结果指标：统计周期内使用《慢性肾脏病患者护理管理查检表》进行督查总例数。

3. 纳入标准 统计周期内所有办理入院手续并入住病区的慢性肾脏病患者。

4. 排除标准 CKD 1~2 期的患者，上肢血管条件差无法建立动静脉内瘘手术的患者，住院治疗期间死亡的患者。

（三）数据统计

1. 统计周期为每月。

2. 全年值不可以采取各月均值获取，应直接通过公式计算。

3. 每个统计周期均应完成数据汇总。

（四）指标意义

我国成年人 CKD 的患病率为 10.8%，每年约有 2% 的患者进入终末期肾病，CKD-NET 报告显示，我国接受肾脏替代治疗的尿毒症发病率为 122.19/100 万人口。对于肾脏替代治疗的患者需要建立透析通路，KDOQI 指南推荐慢性肾脏病患者应该从确诊 CKD 3 期即开始进行上肢血管保护教育，透析患者或未来预期需要透析通路的 CKD 患者（CKD 3~5 期）尽量保护好所有的中心和外周动静脉，包括避免外周静脉穿刺、中心静脉置管和不必要的静脉穿刺。以指标监测获得的信息为基础引导持续的质量改进活动，督导护理人员落实相关护理措施，对于提升慢性肾脏病患者的生活质量具有非常重要的意义。

（五）评价标准

慢性肾脏病患者护理管理查检表

三级指标名称	评价依据	合格例数	不合格例数	监测方法
护士培训合格率	①有培训计划；②培训按计划实施，有记录、有考核；③护士知晓培训内容			现场抽查
护士健康宣教落实率	①未行动静脉内瘘手术的患者：护士宣教尽量保护上肢前臂血管，包括避免不必要的静脉穿刺，如抽血、输液；如确需上肢静脉穿刺，可考虑手背静脉；对血管条件较差的患者宣教可提前进行束臂握球锻炼。②已行动静脉内瘘手术的患者：护士按《血液透析用血管通路护理操作指南》进行宣教穿衣、日常维护、患者自我判断动静脉内瘘是否通畅的方法、异常情况处理方法、内瘘侧肢体功能锻炼方法			现场抽查

三级指标名称	评价依据	合格例数	不合格例数	监测方法
患者健康宣教知识掌握率	①未行动静脉内瘘手术的患者：患者100%内容回答正确，判断健康宣教知识掌握；②已行动静脉内瘘手术的患者：患者80%以上内容回答正确，判断健康宣教知识掌握			现场抽查
护士操作合格率	①输液患者首选手背静脉，尽量避免在上肢静脉留置套管针等；②静脉输液工具选择正确；③抽血、输液操作时穿刺部位血管选择正确			现场抽查
患者上肢血管保护合格率	①未行动静脉内瘘手术的患者：手腕带佩戴于保护侧肢体，一般为非惯侧肢体；无前臂钢针穿刺。②已行动静脉内瘘手术的患者：手腕带佩戴于非内瘘侧肢体；患者穿棉质宽松衣服；自我判断动静脉内瘘是否通畅的方法正确；按要求日常维护、进行内瘘侧肢体功能锻炼			现场抽查

（高秀芳　徐建清　可　秦）

十二、肾病综合征患者护理管理合格率

（一）指标定义及结构

1. 肾病综合征（nephrotic syndrome，NS）　是临床常见的一组肾脏疾病综合征，以大量蛋白尿（>3.5g/d）、低白蛋白血症（人血白蛋白<30g/L）及不同程度的水肿、高脂血症为主要特征。

2. 肾病综合征患者护理管理合格率

一级指标	二级指标	三级指标	指标维度
肾病综合征患者护理管理合格率	辅助设备	设备管理合格率	结构指标
	专项培训	护士培训合格率	过程指标
		护士宣教体重管理合格率	
		患者体重测量规范率	
	患者结局	患者24小时尿蛋白达标率	结果指标

（二）计算公式

$$设备管理合格率 = \frac{同期设备管理抽查合格例数}{统计周期内设备管理抽查总例数} \times 100\%$$

$$护士培训合格率 = \frac{同期护士培训抽查合格例数}{统计周期内护士培训抽查总例数} \times 100\%$$

$$护士宣教体重管理合格率 = \frac{同期护士宣教体重管理抽查合格例数}{统计周期内护士宣教体重管理抽查总例数} \times 100\%$$

$$患者体重测量规范率 = \frac{同期患者体重测量抽查合格例数}{统计周期内患者体重测量抽查总例数} \times 100\%$$

$$患者24小时尿蛋白达标率 = \frac{同期患者24小时尿蛋白抽查合格例数}{统计周期内患者24小时尿蛋白抽查总例数} \times 100\%$$

1. 分子说明

（1）结构、过程指标：统计周期内使用《肾病综合征患者护理管理查检表》进行督查，每条项目抽查5人次，对评价依据内容完全做到的记为合格例数，未完全做到的记为不合格例数。

（2）结果指标：统计周期内肾病综合征住院患者中24小时尿蛋白督查合格患者例数。

2. 分母说明

（1）结构、过程指标：统计周期内使用《肾病综合征患者护理管理查检表》进行督查总例数。

（2）结果指标：统计周期内肾病综合征住院患者中24小时尿蛋白督查总例数5例。

3. 纳入标准　统计周期内所有入住病区的肾病综合征患者。

4. 排除标准　卧床制动无法进行体重监测的肾病综合征患者。

（三）数据统计

1. 统计周期为每月。

2. 全年值不可以采取各月均值获取，应直接通过公式计算。

3. 每个统计周期均应完成数据汇总。

（四）指标意义

肾病综合征是慢性肾脏病临床诊断的常见类型，占肾活检病例的40%左右。国内报道肾病综合征占全部肾活检病例患者的 20.36% ~42.2%。肾病综合征以不同程度的水肿、大量蛋白尿为主要特征，若蛋白尿得不到有效控制，将加快进展为终末期肾病的速度。成年人水钠潴留 4000ml 不易察觉，仅表现为体重增加，随着水肿的加重，可造成患者血压升高、呼吸困难、活动受限等。观察体重的增减是判定患者水肿消长的相当敏感和有价值的指标，而 24 小时尿蛋白定量是判断肾病综合征患者疗效的指标之一，每日监测体重有利于掌握体液量的变化，及时发现体重异常波动并给予相应处理，是控制病情进展的重要措施之一，从而使患者 24 小时尿蛋白得到有效控制。以指标监测获得的信息指导持续的护理改进活动，督导护理人员落实肾病综合征患者护理管理，正确管理体重，对于控制病情进展，提高患者生活质量具有重要意义。

（五）评价标准

肾病综合征患者护理管理查检表

三级指标名称	评价依据	合格例数	不合格例数	监测方法
设备管理合格率	科室固定电子体重称及床旁电子体重称称量数据正确，运行良好无故障			现场抽查
护士培训合格率	①有肾病综合征知识、体重管理规范、体重称操作流程故障时应急预案培训计划，重点突出；②护士掌握体重管理的护理要点及宣教内容≥90%；③护士掌握体重管理培训内容≥90%；④护士掌握体重秤操作流程，发生故障时应急预案≥90%；⑤护士体重称使用操作合格率≥95%			现场抽查
护士宣教体重管理合格率	①护士宣教体重测量方法正确；②护士宣教体重测量注意事项正确			现场抽查
患者体重测量规范率	①患者知晓体重测量方法；②患者知晓体重测量注意事项；③患者空腹、排空尿液、定衣服、定体重称测体重；④患者每周测体重≥3 次			现场抽查
患者 24 小时尿蛋白达标率	患者出院时 24 小时尿蛋白定量 >0.3g，但 <3.5g；或 24 小时尿蛋白定量比基线水平下降50%			现场抽查

（高秀芳　徐建清　可　秦）

十三、急性早幼粒细胞白血病患者护理管理合格率

（一）指标定义及结构

1. **急性早幼粒细胞白血病**（acute promyelocytic leukemia，APL）　是急性髓细胞性

白血病的一种特殊类型，被 FAB 协作组定义为急性髓细胞性白血病 M3 型。APL 发病急，若不及时治疗，病人常于半年内因并发弥散性血管内凝血或原发性纤维蛋白溶解导致的严重出血而死亡。

2. 急性早幼粒细胞白血病患者护理管理合格率　是指在一定统计周期内，住院期间急性早幼粒细胞白血病患者发生出血、感染、药物外渗的频率。

3. 急性早幼粒细胞白血病患者护理管理合格率

一级指标	二级指标	三级指标	指标维度
急性早幼粒细胞白血病患者护理管理合格率	护士培训	急性早幼粒细胞白血病培训合格率	结构指标
	化疗药物使用方法监测	护士预防出血措施合格率	过程指标
		护士预防感染指导合格率	
		护士化疗药物执行方法合格率	
		患者预防出血措施合格率	
		患者预防感染措施合格率	
	患者结局	患者出血发生率	结果指标
		患者感染发生率	
		化疗药物外渗发生率	

（二）计算公式

$$APL\ 培训合格率 = \frac{同期\ APL\ 培训抽查合格人数}{统计周期内\ APL\ 培训抽查总人数} \times 100\%$$

$$护士预防出血指导合格率 = \frac{同期护士掌握预防出血措施抽查合格人数}{统计周期内护士抽查总人数} \times 100\%$$

$$护士预防感染指导合格率 = \frac{同期护士掌握预防感染措施抽查合格人数}{统计周期内护士抽查总人数} \times 100\%$$

$$护士化疗药物执行方法合格率 = \frac{同期护士掌握化疗药物执行方法抽查合格人数}{统计周期内护士抽查总人数} \times 100\%$$

$$患者预防出血措施合格率 = \frac{同期患者预防出血措施抽查合格人数}{统计周期内\ APL\ 患者抽查总人数} \times 100\%$$

$$患者预防感染措施合格率 = \frac{同期患者预防感染措施抽查合格人数}{统计周期内\ APL\ 患者抽查总人数} \times 100\%$$

$$患者出血发生率 = \frac{同期\ APL\ 患者出血发生人数}{统计周期内\ APL\ 患者总人数} \times 100\%$$

$$患者感染发生率 = \frac{同期\ APL\ 患者感染发生人数}{统计周期内\ APL\ 患者总人数} \times 100\%$$

$$患者化疗药物外渗发生率 = \frac{同期\ APL\ 患者化疗药物外渗发生人数}{统计周期内\ APL\ 患者总人数} \times 100\%$$

1. 分子说明

（1）结构、过程指标：统计周期内使用《急性早幼粒细胞白血病患者护理管理查检表》进行抽查，每条项目抽查 5 人次，对评价依据内容完全做到的记为合格人数，未完全做到的记为不合格人数。

（2）结果指标：统计周期内急性早幼粒细胞性白血病患者发生出血、感染、化疗药物外渗的人数。

2. 分母说明

（1）结构指标：统计周期内急性早幼粒细胞性白血病护士培训抽查总人数。

（2）过程指标、结果指标：统计周期内急性早幼粒细胞性白血病患者的抽查总人数。

3. 纳入标准　统计周期内所有急性早幼粒细胞性白血病患者。

4. 排除标准　入院时伴有出血、感染、药物外渗的急性早幼粒细胞性白血病患者。

（三）数据统计

1. 统计周期为每月。

2. 全年值不可以采取各月均值获取，应直接通过公式计算。

3. 每个统计周期均应完成数据汇总。

（四）指标意义

急性早幼粒细胞白血病（APL）是血液科的前 5 位病种之一。APL 症状有贫血、出血、感染；白血病细胞的浸润有关的表现，如肝脾和淋巴结肿大、骨痛等。其中，出血倾向是其主要的临床特点，有 10% ~ 20% 的患者死于早期出血，弥漫性血管内凝血的发生率高，约 60% 的患者发生 DIC。近年来随着对 APL 细胞生物学特性认识的不断提高和治疗方法改进，使治疗结果和预后得到了很大的改善，早期死亡率明显下降。患者出血的防控宣教是本病也是血液科的重中之重，是护理质量的核心指标，也是护理的一项敏感指标。APL 专病指标提供了一个可以衡量和证明出血护理对患者影响的方法，关注 APL 专病指标有助于指引开展循证护理实践，提高临床护理效果，并推动血液病护理专业的发展，也是患者安全管理的重要内容。

（五）评价标准

急性早幼粒细胞白血病患者护理管理查检表

三级指标名称	评价依据	合格人次	不合格人次	监测方法
急性早幼粒细胞白血病培训合格率	护士知晓急性早幼粒细胞性白血病的护理常规			现场抽查
护士预防出血指导合格率	①护士能正确指导软质温凉饮食；②护士能正确指导患者卧床休息，当血小板≤20×10^9/L 时绝对卧床休息；③护士能正确指导患者避免用力排便；④护士能指导患者避免硬毛刷刷牙			现场抽查
护士预防感染指导合格率	①护士能正确指导患者佩戴口罩；②护士能正确指导患者饮食清洁，餐具卫生；③护士能正确指导患者便后清洁会阴部；④护士能正确指导患者餐后睡前漱口；⑤护士能正确指导患者避免人群聚集			现场抽查
护士化疗药物执行方法合格率	①护士能对化疗药物执行双人查对；②护士能在化疗药物给药时正确评估患者血管条件、输注工具及输液通路；③护士能正确指导患者口服化疗药物应餐后按时按量服用			现场抽查
患者预防出血措施合格率	①患者知晓正确进食、运动锻炼及生活护理上预防出血的相关知识；②对伴有出血表现的部位能学会自我观察、监测及知晓相关止血措施			现场抽查
患者预防感染措施合格率	①患者能正确注意饮食清洁卫生，保持个人卫生（特别是肛周及口腔卫生）；②患者能正确佩戴口罩；③患者知晓不能到人群聚集处等预防感染相关措施并有效执行			现场抽查
患者出血发生率	①患者出现因违背预防措施致皮肤出血和/或出血较前加重；②患者出现因违背预防措施致黏膜出血和/或出血较前加重；③患者出现因违背预防措施致内脏等出血和/或出血较前加重			HIS 系统提取
患者感染发生率	①患者出现因违背预防措施致口腔感染和/或感染较前加重；②患者出现因违背预防措施致肛周感染和/或感染较前加重；③患者出现因违背预防措施致肺部感染和/或感染较前加重			HIS 系统提取

三级指标名称	评价依据	合格人次	不合格人次	监测方法
化疗药物外渗发生率	①化疗药物渗漏到皮下组织中，注射部位出现疼痛、肿胀、红斑，回抽无回血；②穿刺部位出现水疱、溃烂等现象			HIS 系统提取

（吴晓倩　姚丽萍　可　秦）

十四、特发性血小板减少性紫癜患者护理管理合格率

（一）指标定义及结构

1. 特发性血小板减少性紫癜（idiopathic thrombocytopenic purpura，ITP）　是指无明显外源性病因引起的血小板减少，但大多数是由于免疫反应引起的血小板破坏增加，故又称为自身免疫性血小板减少，是一类较为常见的出血性血液病。其特点为血小板寿命缩短，骨髓巨核细胞增多，80%～90%病例的血清或血小板表面有 IgG 抗体，脾无明显肿大。

2. 特发性血小板减少性紫癜患者护理管理合格率　是指在一定统计周期内，住院期间特发性血小板减少性紫癜患者发生皮肤、口腔黏膜、消化道、颅内出血的频率。

3. 特发性血小板减少性紫癜患者护理管理合格率

一级指标	二级指标	三级指标	指标维度
特发性血小板减少性紫癜患者护理管理合格率	护士培训指标	特发性血小板减少性紫癜培训合格率	结构指标
	预防出血指标	护士预防皮肤出血指导合格率	过程指标
		护士预防口鼻腔黏膜出血指导合格率	
		护士预防消化道出血指导合格率	
		护士预防颅内出血指导合格率	
		患者预防出血措施合格率	
	预防出血有效指标	患者皮肤出血发生率	结果指标
		患者口鼻腔黏膜出血发生率	
		患者消化道出血发生率	
		患者颅内出血发生率	

（二）计算公式

$$ITP\ 培训合格率 = \frac{同期\ ITP\ 培训抽查达标人数}{统计周期内\ ITP\ 培训抽查总人数} \times 100\%$$

$$护士预防皮肤出血指导合格率 = \frac{同期护士掌握预防皮肤出血指导抽查合格人数}{统计周期内护士抽查总人数} \times 100\%$$

$$护士预防口腔黏膜出血指导合格率 = \frac{同期护士掌握预防口腔黏膜出血指导抽查合格人数}{统计周期内护士抽查总人数} \times 100\%$$

$$护士预防消化道出血指导合格率 = \frac{同期护士掌握预防消化道出血指导抽查合格人数}{统计周期内护士抽查总人数} \times 100\%$$

$$护士预防颅内出血指导合格率 = \frac{同期护士掌握预防颅内出血指导抽查合格人数}{统计周期护士抽查总人数} \times 100\%$$

$$患者预防出血措施合格率 = \frac{同期患者预防出血措施抽查合格人数}{统计周期内\ ITP\ 患者抽查总人数} \times 100\%$$

$$患者皮肤出血发生率 = \frac{同期\ ITP\ 患者皮肤出血发生人数}{统计周期内\ ITP\ 患者总人数} \times 100\%$$

$$患者口腔黏膜出血发生率 = \frac{同期\ ITP\ 患者口腔黏膜出血发生人数}{统计周期内\ ITP\ 患者总人数} \times 100\%$$

$$患者消化道出血发生率 = \frac{同期\ ITP\ 患者消化道出血发生人数}{统计周期内\ ITP\ 患者总人数} \times 100\%$$

$$患者颅内出血发生率 = \frac{同期\ ITP\ 患者颅内出血发生人数}{统计周期内\ ITP\ 患者总人数} \times 100\%$$

1. 分子说明

（1）结构、过程指标：按照统计周期内使用《特发性血小板减少性紫癜患者护理管理查检表》进行督查，每条项目抽查 5 人次，对评价依据内容完全做到的记为合格人数，未完全做到的记为不合格人数。

（2）结果指标：统计周期内特发性血小板减少性紫癜患者发生皮肤、口腔黏膜、消化道、颅内出血的人数。

2. 分母说明

（1）结构指标：统计周期内特发性血小板减少性紫癜护士培训抽查总人数。

（2）过程、结果指标：统计周期内特发性血小板减少性紫癜患者抽查总人数。

3. 纳入标准　统计周期内所有特发性血小板减少性紫癜患者。

4. 排除标准　入院时伴有皮肤、口腔黏膜、消化道、颅内出血的特发性血小板减少性紫癜患者。

（三）数据统计

1. 统计周期为每月。
2. 全年值不可以采取各月均值获取，应直接通过公式计算。
3. 每个统计周期均应完成数据汇总。

（四）指标意义

特发性血小板减少性紫癜是血液科的前5位病种之一。ITP临床表现为皮肤黏膜紫癜，甚至大片瘀斑和血肿，皮肤瘀点多为全身性，以下肢多见，分布均匀，出血多见于鼻、齿龈，口腔可有血疱及内脏出血。患者出血的防控宣教是本病也是血液科的重中之重，是护理质量的核心指标，也是护理的一项敏感指标。ITP专病指标提供了一个可以衡量和证明出血护理对患者影响的方法，关注ITP专病指标有助于指引开展循证护理实践，提高临床护理效果，并推动血液病护理专业的发展，也是患者安全管理的重要内容。

（五）评价标准

特发性血小板减少性紫癜患者护理管理查检表

三级指标名称	评价依据	合格人次	不合格人次	监测方法
特发性血小板减少性紫癜培训合格率	护士知晓特发性血小板减少性紫癜的护理常规			现场抽查
护士预防皮肤出血指导合格率	①护士指导患者避免搔抓皮肤方法正确；②护士指导患者禁止刮痧、艾灸等方法正确；③护士指导患者着棉质柔软宽松衣物方法正确；④护士指导患者避免烫水淋浴及泡脚等方法正确			现场抽查
护士预防口鼻腔黏膜出血指导合格率	①护士指导患者软质温凉清淡饮食方法正确；②护士指导患者餐后2分钟及时含漱口腔方法正确；③护士指导患者避免抠挖鼻腔方法正确；④护士指导患者避免硬毛刷刷牙方法正确			现场抽查

续表

三级指标名称	评价依据	合格人次	不合格人次	监测方法
护士预防消化道出血指导合格率	①护士指导患者软质温凉饮食方法正确；②护士指导卧床休息，当血小板≤20×10⁹/L时绝对卧床休息方法正确；③护士指导患者避免用力排便方法正确			现场抽查
护士预防颅内出血指导合格率	①护士指导避免颅内出血的诱因：便秘、剧烈咳嗽方法正确；②护士指导有血小板危象或出血症状患者绝对卧床休息，避免剧烈活动方法正确；③护士指导软质温凉饮食方法正确；④护士指导避免情绪激动方法正确；⑤护士能每班交班，观察患者意识、生命体征、神经精神症状			现场抽查
患者预防出血措施合格率	①患者知晓进食、运动锻炼及生活护理上预防出血的相关知识；②对伴有出血表现的部位能学会自我观察、监测及知晓相关止血措施			现场抽查
患者皮肤出血发生率	患者出现因违背预防措施导致皮肤出血和/或出血较前加重			HIS系统提取
患者口鼻腔黏膜出血发生率	患者出现因违背预防措施导致口鼻腔黏膜出血和/或出血较前加重			HIS系统提取
患者消化道出血发生率	患者出现因违背预防措施导致消化道出血和/或出血较前加重			HIS系统提取
患者颅内出血发生率	患者出现因违背预防措施导致颅内出血和/或出血较前加重			HIS系统提取

（吴晓倩　姚丽萍　可　秦）

十五、缺铁性贫血患者护理管理合格率

（一）指标定义及结构

1. **缺铁性贫血**　是体内铁的储存不能满足正常红细胞生成需要而发生的贫血。铁是合成血红蛋白必需的元素，当铁摄入量不足、吸收量减少、需要量增加、铁利用障碍或丢失过多时，会导致血红蛋白合成减少，形态学表现为小细胞低色素性贫血。

2. 缺铁性贫血患者护理管理合格率 是指在一定统计周期内，住院期间缺铁性贫血患者饮食错误、用氧无效的频率。

3. 缺铁性贫血患者护理管理合格率

一级指标	二级指标	三级指标	指标维度
缺铁性贫血患者护理管理合格率	护士培训指标	缺铁性贫血培训合格率	结构指标
	健康宣教管理指标	护士健康指导合格率	过程指标
		患者饮食正确执行率	
		患者用氧合格率	
	管理有效指标	患者饮食错误率	结果指标
		患者用氧无效率	

（三）计算公式

$$缺铁性贫血培训合格率 = \frac{同期缺铁性贫血培训抽查达标人数}{统计周期内护士缺铁性贫血培训抽查总人数} \times 100\%$$

$$护士健康指导合格率 = \frac{同期护士健康指导抽查合格人数}{统计周期内护士抽查总人数} \times 100\%$$

$$患者饮食正确合格率 = \frac{同期患者饮食合格人数}{统计周期内缺铁性贫血患者总人数} \times 100\%$$

$$患者用氧合格率 = \frac{同期患者用氧合格人数}{统计周期内缺铁性贫血患者总人数} \times 100\%$$

$$患者饮食错误率 = \frac{同期缺铁性贫血患者饮食错误人数}{统计周期内缺铁性贫血患者总人数} \times 100\%$$

$$患者用氧无效率 = \frac{同期缺铁性贫血患者用氧无效人数}{统计周期内缺铁性贫血患者总人数} \times 100\%$$

1. 分子说明

（1）结构、过程指标：统计周期内使用《缺铁性贫血患者护理管理查检表》进行督查，每条项目抽查5人次，对评价依据内容完全做到的记为合格人数，未完全做到的记为不合格人数。

（2）结果指标：统计周期内饮食错误、用氧无效的人数。

2. 分母说明

（1）结构指标：统计周期内缺铁性贫血护士培训抽查总人数。

（2）过程、结果指标：统计周期内缺铁性贫血患者抽查总人数。

3. 纳入标准　统计周期内所有缺铁性贫血患者。

4. 排除标准　住院期间医嘱未开具吸氧的缺铁性贫血患者。

（三）数据统计

1. 统计周期为每月。

2. 全年值不可以采取各月均值获取，应直接通过公式计算。

3. 每个统计周期均应完成数据汇总。

（四）指标意义

缺铁性贫血是血液科的前10位病种之一。其临床表现为乏力、易倦、头晕、头痛、眼花、耳鸣、心悸、气短、纳差、面色苍白、心率增快。氧疗是缺铁性贫血的重要治疗手段之一，用氧的安全是护理质量的核心指标，也是护理的一项敏感指标。缺铁性贫血专病指标提供了一个可以衡量和证明用氧护理对患者影响的方法，关注缺铁性贫血专病指标有助于指引开展循证护理实践，提高临床护理效果，并推动血液病护理专业的发展，也是患者安全管理的重要内容。

（五）评价标准

缺铁性贫血患者护理管理查检表

三级指标名称	评价依据	合格人次	不合格人次	监测方法
缺铁性贫血培训合格率	护士掌握缺铁性贫血护理常规			现场抽查
护士健康指导合格率	①护士能正确进行饮食指导；②护士能正确进行用氧指导			现场抽查
患者饮食正确合格率	①患者知晓并摄入含铁丰富的食物；②患者摄入高蛋白饮食，促进铁的吸收和合成血红蛋白；③患者摄入含维生素高的食物，使三价铁还原为易吸收的二价铁；④患者改正不良的饮食习惯，克服长期偏食、素食等不良习惯，合理安排餐次和内容，食欲差、胃纳少的患者可少食多餐			现场抽查
患者用氧合格率	①患者遵医嘱有效用氧，依从性好；②患者知道用氧注意事项，防火、防热、防油、防震			现场抽查

续表

三级指标名称	评价依据	合格人次	不合格人次	监测方法
患者饮食错误率	①患者未进食含铁饮食；②患者未进食高蛋白饮食；③患者未进食高维生素饮食；④患者偏食、挑食			现场抽查
患者用氧无效率	①患者未遵医嘱时间用氧；②患者未遵医嘱流量用氧；③患者不知晓用氧注意事项			现场抽查

（吴晓倩　姚丽萍　可　秦）

十六、类风湿关节炎患者护理管理合格率

（一）指标定义及结构

1. 类风湿关节炎（rheumatoid arthritis，RA）　是以侵蚀性、对称性多关节炎为主要临床表现的慢性、全身性自身免疫性疾病。

2. 类风湿关节炎患者护理管理合格率

一级指标	二级指标	三级指标	指标维度
类风湿关节炎患者护理管理合格率	专项培训	类风湿关节炎知识培训合格率	结构指标
	晨僵管理指标	晨僵评估率	过程指标
		晨僵干预正确率	
	疼痛管理指标	疼痛评估正确率	
		疼痛干预措施有效率	
	健康宣教	护士健康教育执行率	
		患者健康教育知识掌握率	
	功能锻炼管理指标	护士功能锻炼指导合格率	
		患者功能锻炼方法掌握率	
	患者依从性	患者服药正确率	结果指标
	患者结局	患者生活质量改善率	

（二）计算公式

$$RA\ 知识培训合格率 = \frac{同期\ RA\ 知识抽查合格人数}{统计周期内\ RA\ 知识抽查总人数} \times 100\%$$

$$晨僵评估率 = \frac{同期督查晨僵症状评估人数}{统计周期内督查\ RA\ 患者总人数} \times 100\%$$

$$晨僵干预正确率 = \frac{同期抽查晨僵症状干预正确人数}{统计周期内抽查晨僵症状干预总人数} \times 100\%$$

$$疼痛评估正确率 = \frac{同期抽查疼痛评估正确人数}{统计周期内抽查疼痛评估总人数} \times 100\%$$

$$疼痛干预措施有效率 = \frac{同期抽查疼痛干预措施有效人数}{统计周期内抽查疼痛干预总人数} \times 100\%$$

$$护士健康教育执行率 = \frac{同期健康教育抽查执行人数}{统计周期内抽查\ RA\ 患者总人数} \times 100\%$$

$$患者健康教育知识掌握率 = \frac{同期健康教育知识抽查掌握人数}{统计周期内健康教育知识抽查总人数} \times 100\%$$

$$护士功能锻炼指导合格率 = \frac{同期护士功能锻炼指导抽查合格人数}{统计周期内护士功能锻炼指导抽查总人数} \times 100\%$$

$$患者功能锻炼方法掌握率 = \frac{同期功能锻炼方法抽查掌握人数}{统计周期内功能锻炼方法抽查总人数} \times 100\%$$

$$患者服药正确率 = \frac{同期患者服药抽查正确人数}{统计周期内患者服药抽查总人数} \times 100\%$$

$$患者生活质量改善率 = \frac{同期患者生活质量抽查改善人数}{统计周期内患者生活质量抽查总人数} \times 100\%$$

1. 分子说明

结构、过程、结果指标：统计周期内使用《类风湿关节炎患者护理管理查检表》进行督查，对评价依据内容完全做到的记为合格人数，未完全做到的记为不合格人数。

2. 分母说明

结构、过程、结果指标：统计周期内使用《类风湿关节炎患者护理管理查检表》进行督查总人数。

3. 纳入标准　依据《2010 年 ACR/EULAR 类风湿关节炎分类标准》确诊为类风湿关节炎的住院患者。

4. 排除标准　严重感染患者、伴有严重脏器损害的患者、临床诊断明确有精神性疾病的患者。

（三）数据统计

1. 统计周期为每月。

2. 全年值不可以采取各月均值获取，应直接通过公式计算。

3. 每个统计周期均应完成数据汇总。

（四）指标意义

类风湿关节炎是一种慢性、系统性、炎症性、以滑膜炎为特征的自身免疫性疾病。其主要侵犯手足小关节、其他器官或组织，如肺、心脏、神经系统均可受累，因反复出现关节炎症，导致关节结构破坏、关节畸形和功能丧失。类风湿关节炎呈全球性分布，是造成人类丧失劳动力和致残的主要原因之一。我国类风湿关节炎的患病率为 0.32%～0.36%。通过指标的监测，督导护理人员在类风湿关节炎患者的治疗过程中采取科学的护理措施，有助于提高类风湿关节炎患者的依从性，提高自我管理能力，改善患者生存质量，降低疾病管理负担。

（五）评价标准

类风湿关节炎患者护理管理查检表

三级指标名称	评价依据	合格人数	不合格人数	监测方法
类风湿关节炎知识培训合格率	①类风湿关节炎的病因、临床表现、治疗要点和预后；②类风湿关节炎护理常规；③类风湿关节炎常用药物作用与副作用，用药注意事项 合格标准：以上内容护士掌握≥90% 视为合格			现场抽查
晨僵评估率	①类风湿关节炎患者入院 8 小时内完成评估；②评估晨僵发生的时间、部位、持续时间、缓解方式、晨僵与活动的关系；③评估结果记录规范无缺项			现场抽查
晨僵干预正确率	①指导患者夜间睡眠时对病变关节进行保暖；②指导患者晨起行温水浴或用热水浸泡僵硬的关节；③肢体功能锻炼：每天定时进行被动和主动的全关节活动			现场抽查

续表

三级指标名称	评价依据	合格人数	不合格人数	监测方法
疼痛评估正确率	①护理人员知晓评估对象、时限要求、评估工具、疼痛分级、评估频率并按要求落实；②评估结果与患者实际情况相符；③记录及时规范无缺项			现场抽查
疼痛干预措施有效率	实施干预后，同时满足以下3个指标，干预有效：①疼痛强度评分≤3分；②24小时内突发疼痛次数≤3次；③24小时内需要给镇痛药的次数≤3次			现场抽查
护士健康教育执行率	①护理人员能通过多种形式开展健康教育；②主动了解患者健康需求，根据患者的需求提供适宜的指导内容和方式；③讲解疾病知识，包括临床表现、病程进展和主要并发症，饮食、活动注意事项，教会患者自我护理；④治疗指导，包括用药名称、剂量、用法、服药注意事项、疗效及不良反应的观察与处理等			现场抽查
患者健康教育知识掌握率	①患者知晓饮食、活动注意事项；②患者知晓自己所用药物的作用、不良反应表现；③患者知晓药物正确服用时间、服用方法；④患者知晓发生用药不良反应时的正确应对措施			现场抽查
护士功能锻炼指导合格率	①急性期指导患者卧床休息，保持关节功能位，减少活动；指导患者床上翻身，有效咳嗽。②缓解期指导患者进行关节功能锻炼：踝泵运动、类风湿关节操、关节渐进活动（由被动运动→主动运动）、运动疗法（每次15分钟，每天2次） 合格标准：护士正确指导上述2项指标即为合格			现场抽查
患者功能锻炼方法掌握率	①急性期患者卧床休息，肢体处于功能位，患者能够在床上翻身及有效咳嗽；②缓解期患者能够自我进行关节锻炼，包括踝泵运动、类风湿关节操、关节渐进活动（由被动运动→主动运动）、运动疗法（每次15分钟，每天2次） 掌握标准：检查满足上述2项指标即为掌握			现场抽查
患者服药正确率	①患者能够按医嘱服药，未擅自加量、减量或停药；②患者服药时间、次数、剂量正确			现场抽查

三级指标名称	评价依据	合格人数	不合格人数	监测方法
患者生活质量改善率	患者入院时及出院前分别使用《类风湿关节炎患者生活质量量表》对患者生活质量进行评估，评分总分升高即为改善			现场抽查

（谌 晨 可 秦）

十七、系统性红斑狼疮患者护理管理合格率

（一）指标定义及结构

1. 系统性红斑狼疮（systemic lupus erythematosus，SLE） 是一种系统性自身免疫性疾病，以患者血清存在以抗核抗体为代表的多种自身抗体和多器官受累为临床表现特征。

2. 系统性红斑狼疮患者护理管理合格率

一级指标	二级指标	三级指标	指标维度
系统性红斑狼疮患者护理管理合格率	专项培训	系统性红斑狼疮知识培训合格率	结构指标
	皮肤管理	护士皮肤护理指导合格率	过程指标
		患者皮肤护理方法掌握率	
	育龄期女性患者生育指导	护士妊娠知识指导合格率	
		患者妊娠知识掌握率	
	健康宣教	护士健康教育执行率	
		患者健康教育知识掌握率	
	情绪障碍管理	情绪障碍评估率	
		情绪障碍干预有效率	
	患者依从性	患者服药正确率	结果指标
	患者结局	皮损好转率	

（二）计算公式

$$SLE\ 知识培训合格率 = \frac{同期\ SLE\ 知识抽查合格人数}{统计周期内\ SLE\ 知识抽查总人数} \times 100\%$$

$$护士皮肤护理指导合格率 = \frac{同期护士皮肤护理指导抽查合格人数}{统计周期内护士皮肤护理指导抽查总人数} \times 100\%$$

$$患者皮肤护理方法掌握率 = \frac{同期患者皮肤护理方法抽查掌握人数}{统计周期内患者皮肤护理方法抽查总人数} \times 100\%$$

$$护士妊娠知识指导合格率 = \frac{同期护士妊娠知识指导抽查合格人数}{统计周期内护士妊娠知识指导抽查总人数} \times 100\%$$

$$患者妊娠知识掌握率 = \frac{同期患者妊娠知识抽查掌握人数}{统计周期内患者妊娠知识抽查总人数} \times 100\%$$

$$护士健康教育执行率 = \frac{同期健康教育抽查执行人数}{统计周期内 SLE 患者抽查总人数} \times 100\%$$

$$患者健康教育知识掌握率 = \frac{同期健康教育知识抽查掌握人数}{统计周期内健康教育知识抽查总人数} \times 100\%$$

$$情绪障碍评估率 = \frac{同期情绪障碍抽查评估人数}{统计周期内 SLE 患者抽查总人数} \times 100\%$$

$$情绪障碍干预有效率 = \frac{同期情绪障碍干预抽查有效人数}{同统计周期内情绪障碍干预抽查总人数} \times 100\%$$

$$患者服药正确率 = \frac{同期 SLE 患者服药抽查正确例数}{统计周期内 SLE 患者服药抽查总例数} \times 100\%$$

$$皮损好转率 = \frac{同期皮损抽查好转人数}{统计周期内皮损抽查总人数} \times 100\%$$

1. 分子说明

结构、过程、结果指标：统计周期内使用《系统性红斑狼疮患者护理管理查检表》进行督查，对评价依据内容完全做到的记为合格人数，未完全做到的记为不合格人数。

2. 分母说明

结构、过程、结果指标：统计周期内使用《系统性红斑狼疮患者护理管理查检表》进行督查总人数。

3. 纳入标准 符合《2018 年系统性红斑狼疮分类标准》诊断为系统性红斑狼疮的住院患者。

4. 排除标准 合并其他结缔组织病；合并其他严重脏器功能损伤或感染；伴有精神疾病或精神病史的患者。

（三）数据统计

1. 统计周期为每月。
2. 全年值不可以采取各月均值获取，应直接通过公式计算。
3. 每个统计周期均应完成数据汇总。

（四）指标意义

系统性红斑狼疮是风湿免疫系统常见的自身免疫性疾病，常累及多系统、多器官，严重危害患者的身心健康。其好发年龄为 15～35 岁，男女比例为 1:（2～3），需要终身治疗。由于该病存在临床病情常慢性迁延、反复发作等特征，导致患者对自身疾病发展过程的相关知识认识不足及对预后过分担忧。因此，通过指标的监测，督导护理人员在系统性红斑狼疮患者的治疗过程中制定相应的护理对策，为患者提供健康教育，可有效提高患者对疾病的认知度，提高患者治疗依从性，改善患者生存质量。

（五）评价标准

系统性红斑狼疮患者护理管理查检表

三级指标名称	评价依据	合格人数	不合格人数	监测方法
SLE 知识培训合格率	①SLE 的病因、临床表现、治疗要点和预后；②SLE 护理常规；③ SLE 常用药物作用与副作用，用药注意事项 合格标准：以上内容护士掌握≥90% 视为合格			现场抽查
护士皮肤护理指导合格率	①正确指导患者日常饮食及避免光敏性食物；②正确指导患者避免阳光照射及化妆品使用；③正确指导患者对皮损部位进行护理（包括皮肤红斑、光过敏、黏膜溃疡、网状青斑、雷诺现象） 合格标准：护士正确指导上述 3 项指标即为合格			现场抽查
患者皮肤护理方法掌握率	①患者知晓光敏性食物及日常饮食种类；②患者能够避免阳光照射及正确选择化妆品；③患者能够掌握皮损部位护理的注意事项 掌握标准：患者能够满足上述 3 项指标即为掌握			现场抽查
护士妊娠知识指导合格率	①仅应用小量泼尼松（每日 7.5～10mg）或不用糖皮质激素的情况下，病情无活动性达 12 个月以上，可以允许妊娠；②妊娠期按时由专科医生评估用药，不可随意停药、减药；③产后避免哺乳 合格标准：护士正确指导上述 3 项指标即为合格			现场抽查

三级指标名称	评价依据	合格人数	不合格人数	监测方法
患者妊娠知识掌握率	患者掌握上述3项妊娠知识即为掌握			现场抽查
护士健康教育执行率	①护理人员能通过多种形式开展健康教育；②主动了解患者健康需求，根据患者的需求提供适宜的指导内容和方式；③讲解疾病知识，包括临床表现、病程进展和主要并发症，饮食、活动注意事项，教会患者自我护理；④治疗指导，包括用药名称、剂量、用法、服药注意事项、疗效及不良反应的观察与处理等			现场抽查
患者健康教育知识掌握率	①患者知晓饮食、活动注意事项；②患者知晓自己所用药物的作用、不良反应表现；③患者知晓药物正确服用时间、服用方法；④患者知晓发生用药不良反应时的正确应对措施			现场抽查
情绪障碍评估率	①患者入院后8小时内责任护士用HAD量表对SLE患者进行情绪障碍筛查；②评估结果记录规范无缺项			现场抽查
情绪障碍干预有效率	①患者能够正确认识自己所患疾病并积极配合治疗；②患者情绪平稳，住院期间未出现伤害自己的行为；③患者HAD量表评估较入院时有改善			现场抽查
患者服药正确率	①患者能够按医嘱服药，未擅自加量、减量或停药；②患者服药时间、次数、剂量正确			现场抽查
皮损好转率	①患者皮肤红斑变淡、消失或与周围正常皮肤颜色一致；②光敏性皮疹消退；③黏膜溃疡愈合；④网状青斑消退；⑤雷诺症状缓解 合格标准：根据患者皮损累及部位，满足与之相适应指标即为好转			现场抽查

（谌晨 可秦）

十八、痛风性关节炎患者护理管理合格率

（一）指标定义及结构

1. 痛风 是由于嘌呤代谢紊乱致血尿酸增高而引起尿酸盐结晶在关节腔沉积造成关节炎等的一组疾病。其临床特点为高尿酸血症伴发作性急性单关节炎，反复发作易累

积肾脏。其病程表现为四期：无症状高尿酸血症、急性痛风性关节炎、慢性痛风性关节炎及痛风石、肾脏病变。

2. 痛风性关节炎患者护理管理合格率

一级指标	二级指标	三级指标	指标维度
痛风性关节炎患者护理管理合格率	专项培训	痛风性关节炎知识培训合格率	结构指标
	疼痛管理指标	疼痛评估正确率	过程指标
		疼痛干预措施有效率	
	饮食管理	护士饮食指导合格率	
		患者饮食方法掌握率	
	功能锻炼管理指标	护士功能锻炼指导合格率	
		患者功能锻炼方法掌握率	
	健康宣教	护士健康教育执行率	
		患者健康教育知识掌握率	
	患者依从性	患者服药正确率	结果指标
	患者结局	患者生活质量改善率	

（二）计算公式

$$痛风性关节炎知识培训合格率 = \frac{同期痛风性关节炎知识抽查合格人数}{统计周期内痛风性关节炎知识抽查总人数} \times 100\%$$

$$疼痛评估正确率 = \frac{同期疼痛评估抽查正确人数}{统计周期内疼痛评估抽查总人数} \times 100\%$$

$$疼痛干预措施有效率 = \frac{同期疼痛干预措施抽查有效人数}{统计周期内疼痛干预抽查总人数} \times 100\%$$

$$护士饮食指导合格率 = \frac{同期护士饮食指导抽查合格人数}{统计周期内护士饮食指导抽查总人数} \times 100\%$$

$$患者饮食方法掌握率 = \frac{同期患者饮食方法抽查合格人数}{统计周期内患者饮食方法抽查总人数} \times 100\%$$

$$护士功能锻炼指导合格率 = \frac{同期护士功能锻炼指导督查合格人数}{统计周期内护士功能锻炼指导督查总人数} \times 100\%$$

$$患者功能锻炼方法掌握率 = \frac{同期患者功能锻炼方法抽查掌握人数}{统计周期内患者功能锻炼方法抽查总人数} \times 100\%$$

$$护士健康教育执行率 = \frac{同期健康教育抽查执行人数}{统计周期内痛风性关节炎患者抽查总人数} \times 100\%$$

$$患者健康教育知识掌握率 = \frac{同期健康教育知识抽查掌握人数}{统计周期内健康教育知识抽查总人数} \times 100\%$$

$$患者服药正确率 = \frac{同期痛风性关节炎患者服药抽查正确例数}{统计周期内痛风性关节炎患者服药抽查总例数} \times 100\%$$

$$患者生活质量改善率 = \frac{同期患者生活质量抽查改善人数}{统计周期内患者生活质量抽查总人数} \times 100\%$$

1. 分子说明

结构、过程、结果指标：统计周期内使用《痛风性关节炎患者护理管理查检表》进行督查，对评价依据内容完全做到的记为合格人数，未完全做到的记为不合格人数。

2. 分母说明

结构、过程、结果指标：统计周期内使用《痛风性关节炎患者护理管理查检表》进行督查总人数。

3. 纳入标准　依据《中国高尿酸血症与痛风诊疗指南 2019》诊断为痛风性关节炎的住院患者。

4. 排除标准　合并其他严重脏器功能损伤或感染；伴有精神疾病或精神病史的患者。

（三）数据统计

1. 统计周期为每月。

2. 全年值不可以采取各月均值获取，应直接通过公式计算。

3. 每个统计周期均应完成数据汇总。

（四）指标意义

随着人们生活方式和饮食结构的改变，痛风及高尿酸血症已成为严重威胁人类健康的常见病和多发病之一。中国居民痛风和高尿酸血症的患病率分别为 1.1% 和 13.3%，其中约 10% 的高尿酸血症患者会发展为痛风。另外，《无症状高尿酸血症合并心血管疾病诊治建议中国专家共识》指出，高尿酸血症是急性心肌梗死、脑卒中和所有心血管事件的独立危险因素，且可诱发糖尿病，严重降低患者的生活质量，并对其造成沉重的心理和经济负担。护理工作是保障患者治疗效果，提高患者治疗体验的关键内容，同时临床研究显示，良好的护理措施能够帮助患者改善对自身疾病的正确认知，提高患者生存质量，降低疾病管理负担。通过指标的监测，可及时发现并改正护理工作中的问题，提高护理质量。

（五）评价标准

痛风性关节炎患者护理管理查检表

三级指标名称	评价依据	合格人数	不合格人数	监测方法
痛风性关节炎知识培训合格率	①痛风性关节炎的病因、临床表现、治疗要点和预后；②痛风性关节炎护理常规；③痛风性关节炎常用药物作用与副作用，用药注意事项 合格标准：以上内容护士掌握≥90%视为合格			现场抽查
疼痛评估正确率	①护理人员知晓评估对象、时限要求、评估工具、疼痛分级、评估频率并按要求落实；②评估结果与患者实际情况相符；③记录及时规范无缺项			现场抽查
疼痛干预措施有效率	实施干预后，同时满足以下 3 个指标，干预有效：①疼痛强度评分≤3 分；②24 小时内突发疼痛次数≤3 次；③24 小时内需要给镇痛药的次数≤3 次			现场抽查
护士饮食指导合格率	①正确指导高嘌呤饮食、中嘌呤饮食及低嘌呤饮食的食物种类；②正确告知患者需要注意调节饮食的原因；③正确指导急性期、慢性期饮食注意事项 掌握标准：护士正确指导上述 3 项指标即为掌握			现场抽查
患者饮食方法掌握率	①患者正确回答常见高嘌呤饮食、中嘌呤饮食及低嘌呤饮食的食物种类；②患者知晓需要注意调节饮食的原因；③患者知晓急性期、慢性期饮食注意事项 合格标准：满足上述 3 项即为合格			现场抽查
护士功能锻炼指导合格率	①急性期指导患者卧床休息，保持关节功能位，减少活动；指导患者床上翻身，有效咳嗽。②缓解期指导患者进行关节功能锻炼：手指握拳松拳，足趾背伸，踝关节及肩、肘、腕各关节活动，每天活动 3 次，每次 5～10 分钟 合格标准：护士正确指导上述 2 项即为合格			现场抽查

三级指标名称	评价依据	合格人数	不合格人数	监测方法
患者功能锻炼方法掌握率	①急性期患者卧床休息，肢体处于功能位，患者能够在床上行翻身及有效咳嗽；②缓解期患者能够自我行关节锻炼：手指握拳松拳，足趾背伸，踝关节及肩、肘、腕各关节活动，每天活动3次，每次5~10分钟 掌握标准：检查满足上述2项指标即为掌握			现场抽查
护士健康教育执行率	①护理人员能通过多种形式开展健康教育；②主动了解患者健康需求，根据患者的需求提供适宜的指导内容和方式；③讲解疾病知识，包括临床表现、病程进展和主要并发症，活动注意事项，教会患者自我护理；④治疗指导，包括用药名称、剂量、用法、服药注意事项、疗效及不良反应的观察与处理等			现场抽查
患者健康教育知识掌握率	①患者知晓疾病知识；②患者知晓自己所用药物的作用、不良反应表现；③患者知晓药物正确服用时间、服用方法；④患者知晓发生用药不良反应时的正确应对措施			现场抽查
患者服药正确率	①患者能够按医嘱服药，未擅自加量、减量或停药；②患者服药时间、次数、剂量正确			现场抽查
患者生活质量改善率	患者入院时及出院前分别使用SF-36量表对患者生活质量进行评估，评分总分升高即为改善			现场抽查

（谌 晨 可 秦）

十九、肺癌患者护理管理合格率

（一）指标定义及结构

1. 肺癌　是我国发病率最高的呼吸系统恶性肿瘤，其分型复杂，患者死亡率较高，生存期较短，需要尽早采取对应的治疗措施。化疗是肺癌治疗的重要措施，对于延缓患者病情进展具有一定的效果，但是化疗的并发症及不良反应风险也较高，患者容易出现肺部感染等并发症，严重威胁患者生命安全，需要尽早实施规范护理。

2. 肺癌患者护理管理合格率

一级指标	二级指标	三级指标	指标维度
肺癌患者护理管理合格率	专项知识	肺癌护理知识培训合格率	结构指标
	措施落实	有效咳嗽咳痰合格率	过程指标
		深呼吸训练合格率	
		吸痰护理合格率	
	患者结局	肺部感染发生率	结果指标

（3）计算公式

$$肺癌护理知识培训合格率 = \frac{同期肺癌护理知识培训达标人数}{统计周期内肺癌护理知识培训总人数} \times 100\%$$

$$有效咳嗽咳痰合格率 = \frac{同期有效咳嗽咳痰抽查合格人数}{统计周期内抽查肺癌患者有效咳嗽总人数} \times 100\%$$

$$深呼吸训练合格率 = \frac{同期深呼吸训练抽查合格人数}{统计周期内抽查肺癌患者深呼吸训练总人数} \times 100\%$$

$$吸痰护理合格率 = \frac{同期吸痰护理抽查合格人数}{统计周期内抽查肺癌患者吸痰总人数} \times 100\%$$

$$肺部感染发生率 = \frac{同期肺癌患者发生肺部感染例数}{统计周期内肺癌患者总人数} \times 100\%$$

1. 分子说明

（1）结构、过程指标：统计周期内使用《肺癌患者护理管理查检表》进行督查，对评价依据内容完全做到的记为合格人数，未完全做到的记为不合格人数。

（2）结果指标：统计周期内住院肺癌患者中发生肺部感染的例次数。

2. 分母说明

（1）结构、过程指标：统计周期内使用《肺癌患者护理管理查检表》进行督查总人数。

（2）结果指标：统计周期内住院肺癌患者人数。

3. 纳入标准　统计周期内所有办理入院手续并入住病区的肺癌患者。

4. 排除标准　非住院患者（门诊、留观患者），伴有肺癌以外的肺结核、慢性阻塞性肺疾病、支气管扩张症或心脏功能不全等影响患者肺功能的其他病因患者。

（三）数据统计

1. 统计周期为每周。
2. 每月值不可以采取各周均值获取，应直接通过公式计算。
3. 每个统计周期均应完成数据汇总。

（四）指标意义

有效咳嗽咳痰、深呼吸法，操作简单，可预防肺不张，改善肺部循环，从而使肺癌化疗患者的肺功能得到改善，减少肺部感染的发生。

肺部感染是肺癌化疗中常见的并发症，患者身体机能下降严重，病情进展快，极易引发呼吸衰竭、多脏器功能衰竭、菌血症等严重并发症，临床治疗难度大。肺部感染也是肺癌化疗的常见致死原因，需要尽早采取治疗护理措施。肺癌一旦合并肺部感染，即使得到成功的治疗，也会延长患者住院时间，增加医疗费用和患者的痛苦。因此，在临床工作中如果能早期识别肺部感染的高危患者，从而采取针对性的及时有效的护理措施，有利于改善患者的生存质量。

以指标监测获得的信息引导持续的护理改进活动，督导护理人员落实肺癌患者护理管理，通过有效咳嗽咳痰、深呼吸训练等措施，降低肺部感染发生率，对提升患者生存质量有重要意义。

（五）评价标准

肺癌患者护理管理查检表

三级指标名称	评价依据	合格人数	不合格人数	监测方法
肺癌护理知识培训合格率	①肺癌护理知识培训参培率≥80%；②护理人员知晓培训内容≥90%，考核成绩≥85分			现场抽查
有效咳嗽咳痰合格率	先深吸气、慢呼气2次，第3次深吸气后屏气，借助于胸腹部的最大力量用力咳嗽，同时配合将痰液咳出			现场抽查
深呼吸训练合格率	①站立或坐位，用鼻慢慢深吸气、腹部鼓出，缩唇后慢慢经口呼气（呈口哨状），腹部内收；②每日2～3次，每次15分钟			现场抽查
吸痰护理合格率	吸痰护理操作规程考核≥90分			现场抽查
肺部感染发生率	住院肺癌患者发生肺部感染	发生例次	总患者数	HIS系统提取

（周廷艳　陈　莎　可　秦）

二十、直肠癌患者护理管理合格率

（一）指标定义及结构

1. 直肠癌　是指从齿状线至直肠乙状结肠交界处之间的恶性肿瘤，属于临床常见疾病，发生率较高，对患者身体健康及生命安全造成严重影响，是危害人类身心健康的常见恶性肿瘤，呈逐年增长的趋势。在直肠癌中有 50% ~60% 的患者需要做永久性结肠造口，由于肠造口改变了正常排便途径，从隐蔽的会阴部移到腹部，且不能随意控制，对患者的生理和心理上有很大的影响。

2. 直肠癌患者护理管理合格率

一级指标	二级指标	三级指标	指标维度
直肠癌患者护理管理合格率	护士培训指标	直肠癌护理知识培训合格率	结构指标
	护理指标	饮食指导执行率	过程指标
		造口护理合格率	
	并发症发生率	造口并发症发生率	结果指标

（二）计算公式

$$直肠癌护理知识培训合格率 = \frac{同期直肠癌护理知识培训合格人数}{统计周期内直肠癌护理知识培训总人数} \times 100\%$$

$$饮食指导执行率 = \frac{同期饮食指导合格人数}{统计周期内饮食指导总人数} \times 100\%$$

$$造口护理合格率 = \frac{同期造口护理合格人数}{统计周期内造口护理总人数} \times 100\%$$

$$造口并发症发生率 = \frac{同期造口并发症发生人数}{统计周期内直肠癌患者总人数} \times 100\%$$

1. 分子说明

（1）结构、过程指标：统计周期内使用《直肠癌患者护理管理查检表》进行督查，对评价依据内容完全做到的记为合格人数，未完全做到的记为不合格人数。

（2）结果指标：统计周期内住院直肠癌患者发生并发症总人数。

2. 分母说明

（1）结构、过程指标：统计周期内使用《直肠癌患者护理管理查检表》进行督查总人数。

（2）结果指标：统计周期内住院直肠癌患者总人数。

3. 纳入标准　统计周期内所有办理入院手续并入住病区的直肠癌造口患者。

4. 排除标准　非造口的直肠癌患者。

（三）数据统计

1. 统计周期为每月。

2. 全年值不可以采取各月均值获取，应直接通过公式计算。

3. 每个统计周期均应完成数据汇总。

（四）指标意义

近年来，随着人们生活方式和饮食结构的改变，我国结直肠癌发病率和死亡率逐年上升。目前，肠造口术是挽救结直肠癌患者生命的主要治疗措施。造口周围刺激性皮炎是肠造口术后患者最常见的并发症，发生率可高达 7%～43%。由于排泄物持续刺激造口周围皮肤，易造成造口周围皮肤发红甚至糜烂，使患者产生焦虑情绪，进而导致其生活质量降低。如不能提前预防或及时进行有效治疗，则会增加造口周围刺激性皮炎发生率并加重其严重程度；同时增加治疗费用，最终影响患者的治疗进度及预后。通过指标的监测，督导护理人员针对直肠癌造口患者实施有效的护理干预，能提高患者自我保健能力，加快其心理康复，增强其回归社会的信心，使患者生活质量得到进一步提高。

（五）评价标准

直肠癌患者护理管理查检表

三级指标名称	评价依据	合格人数	不合格人数	监测方法
直肠癌护理知识培训合格率	①直肠癌护理知识培训参培率≥80%；②护理人员知晓培训内容≥90%，考核成绩≥85分			现场抽查
饮食指导执行率	①指导患者定时进餐，注意饮食卫生，避免生冷、辛辣等刺激性饮食；②避免进食（玉米、油炸食品等）易引起便秘的食物；③避免进食易引起腹泻的食物（如绿豆、啤酒等）；④避免进食易引起产气的食物（如豆类、洋葱等）			现场抽查
造口护理合格率	①对肠造口局部血液循环进行监测；②保持造口周围皮肤清洁；③正确使用造口袋；④教会患者掌握造口袋的自我更换方法及更换周期			现场抽查

续表

三级指标名称	评价依据	合格人数	不合格人数	监测方法
造口并发症发生率	①刺激性皮炎；②过敏性皮炎；③机械性皮炎；④造口狭窄；⑤造口旁疝；⑥造口回缩；⑦造口脱垂；⑧缺血坏死	发生人数	总患者数	HIS 系统提取

（周廷艳　陈　莎　可　秦）

二十一、颈椎病患者护理管理合格率

（一）指标定义及结构

1. 颈椎病　是一种以退行性病理改变为基础的疾病，主要是由于颈椎长期劳损、骨质增生，或椎间盘突出，韧带增厚，致使颈椎脊髓、神经根或椎动脉受压，出现一系列功能障碍的临床综合征。

2. 颈椎病患者护理管理合格率

一级指标	二级指标	三级指标	指标维度
颈椎病患者护理管理合格率	护士管理指标	护士健康教育掌握合格率	结构指标
	特殊物理治疗指标	颈椎牵引坐姿合格率	过程指标
		颈椎牵引力度合格率	
	并发症指标	颈椎牵引并发症发生率	结果指标

（二）计算公式

$$护士健康教育掌握合格率 = \frac{同期护士对疾病健康知识抽查知晓人数}{统计周期内护士健康知识知晓抽查总人数} \times 100\%$$

$$颈椎牵引坐姿合格率 = \frac{同期颈椎牵引坐姿抽查合格人数}{统计周期内颈椎牵引抽查总人数} \times 100\%$$

$$颈椎牵引力度合格率 = \frac{同期颈椎牵引力度抽查合格人数}{统计周期内颈椎牵引抽查总人数} \times 100\%$$

$$颈椎牵引并发症发生率 = \frac{同期颈椎病并发症发生例次}{统计周期内颈椎牵引治疗总人次} \times 100\%$$

1. 分子说明

（1）结构、过程指标：统计周期内使用《颈椎病护理管理查检表》进行督查，每条项目抽查 5 人次，对评价依据内容完全做到的记为合格人次，未完全做到的记为不合格人次。

（2）结果指标：统计周期内颈椎牵引患者发生并发症的例次数。

2. 分母说明

（1）结构、过程指标：统计周期内使用《颈椎病护理管理查检表》进行督查总人次（5 人次）。

（2）结果指标：统计周期内所有颈椎牵引患者数量。

3. 纳入标准　统计周期内所有颈椎病患者。

4. 排除标准　因特殊原因转科或转院的颈椎病患者。

（三）数据统计

1. 统计周期为每月。
2. 全年值不可以采取各月均值获取，应直接通过公式计算。
3. 每个统计周期均应完成数据汇总。

（四）指标意义

颈椎病是一种常见疾病，好发于各年龄阶段，以中老年人居多，以颈椎退行性病理改变为特征。其主要表现为颈肩痛、头晕头痛、上肢麻木、肌肉萎缩，严重者双下肢痉挛、行走困难，甚至四肢麻痹，大小便障碍，出现瘫痪。早期进行针灸、理疗等保守治疗效果非常显著，可明显缓解上述症状。牵引作为颈椎病的一项特殊理疗项目，适用范围广泛，可用于除脊髓型以外的所有类型颈椎病。通过指标的监测，督导护理人员对患者进行规范的护理和正确的健康指导，能促进患者快速康复，并能使患者在出院后掌握正确的康复锻炼方法，预防疾病的复发。

（五）评价标准

颈椎病患者护理管理查检表

三级指标名称	评价依据	合格人次	不合格人次	监测方法
护士健康教育掌握合格率	①护士掌握指导患者颈椎操的方法，并教会患者；②护士会指导患者保持正确的坐立行走的姿势；③根据中医证型指导患者饮食			现场抽查
颈椎牵引坐姿合格率	①颈椎牵引治疗时姿势正确，身体贴近椅背，成直线；②头居正中，正视前方，成直线；③患者无双上肢麻木或麻木感加重、颈部疼痛等症状			现场抽查

续表

三级指标名称	评价依据	合格人次	不合格人次	监测方法
颈椎牵引力度合格率	①力度适合，初始力度 6～8kg，患者感觉舒适，牵引有效；②患者无头晕、恶心欲吐等			现场抽查
颈椎牵引并发症发生率	①患者发生头晕、恶心欲吐等；②患者发生双上肢麻木或麻木感加重、颈部疼痛等			HIS 系统提取

（江　莎　马秀芝）

二十二、腰椎间盘突出症患者护理管理合格率

（一）指标定义及结构

1. 腰椎间盘突出症　又称为腰椎纤维环破裂症，系指腰椎间盘在退行性变过程中，由于纤维环破裂，髓核突出，压迫神经根所造成的腰腿痛综合征；属中医学的"腰腿痛""腰脚痛""腰痛连膝"等范畴。

2. 腰椎间盘突出症患者护理管理合格率

一级指标	二级指标	三级指标	指标维度
腰椎间盘突出症患者护理管理合格率	护士管理指标	护士健康教育掌握合格率	结构指标
	特殊物理治疗指标	腰椎牵引坐姿合格率	过程指标
		腰椎牵引力度合格率	
	并发症指标	腰椎牵引并发症发生率	结果指标

（二）计算公式

$$护士健康教育掌握合格率 = \frac{同期护士对疾病健康知识抽查知晓人数}{统计周期内护士健康知识知晓抽查总人数} \times 100\%$$

$$腰椎牵引坐姿合格率 = \frac{同期腰椎牵引坐姿抽查合格人数}{统计周期内腰椎牵引抽查总人数} \times 100\%$$

$$腰椎牵引力度合格率 = \frac{同期腰椎牵引力度抽查合格人数}{统计周期内腰椎牵引抽查总人数} \times 100\%$$

$$腰椎牵引并发症发生率 = \frac{同期腰椎病并发症发生例次}{统计周期内腰椎牵引治疗总人数} \times 100\%$$

1. 分子说明

（1）结构、过程指标：统计周期内使用《腰椎间盘突出症患者护理管理查检表》进行督查，每条项目抽查 5 人次，对评价依据内容完全做到的记为合格人次，未完全做到的记为不合格人次。

（2）结果指标：统计周期内腰椎牵引患者发生并发症的例次数。

2. 分母说明

（1）结构、过程指标：统计周期内使用《腰椎间盘突出症患者护理管理查检表》进行督查总人次（5 人次）。

（2）结果指标：统计周期内所有腰椎牵引患者数。

3. 纳入标准　统计周期内所有腰椎病患者。

4. 排除标准　因特殊原因转科或转院的腰椎病患者。

（三）数据统计

1. 统计周期为每月。
2. 全年值不可以采取各月均值获取，应直接通过公式计算。
3. 每个统计周期均应完成数据汇总。

（四）指标意义

腰椎间盘突出症是骨科门诊最为常见的疾患之一，也是腰腿痛最为常见的原因。其主要临床表现为腰痛、下肢放射痛、肢体麻木、肢体冷感、间歇性跛行、肌肉麻木等。早期进行针灸、理疗等保守治疗效果非常显著，可明显缓解上述症状。腰椎牵引作为腰椎间盘突出症一项特殊的理疗项目，适用范围广泛。通过对指标的监测，督导护理人员对患者进行规范的护理和正确的健康指导，可促进患者早日康复，并能使患者在出院后掌握正确的康复锻炼方法，预防疾病的复发。

（五）评价标准

腰椎间盘突出症患者护理管理查检表

三级指标名称	评价依据	合格人次	不合格人次	监测方法
护士健康教育掌握合格率	①护士会指导患者康复锻炼的方法（小燕飞、五点支撑锻炼）；②护士会指导患者正确使用腰托；③可根据中医证型指导患者饮食			现场抽查

三级指标名称	评价依据	合格人次	不合格人次	监测方法
腰椎牵引坐姿合格率	①腰椎牵引时身体处于同一直线上；②牵引带置于身体合适的部位，上带下缘位于肋弓下，下带上缘位于髂棘处			现场抽查
腰椎牵引力度合格率	力度适中，牵引力为体重的 $1/3 \sim 1/2$，患者感觉舒适，可耐受			现场抽查
腰椎牵引并发症发生率	①患者发生腰痛、肢体麻木加重、不能下地行走等；②患者发生呼吸困难等不适感			HIS 系统提取

（江　莎　马秀芝）

二十三、偏瘫患者护理管理合格率

（一）指标定义及结构

1. **偏瘫**　一侧肢体不同程度的瘫痪或无力，即偏瘫，是脑卒中患者运动功能障碍中最常见、最严重的功能障碍。

2. **偏瘫患者护理管理合格率**

一级指标	二级指标	三级指标	指标维度
偏瘫患者管理合格率	康复护理技能培训指标	康复护理培训执行率	结构指标
		康复护理操作培训合格率	
	健康宣教指标	患者康复知识知晓率	过程指标
	康复护理相关指标	床椅转移合格率	
		良肢位摆放合格率	
	并发症发生指标	患者肩关节半脱位发生率	结果指标

（二）计算公式

$$康复护理培训执行率 = \frac{同期护士执行康复护理培训抽查合格人数}{统计周期内护士执行康复护理培训抽查总人数} \times 100\%$$

$$康复护理操作培训合格率 = \frac{同期护士操作培训考核合格人数}{统计周期内护士操作培训考核总人数} \times 100\%$$

$$患者康复知识知晓率 = \frac{同期抽查患者知晓康复知识合格人数}{统计周期内抽查患者知晓康复知识总人数} \times 100\%$$

$$床椅转移合格率 = \frac{同期抽查床椅转移合格人数}{统计周期内抽查床椅转移总人数} \times 100\%$$

$$良肢位摆放合格率 = \frac{同期抽查良肢位摆放合格人数}{统计周期内抽查良肢位摆放总人数} \times 100\%$$

$$患者肩关节半脱位发生率 = \frac{同期住院患者肩关节半脱位发生例次}{统计周期内偏瘫患者总床日数} \times 100\%$$

1. 分子说明

（1）结构、过程指标：统计周期内使用《偏瘫患者护理管理查验表》进行抽查，每条项目抽查 5 人次，对评价依据内容完全做到的记为合格人次，未完全做到的记为不合格人次。

（2）结果指标：统计周期内偏瘫患者住院期间发生肩关节半脱位的例次数。

2. 分母说明

（1）结构、过程指标：统计周期内使用《偏瘫患者护理管理查验表》进行抽查总人次（5 人次）。

（2）结果指标：统计周期内住院患者偏瘫患者总数。

3. 纳入标准　统计周期内所有办理入院手续并入住病区的偏瘫患者。

4. 排除标准　患者在入院前已经发生的肩关节半脱位。

（三）数据统计

1. 统计周期为每月。

2. 全年值不可以采取各月均值获取，应直接通过公式计算。

3. 每个统计周期均应完成数据汇总。

（四）指标意义

一侧肢体不同程度的瘫痪或无力，即偏瘫，是脑卒中患者运动功能障碍中最常见、最严重的功能障碍。通过指标的监测，督导护理人员对偏瘫患者进行康复护理管理，能减轻患者的功能障碍程度，尽可能促进和改善各方面的功能，预防或改善继发性的功能障碍，最大限度地提高或恢复患者生活自理能力，使其尽早重返家庭、回归社会。

（五）评价标准

偏瘫患者护理管理查检表

三级指标名称	评价依据	合格人次	不合格人次	监测方法
康复专科护理操作培训执行率	①每月学习相关专科护理操作1项；②对培训内容每月有考核；③培训及考核记录规范；④休假超3个月者有再准入培训；⑤考核不过关人员有再培训及再次考核的记录；⑥培训内容为良肢位摆放、床上运动、床椅转移			现场抽查
康复护理操作培训合格率	使用《良肢位摆放技术评分标准》《床上运动技术评分标准》《床椅转移技术评分标准》进行抽考，满分100分，合格80分			现场抽查
患者康复知识知晓率	患者或家属知晓良肢位摆放、床上运动、床椅转移的方法及注意事项			现场抽查
床椅转移合格率	患者及家属能正确使用轮椅转移法转移，患者及家属知晓注意事项等			现场抽查
良肢位摆放合格率	患侧关键肌肌力在2级以下仰卧位、患侧卧位、健侧卧位、坐位的体位摆放正确，患者及家属知晓注意事项等			现场抽查
患者肩关节半脱位发生率	患者偏瘫侧上肢肩关节出现半脱位状态：采用1994年中国康复研究中心提出的肩关节半脱位评定标准：①肩峰下可触及凹陷；②两侧肩正位片，患侧肩峰与肱骨头间隙>14mm或两侧相差>10mm			现场抽查

（马儒萍　马秀芝）

二十四、截瘫患者护理管理合格率

（一）指标定义及结构

1. **截瘫**　是指由椎管内胸段、腰段或骶段脊髓损伤导致的下肢及躯干的完全或不完全瘫痪。

2. 截瘫患者护理管理合格率

一级指标	二级指标	三级指标		指标维度
截瘫患者护理管理合格率	康复护理技能培训指标	康复护理培训执行率		结构指标
		康复护理操作培训合格率		
	健康宣教指标	患者康复知识知晓率		过程指标
	康复护理相关指标	轴线翻身合格率		
		皮肤护理合格率		
		呼吸功能训练合格率		
		体位摆放合格率		
		间歇导尿健康宣教落实率		
	并发症发生指标	坠积性肺炎发生率		结果指标
		压力性损伤发生率		
		导尿管相关尿路感染发生率		

（二）计算公式

$$康复护理培训执行率 = \frac{同期护士执行康复护理培训抽查合格人数}{统计周期内护士执行康复护理培训抽查总人数} \times 100\%$$

$$康复护理操作培训合格率 = \frac{同期抽查护士操作培训考核合格人数}{统计周期内抽查护士操作培训考核总人数} \times 100\%$$

$$患者康复知识知晓率 = \frac{同期抽查知晓康复知识患者人数}{统计周期内截瘫患者总人数} \times 100\%$$

$$轴线翻身合格率 = \frac{同期抽查截瘫患者轴线翻身合格人数}{统计周期内抽查截瘫患者总人数} \times 100\%$$

$$皮肤护理合格率 = \frac{同期抽查截瘫患者皮肤护理合格人数}{统计周期内抽查截瘫患者总人数} \times 100\%$$

$$呼吸功能训练合格率 = \frac{同期抽查截瘫患者呼吸功能训练合格人数}{统计周期内抽查截瘫患者总人数} \times 100\%$$

$$体位摆放合格率 = \frac{同期抽查截瘫患者体位摆放合格人数}{统计周期内抽查截瘫患者总人数} \times 100\%$$

$$间歇导尿健康\ 宣教落实率 = \frac{同期抽查截瘫患者间歇导尿健康宣教合格人数}{统计周期内抽查截瘫患者间歇导尿总人数} \times 100\%$$

$$坠积性肺炎发生率 = \frac{同期截瘫患者坠积性肺炎发生例次}{统计周期内截瘫患者总床日数} \times 1000‰$$

$$压力性损伤发生率 = \frac{同期截瘫患者压力性损伤发生例次数}{统计周期内截瘫患者人数} \times 100\%$$

$$导尿管相关尿\ 路感染发生率 = \frac{同期截瘫患者导尿管相关尿路感染发生例次数}{统计周期内间歇导尿截瘫患者总床日数} \times 1000‰$$

1. 分子说明

（1）结构、过程指标：统计周期内使用《截瘫患者护理管理查检表》进行抽查，每条项目抽查 5 人次，对评价依据内容完全做到的记为合格人次，未完全做到的记为不合格人次。

（2）结果指标：统计周期内住院截瘫患者发生坠积性肺炎的例次数、压力性损伤的例数、泌尿系感染的例数。

2. 分母说明

（1）结构、过程指标：统计周期内使用《截瘫患者护理管理查检表》进行抽查总人次（5 人次）。

（2）结果指标：指标前 7 项为统计周期内住院截瘫患者的总人数，指标第 9 项为统计周期内截瘫患者实际占用总床日数，指标第 10 项为统计周期内在院截瘫患者总人数，指标第 11 项为统计周期内间歇导尿的截瘫患者的实际占用总床日数。

3. 纳入标准　统计周期内所有办理入院手续并入住病区的截瘫患者。

4. 排除标准　入院时已经存在坠积性肺炎、压力性损伤、尿管感染的截瘫患者。

（三）数据统计

1. 统计周期为每月。

2. 全年值不可以采取各月均值获取，应直接通过公式计算。

3. 每个统计周期均应完成数据汇总。

（四）指标意义

截瘫是由于各种不同伤病因素引起的脊髓结构、功能的损害，造成损伤水平面以下的脊髓功能（运动、感觉、自主神经功能）障碍，是一种严重的致残性疾病。通过指标的监测，督导护理人员加强对截瘫患者的康复护理管理，能减轻患者的功能障碍程度，尽可能促进和改善患者各方面的功能，预防或改善继发性的功能障碍，最大限度地提高或恢复患者生活自理能力，使其重返家庭、回归社会。

（五）评价标准

截瘫患者护理管理查检表

三级指标名称	评价依据	合格人次	不合格人次	监测方法
康复护理培训执行率	①每月学习相关专科护理操作 1 项；②对培训内容每月有考核；③培训及考核记录规范；④休假超 3 个月者有再准入培训；⑤考核不过关人员有再培训及再次考核的记录；⑥培训内容为体位摆放、呼吸功能训练			现场抽查
康复护理操作培训合格率	使用《体位摆放技术评分标准》《呼吸功能训练技术评分标准》进行抽考，满分 100 分，合格 80 分			现场抽查
患者康复知识知晓率	患者或家属知晓体位摆放、脊髓损伤床上运动及床椅转移的方法、注意事项			现场抽查
轴线翻身合格率	①翻身至少 2 人或 3 人；②翻身时操作者固定的位置及方法正确；③动作轻柔一致以圆滚轴或翻转			现场抽查
皮肤护理合格率	①床单元干燥、平整、无渣；②压疮评估表评估正确；③每班检查皮肤，尤其是受压部位；④按要求 2 小时翻身；④皮肤清洁干燥、使用皮肤屏障产品；⑤使用减压或压力再分布器材正确；⑥未使用热水袋；⑦坐位时每 30 分钟减压			现场抽查
呼吸功能训练合格率	患者缩唇呼吸、腹式呼吸、呼吸肌训练方法正确，患者及家属知晓注意事项等			现场抽查
体位摆放合格率	患者仰卧位、侧卧位的体位摆放方法正确，患者及家属知晓注意事项等			现场抽查
间歇导尿健康宣教落实率	指对排尿功能障碍的截瘫患者及家属进行清洁导尿培训，含生理结构介绍、导尿操作、感染预防			现场抽查

三级指标名称	评价依据	合格人次	不合格人次	监测方法
坠积性肺炎发生率	①患者出现频繁咳嗽、呼吸急促、痰量增多、肺部有湿性啰音；②体温>38℃，白细胞计数>4×10⁹/L；③肺部CT或胸部X线检查结果为片状或点状模糊影			HIS系统提取
压力性损伤发生率	①患者入院24小时后新发生的压力性损伤；②社区获得性压疮患者在住院24小时后又发生新部位的压力性损伤			HIS系统提取
导尿管相关尿路感染发生率	（1）临床表现：①患者出现尿路刺激症状，如尿频、尿急、尿痛等；②下腹触痛、肾区叩痛、肉眼尿液混浊，伴有或不伴有发热，尿常规检查白细胞≥5个/HP（男性），白细胞≥10个/HP（女性）。 （2）病原学诊断：在临床诊断的基础上，中段尿或留置尿管培养 G⁻≥10⁵cfu/ml；G⁺≥10⁴cfu/ml			HIS系统提取

（金钰红 马秀芝）

二十五、鼻咽癌放疗后并发症护理管理合格率

（一）指标定义及结构

1. **鼻咽癌放疗并发症** 是指鼻咽癌患者在接受放疗时，放射线在有效地杀死肿瘤细胞的同时，会损伤周围正常的组织，引起局部皮肤放射性皮炎，口腔及口咽黏膜、鼻黏膜损害，张口困难，鼻腔出血等放疗后的并发症，会导致部分患者放疗中断或影响生活质量，严重时会导致患者死亡。积极做好鼻咽癌放疗期间的护理，可最大限度地缓解放疗不良反应，减轻患者痛苦，使患者顺利完成放射治疗。

2. **鼻咽癌放疗后并发症护理管理合格率**

一级指标	二级指标	三级指标	指标维度
鼻咽癌放疗后并发症护理合格率	专项培训	鼻咽癌放疗后并发症护理常规知晓率	结构指标
	护理措施	鼻咽癌放疗后并发症干预合格率	过程指标
		鼻咽癌放疗后护士健康指导合格率	
	效果评价	鼻咽癌放疗后并发症发生率	结果指标

（二）计算公式

$$鼻咽癌放疗后并发症护理常规知晓率 = \frac{同期护士掌握并发症护理常规抽查合格人次}{统计周期内抽查护士总人数} \times 100\%$$

$$鼻咽癌放疗后并发症干预合格率 = \frac{同期鼻咽癌放疗后并发症干预合格人次}{统计周期内鼻咽癌放疗患者总人数} \times 100\%$$

$$鼻咽癌放疗后护士健康指导合格率 = \frac{同期鼻咽癌放疗患者知晓健康教育抽查合格人次}{统计周期内鼻咽癌放疗患者总人数} \times 100\%$$

$$鼻咽癌放疗后并发症发生率 = \frac{同期鼻咽癌放疗后发生并发症人次}{统计周期内鼻咽癌放疗患者总人数} \times 100\%$$

1. 分子说明

（1）结构、过程指标：统计周期内使用《鼻咽癌放疗后并发症护理管理查检表》进行抽查，每项目抽查 5 人次，对评价依据条目做到的记为合格条目，未做到的记为不合格条目。

（2）结果指标：统计周期内鼻咽癌放疗后发生并发症的患者。

2. 分母说明

（1）结构、过程指标：统计周期内抽查护士总人数（5 人次），鼻咽癌放疗患者督查总人次（5 人次）。

（2）结果指标：统计周期内鼻咽癌放疗患者。

3. 纳入标准　统计周期内鼻咽癌患者。

4. 排除标准　其他疾病导致鼻咽癌皮肤黏膜损伤、鼻出血、张口困难的患者。

（三）数据统计

1. 统计周期为每月。

2. 全年值不可以采取各月均值获取，应直接通过公式计算。

3. 每个统计周期均应完成数据汇总。

（四）指标意义

鼻咽癌患者在放疗后并发症包括鼻、口腔黏膜充血、溃疡，鼻腔出血，张口困难，局部皮肤破溃，感染等不适。通过指标的监测，督导护理人员运用相应的护理常规，采取有效的干预措施，有助于预防和治疗并发症的发生及加重。对于已发生并发症的患者给予病情观察、健康教育、饮食护理、口腔训练等，可以减轻并发症带来的不适，增强患者完成放疗的信心，延长患者的生命。

（五）评价标准

鼻咽癌放疗后并发症护理管理查检表

三级指标名称	评价依据	合格人次	不合格人次	监测方法
鼻咽癌放疗后并发症护理常规知晓率	①会评估口腔黏膜损伤的分度；②掌握鼻腔冲洗技能；③掌握患者照射野皮肤的防护知识			现场抽查
鼻咽癌放疗后并发症干预合格率	①护士已给患者提前预防性涂擦皮肤保护剂；②出现口腔、鼻腔溃烂的患者，已给予口腔护理，鼻腔冲洗；③护士已指导口腔疼痛、难于张口患者进食营养餐或半流质饮食			现场抽查
鼻咽癌放疗后护士健康指导合格率	①患者未受凉，未出现体温升高，呼吸道感染症状；②患者按要求选择软毛牙刷刷牙，每次刷牙后使用漱口液含漱；③患者知晓进食高蛋白、高维生素饮食的重要性；④患者学会正确鼻腔冲洗方法；⑤学会张口训练操			现场抽查
鼻咽癌放疗后并发症发生率	①患者出现鼻衄、头痛症状；②患者出现体温升高；③患者出现放射性口腔黏膜损伤；④患者出现鼻塞、流脓、流涕症状			现场抽查

（谭艳琼　马秀芝）

二十六、早产儿体温护理管理合格率

（一）指标定义及结构

1. 早产儿　是指妊娠满 28 周不足 37 周分娩出的新生儿。其体重大多在 1000 ~ 2499g。因为早产儿在宫内生长时间不足，导致体重低，各脏器发育不成熟，所以出生后容易出现感染、各脏器发育不全、颅内出血、呼吸窘迫等新生儿疾病。早产儿死亡的主要原因为围生期窒息、呼吸窘迫综合征、肺出血、硬肿症、坏死性小肠结肠炎及各种感染。

2. 早产儿体温管理　是指在《早产儿适中温度分布表》指导下进行早产儿体温监测与管理，合理应用保暖措施及设施，防止各种与保暖相关并发症的发生，提高早产儿的存活率。

3. 早产儿体温护理管理合格率

一级指标	二级指标	三级指标	指标维度
早产儿体温护理管理合格率	早产儿体温管理培训	早产儿体温管理培训率	结构指标
	早产儿保暖措施操作指标	保暖设施使用合格率	过程指标
		复温措施合格率	
	早产儿并发症管理指标	早产儿硬肿症发生率	结果指标

（二）计算公式

$$早产儿体温管理培训合格率 = \frac{同期抽查早产儿体温管理培训考核合格护士数}{统计周期内应参加早产儿体温管理培训考核护士数} \times 100\%$$

$$保暖设施使用合格率 = \frac{同期保暖设施使用抽查合格例次}{统计周期内抽查早产儿使用保暖设施总数} \times 100\%$$

$$复温措施合格率 = \frac{同期复温措施合格例数}{统计周期内低体温患儿总数} \times 100\%$$

$$早产儿硬肿症发生率 = \frac{同期早产儿硬肿症发生例数}{统计周期内早产儿总人数} \times 100\%$$

1. 分子说明

（1）结构、过程指标：统计周期内使用《早产儿体温护理管理查检表》进行督查，每条项目抽查 5 人次，对评价依据内容完全做到的记为合格人次，未完全做到的记为不合格人次。

（2）结果指标：统计周期内早产儿发生早产儿硬肿症的发生率。

2. 分母说明 统计周期内所有早产儿数。

3. 纳入标准 统计周期内所有早产儿。

4. 排除标准 非早产患儿。

（三）数据统计

1. 周期内根据检查内容每天、每月、每季度、每半年进行统计。

2. 全年值不可以采取各月均值获取，应直接通过公式计算。

3. 每个统计周期均应完成数据汇总。

（四）指标意义

早产儿因为在母体中的发育时间未达到正常标准，所以其各个组织器官功能较为低下：早产儿体温调节较足月儿差，棕色脂肪少，基础代谢低，产热量低，而体表面积相对较大，皮下脂肪少，易散热，同时汗腺发育不成熟和缺乏寒战反应。因此，早产儿的体温易随环境温度的高低而发生相应的变化，可因寒冷导致硬肿症或保暖过度引起捂热综合征的发生。因此，以指标监测获得的信息为基础引导持续质量改进活动，督导护理人员及时采取风险防范措施，是早产儿日常安全管理、日后健康生长发育的重要内容。

（五）评价标准

早产儿体温护理管理查检表

三级指标名称	评价依据	合格人次	不合格人次	监测方法
早产儿体温管理培训合格率	每季度组织早产儿体温管理内容培训：达标参培率达100%，考核成绩≥95分			现场抽查
保暖设施使用合格率	①根据早产儿适中温度分布表设定温度，保持患儿体温在36.5~37.5℃，如未达到标准则视为不合格；②早产儿适中温度分布表详见附表			现场抽查
复温措施合格率	①轻-中度复温方法（>35℃）：初调节箱温在30℃，再逐渐调至30~34℃，使患儿6~12小时内恢复正常体温，暖箱温度调至该患儿适中温度；②中度复温方法（<30℃）：初箱温比患儿体温高1~2℃，不超过34℃，肛（腋）温1次/小时，同时提高箱温0.5~1℃，不超过34℃，使患儿12~24小时恢复正常体温；③按照上述方式循序渐进复温，如未达标则视为不合格			现场抽查
早产儿硬肿症发生率	患儿出现皮脂硬化处皮肤变硬，皮肤紧贴皮下组织，不易提起，严重时肢体僵硬，不能活动，触之如硬橡皮样，皮肤呈紫红或者苍黄色则视为硬肿发生			HIS系统提取

附表：不同出生体重早产儿适中温度

出生体重（kg）	暖箱温度			
	35℃	34℃	33℃	32℃
<1	1~10天	11~20天	21~30天	31~40天
1.0~1.5	初生10天	10天~	3周~	5周

续表

出生体重（kg）	暖箱温度			
	35℃	**34℃**	**33℃**	**32℃**
1.5~2.0		初生 10 天	10 天~	4 周
2.0~2.5		初生 2 天	2 天~	3 周

（段筱风　窦方燕）

二十七、高胆红素血症患儿光疗护理管理合格率

（一）指标定义及结构

1. 高胆红素血症（高胆或黄疸）　是指由于胆红素代谢障碍引起血清内胆红素浓度升高，导致巩膜、皮肤、黏膜及其他组织出现黄染的现象。

2. 光照疗法　是采用光照改变未结合胆红素的形态和结构，使其水溶性增加，不需要经过肝处理而直接排出，以降低血清未结合胆红素水平的治疗方法。高胆患儿在光疗中光疗灯管开启后会产生热能，患儿体温会随之上升而出现发热，发热是光疗中最常见的不良反应。研究表明，灯光存在潜在的视网膜毒性反应，有导致光疗患儿在光疗过程中发生结膜炎的可能。加强高胆患儿在光疗中的护理管理，可减少结膜炎、体温过高等光疗并发症的发生。

3. 高胆红素血症患儿光疗护理管理合格率

一级指标	二级指标	三级指标	指标维度
高胆红素血症患儿光疗护理管理合格率	光疗护理培训	高胆患儿光疗护理流程培训合格率	结构指标
	光疗护理操作	高胆患儿光疗箱使用合格率	过程指标
		高胆患儿光疗中眼部护理合格率	
	光疗并发症发生	光疗中患儿体温异常发生率	结果指标
		光疗患儿结膜炎发生率	

（二）计算公式

$$高胆患儿光疗护理流程培训合格率 = \frac{同期实际参加高胆患儿光疗护理培训考核护士数}{统计周期内参加高胆患儿光疗护理培训总护士人数} \times 100\%$$

$$高胆患儿光疗箱使用合格率 = \frac{同期抽查高胆患儿光疗箱使用合格人数}{统计周期内抽查高胆患儿光疗箱使用总数} \times 100\%$$

$$高胆患儿光疗中眼部护理合格率 = \frac{同期抽查高胆光疗患儿眼部护理合格数}{统计周期内抽查高胆光疗患儿眼部护理总数} \times 100\%$$

$$光疗患儿体温异常发生率 = \frac{同期高胆光疗中发热患儿人数}{统计周期内高胆光疗患儿总人数} \times 100\%$$

$$光疗患儿结膜炎发生率 = \frac{同期高胆光疗患儿结膜炎发生人数}{统计周期内高胆光疗患儿总人数} \times 100\%$$

1. 分子说明

结构、过程指标：统计周期内使用《高胆红素血症患儿光疗护理管理查检表》进行督查，每个项目抽查 5 人次，对评价依据内容完全做到的记为合格人次，未完全做到的记为不合格人次。

（3）结果指标：统计周期内高胆红素血症患儿发生并发症的发生率。

2. 分母说明　统计周期内所有高胆红素血症患儿数。

3. 纳入标准　统计周期内所有高胆红素血症患儿。

4. 排除标准　非高胆红素血症患儿。

（三）数据统计

1. 统计周期内根据检查内容每月、每季度、每半年进行统计。

2. 全年值不可以采取各月均值获取，应直接通过公式计算。

3. 每个统计周期均应完成数据汇总。

（四）指标意义

通过加强高胆患儿光疗护理管理，可提高患儿存活率、生存质量，减少并发症，缩短住院日。以指标监测获得的信息为基础引导持续质量改进活动，督导护理人员及时采取风险防范措施，是患儿日常安全管理的重要内容。

（五）评价标准

高胆红素血症患儿光疗护理管理查检表

三级指标名称	评价依据	合格人次	不合格人次	监测方法
高胆患儿光疗护理流程培训合格率	每季度组织护士进行护理操作培训：参培率达100%，考核成绩≥95分			现场抽查

续表

三级指标名称	评价依据	合格人次	不合格人次	监测方法
高胆患儿光疗箱使用合格率	①根据患儿日龄及出生体重调节暖箱温度，详见附表；②光疗过程中每加一盏蓝光则降0.2～0.5℃箱温则视为合格			现场抽查
高胆患儿眼部护理合格率	①打开眼罩，检查患儿眼周无分泌物；②入院时已有结膜炎，入院后执行床旁隔离，遵医嘱用药以改善症状并记录			现场抽查
光疗患儿体温异常发生率	指患儿在光疗过程中患儿体温低于36.5℃或高于≥37.2℃			现场抽查
光疗患儿结膜炎发生率	指患儿在光疗过程中，眼部基础护理未达标，因未及时清除患儿眼周分泌物，出现眼睑水肿、结膜充血、结膜水肿、结膜囊水样、黏液性及黏液脓性分泌物，判断为光疗期间结膜炎发生			现场抽查

附表：不同出生体重早产儿适中温度

出生体重（kg）	暖箱温度			
	35℃	34℃	33℃	32℃
<1	1～10天	11～20天	21～30天	31～40天
1.0～1.5	初生10天	10天～	3周～	5周
1.5～2.0		初生10天	10天～	4周
2.0～2.5		初生2天	2天～	3周

（段筱风 窦方燕）

二十八、新生儿呼吸窘迫综合征护理管理合格率

（一）指标定义及结构

1. 新生儿呼吸窘迫综合征（neonatal respiratory distress syndrome，NRDS） 是指新生儿出生后不久即出现进行性呼吸困难和呼吸衰竭等症状，主要是由于缺乏肺泡表面活性物质所引起，导致肺泡进行性萎缩，出生后4～12小时内出现进行性呼吸困难、呻吟、发绀、吸气三凹征，严重者发生呼吸衰竭。其发病率与胎龄有关，胎龄越小发病率越高，体重越轻病死率越高。加强新生儿呼吸窘迫综合征的护理管理可减少并发症、病死率，提高生存率及缩短住院日。

2. NRDS 护理管理合格率

一级指标	二级指标	三级指标	指标维度
新生儿呼吸窘迫综合征（NRDS）护理管理合格率	NRDS 护理流程及规范	NRDS 护理流程及规范培训合格率	结构指标
	NRDS 专科操作	管道管理合格率	过程指标
		体位管理合格率	
		吸痰护理合格率	
		口腔护理管理合格率	
		机械通气患儿皮肤保护合格率	
		呼吸机湿化管理合格率	
	NRDS 并发症	腹胀发生率	结果指标
		非计划性拔管率	
		呼吸机相关性肺炎发生率	

（二）计算公式

$$NRDS 护理流程及规范培训合格率 = \frac{同期参加 NRDS 护理流程及规范培训护士数}{统计周期内参加培训总护士数} \times 100\%$$

$$管道管理合格率 = \frac{同期抽查 NRDS 管道管理合格人数}{统计周期内抽查 NRDS 管道管理总人数} \times 100\%$$

$$体位管理合格率 = \frac{同期抽查 NRDS 患儿体位管理合格人数}{统计周期内抽查 NRDS 使用呼吸机患儿总数} \times 100\%$$

$$吸痰护理合格率 = \frac{同期抽查 NRDS 患儿吸痰护理合格人数}{统计周期内抽查 NRDS 患儿吸痰总例数} \times 100\%$$

$$口腔护理管理合格率 = \frac{同期抽查 NRDS 患儿口腔护理合格人数}{统计周期内抽查 NRDS 患儿口腔护理患儿总数} \times 100\%$$

$$机械通气患儿皮肤保护合格率 = \frac{同期抽查机械通气患儿皮肤保护合格人数}{统计周期内抽查机械通气患儿总人数} \times 100\%$$

$$呼吸机湿化管理合格率 = \frac{同期抽查呼吸机湿化合格人数}{统计周期内抽查使用呼吸机总人数} \times 100\%$$

$$腹胀发生率 = \frac{同期发生腹胀患儿数}{统计周期内使用呼吸机患儿总数} \times 100\%$$

$$非计划拔管率 = \frac{同期非计划拔管例数}{统计周期内使用呼吸机患儿总数} \times 100\%$$

$$呼吸性相关性肺炎发生率 = \frac{同期呼吸性相关性肺炎发生例数}{统计周期内使用呼吸机患儿总数} \times 100\%$$

1. 分子说明

（1）结构、过程指标：统计周期内使用《NRDS 护理管理查检表》进行督查，每个项目后查 5 人次，对评价依据内容完全做到的记为合格人次，未完全做到的记为不合格人次。

（2）结果指标：统计周期内 NRDS 患儿发生并发症的例次数。

2. 分母说明

（1）结构、过程指标：统计周期内所有 NRDS 患儿进行督查总人次。

（2）结果指标：统计周期内所有 NRDS 患儿数。

3. 纳入标准　统计周期内所有 NRDS 患儿。

4. 排除标准　非呼吸窘迫综合征患者。

（三）数据统计

1. 统计周期根据检查内容每天、每月、每季度、每半年进行统计。

2. 全年值不可以采取各月均值获取，应直接通过公式计算。

3. 每个统计周期均应完成数据汇总。

（四）指标意义

NRDS 常发生于生后 4～12 小时内，发病率及病死率均高，且容易并发动脉导管未闭（PDA）、新生儿持续性肺动脉高压（PPHN）、支气管肺发育不良（BPD）及肺出血，危及患儿生命，给家庭增加经济和心理负担。通过监测 NRDS 患儿护理管理，可提高患儿的存活率和生存质量，减少并发症，缩短住院日。以指标监测获得的信息为基础引导持续质量改进活动，督导护理人员及时采取风险防范措施，是患儿日常安全管理及日后健康生长发育的重要内容。

（五）评价标准

NRDS 护理管理查检表

三级指标名称	评价依据	合格人次	不合格人次	监测方法
NRDS 护理流程及规范培训合格率	每季度组织 NRDS 理论及人工通气护理操作培训，参培率达 100%，考核成绩≥95 分			现场抽查
管道管理合格率	①呼吸机管道固定，气管插管未脱管，鼻塞在鼻腔内，则视为合格；②胃管固定良好，刻度与记录一致，并保持通畅，则视为合格；③呼吸机管道 7 天更换，胃管 7 天更换，即视为合格			现场抽查
体位管理合格率	使用人工通气的患儿肩下垫 1～2cm，使颈部轻微拉伸			现场抽查
吸痰护理合格率	①吸引负压 <100mmHg，吸痰时间不超过 15 秒；②浅部吸痰，吸痰管尖端不应超过气管导管末端；③采用密闭式吸痰，保证无菌操作			现场抽查
口腔护理管理合格率	①口腔黏膜洁净；②口腔内无呕吐物残留；③口腔及舌苔、上颚黏膜上无附着物；④未出现鹅口疮			现场抽查
机械通气患儿皮肤保护合格率	①使用前测量患儿头围选择合适固定带，解开固定带后应无明显勒痕；②使用水胶贴"兔耳朵"方式保护鼻翼及鼻中隔，每 2～4 小时松动鼻塞；③有创通气患儿水胶贴保护固定气管导管胶布粘贴部位；④使用水胶贴保护固定胃管部位			现场抽查
呼吸机湿化管理合格率	①及时添加湿化水，保证湿化罐内水量不低于最低水位线；②无创通气湿化温度 34～41℃；③有创通气湿化温度 34～37℃			现场抽查
腹胀发生率	指患儿在使用无创呼吸机过程中，由于胃部充气，导致腹部局限性或全腹膨隆，严重者可伴有腹部紧张、发亮、发红、发紫、频繁呕吐，最大腹围与过脐腹围之间相差超过 2cm			现场抽查

续表

三级指标名称	评价依据	合格人次	不合格人次	监测方法
非计划性拔管率	①未达到撤机指征而因呼吸道分泌物堵管导致的提前拔管；②未达到撤机指征而因固定管路不稳妥导致的管道脱出			HIS 系统提取
呼吸机相关性肺炎发生率	指患儿在接受机械通气治疗≥48 小时，或者在机械通气治疗后拔管 48 小时内出现的肺炎，是医院获得性肺炎，其中机械通气≤4 天内发生的肺炎为早发型呼吸机相关性肺炎，≥5 天者为晚发型呼吸机相关性肺炎			HIS 系统提取

（段筱凤　窦方燕）

二十九、慢性硬膜下血肿患者护理管理合格率

（一）指标定义及结构

1. 慢性硬膜下血肿　系指头部外伤后 3 周以上，由于血液的不断增加开始出现症状，位于硬脑膜与蛛网膜之间固有包膜的血肿。

2. 慢性硬膜下血肿患者护理管理合格率

一级指标	二级指标	三级指标	指标维度
慢性硬膜下血肿患者护理管理合格率	专项培训	规章制度知晓率	结构指标
	风险评估	风险评估正确率	过程指标
		干预措施正确率	
	患者结局	并发症发生率	结果指标

（二）计算公式

$$规章制度知晓率 = \frac{同期相关知识知晓抽查合格人数}{统计周期内相关知识知晓抽查总人数} \times 100\%$$

$$风险评估正确率 = \frac{同期风险评估抽查合格人数}{统计周期内风险评估抽查总人数} \times 100\%$$

$$干预措施正确率 = \frac{同期干预措施抽查合格人数}{统计周期内干预措施抽查总人数} \times 100\%$$

$$并发症发生率 = \frac{同期患者并发症发生人数}{统计周期内患者总人数} \times 100\%$$

1. 分子说明

（1）结构、过程指标：统计周期内使用《慢性硬膜下血肿患者护理管理查检表》进行督查，每条项目抽查5人次，对评价依据内容完全做到的记为合格人次，未完全做到的记为不合格人次。

（2）结果指标：统计周期内慢性硬膜下血肿患者中发生并发症的例次数。

2. 分母说明

（1）结构、过程指标：统计周期内使用《慢性硬膜下血肿患者护理管理查检表》进行督查总人次（5人次）。

（2）结果指标：统计周期内慢性硬膜下血肿患者发生并发症总人数。

3. 纳入标准　统计周期内所有慢性硬膜下血肿患者。

4. 排除标准　住院期间非慢性硬膜下血肿患者；门诊患者。

（三）数据统计

1. 统计周期为每月。

2. 全年值不能通过各个月值的算术平均数获得，而应直接利用公式获得。

3. 每个统计周期均应完成数据汇总。

（四）指标意义

慢性硬膜下血肿患者质量管理是护理神经外科患者的重点和难点，是衡量护理质量高低的重要标志。通过监测慢性硬膜下血肿患者术前术后的管理质量，督导护理人员为慢性硬膜下血肿患者提供规范、专业、优质的护理服务，可有效保障慢性硬膜下血肿患者的护理安全，降低慢性硬膜下血肿患者的并发症。

（六）评价标准

慢性硬膜下血肿患者护理管理查检表

三级指标名称	评价依据	合格人次	不合格人次	监测方法
规章制度知晓率	①知晓慢性硬膜下血肿患者的术前术后护理流程；②知晓术前术后饮食指导；③知晓术前术后健康教育；④知晓手术部位；⑤知晓术前口腔清洁的必要性；⑥知晓术后的康复锻炼；⑦知晓术后疼痛干预措施			现场抽查
风险评估正确率	术后：①留置硬膜下可流管患者均评估；②术后留置硬膜下引流管患者2小时内完成首次评估；③存在风险与患者实际相符；④记录及时规范无缺项			现场抽查
干预措施正确率	术后：①患者取平卧位或头低足高患侧卧位；②硬膜下引流袋应低于创腔30cm；③观察引流液的颜色、性状和量并规范记录；④硬膜下引流管的标识规范；⑤硬膜下引流管的二次固定规范；⑥硬膜下引流管意外拔管防范措施落实			现场抽查
并发症发生率	①硬膜下引流管非计划性拔管；②硬膜下引流管引流无效；③颅内感染	发生例次	慢性硬膜下血肿患者总人数	HIS系统提取

（武燕霞 王春燕）

三十、垂体瘤患者护理管理合格率

（一）指标定义及结构

1. **垂体瘤** 也称为垂体腺瘤，是发生于垂体前叶的良性肿瘤。

2. **垂体瘤患者护理管理合格率**

一级指标	二级指标	三级指标	指标维度
垂体瘤患者护理管理合格率	专项培训	规章制度知晓率	结构指标
	风险评估	风险评估正确率	过程指标
		干预措施正确率	
	患者结局	并发症发生率	结果指标

（二）计算公式

$$规章制度知晓率 = \frac{同期相关知识知晓抽查合格人数}{统计周期内相关知识知晓抽查总人数} \times 100\%$$

$$风险评估正确率 = \frac{同期风险评估抽查合格人数}{统计周期内风险评估抽查总人数} \times 100\%$$

$$干预措施正确率 = \frac{同期干预措施抽查合格人数}{统计周期内干预措施抽查总人数} \times 100\%$$

$$并发症发生率 = \frac{同期患者并发症发生人次}{统计周期内患者总人数} \times 100\%$$

1. 分子说明

（1）结构、过程指标：统计周期内使用《垂体瘤患者护理管理查检表》进行督查，每条项目抽查 5 人次，对评价依据内容完全做到的记为合格人次，未完全做到的记为不合格人次。

（2）结果指标：统计周期内垂体瘤患者中发生并发症的例次数。

2. 分母说明

（1）结构、过程指标：统计周期内使用《垂体瘤患者护理管理查检表》进行督查总人次。

（2）结果指标：统计周期内垂体瘤患者发生并发症总人数。

3. 纳入标准　统计周期内所有垂体瘤患者。

4. 排除标准　住院期间非垂体瘤患者；门诊患者。

（三）数据统计

1. 统计周期为每月。

2. 全年值不能通过各个月值的算术平均数获得，而应直接利用公式获得。

3. 每个统计周期均应完成数据汇总。

（四）指标意义

垂体瘤患者质量管理是护理神经外科患者的重点和难点，是衡量护理质量高低的重要标志。通过监测垂体瘤患者术前术后的管理质量，督导护理人员为垂体瘤患者提供规范、专业、优质的护理服务，可有效保障垂体瘤患者的护理安全，降低垂体瘤患者的并发症。

（五）评价标准

垂体瘤患者护理管理查检表

三级指标名称	评价依据	合格人次	不合格人次	监测方法
规章制度知晓率	①知晓垂体瘤相关指标合格率的术前术后护理流程；②知晓术前术后饮食指导；③知晓术前术后健康教育；④知晓手术部位；⑤知晓术前口腔清洁的必要性；⑥知晓术后的康复锻炼；⑦知晓术后疼痛干预措施			现场抽查
风险评估正确率	术后：①鼻腔填塞患者均评估；②术后鼻腔填塞患者2小时内完成首次评估；③存在风险与患者实际相符；④记录及时规范无缺项			现场抽查
干预措施正确率	术后：①鼻腔填塞敷料是否在位；②鼻腔填塞敷料时是否渗液；③鼻腔填塞敷料渗液的颜色、性状和量并规范记录；④术后6小时床头抬高15°～30°落实；⑤意外跌倒、坠床防范措施落实			现场抽查
并发症发生率	①颅内出血；②脑脊液鼻漏；③尿崩症；④垂体功能低下	发生例次	垂体瘤总患者人数	HIS系统提取

（武燕霞 王春燕）

三十一、颅内动脉瘤介入术患者护理管理合格率

（一）指标定义及结构

1. 颅内动脉瘤 是颅内动脉壁的囊性膨出，多因动脉壁局部薄弱和血流冲击而形成，极易破裂出血。

2. 颅内动脉瘤介入术患者护理管理合格率

一级指标	二级指标	三级指标	指标维度
颅内动脉瘤介入术患者护理管理合格率	专项培训	规章制度知晓率	结构指标
	风险评估	风险评估正确率	过程指标
		干预措施正确率	
	患者结局	并发症发生率	结果指标

（二）计算公式

$$规章制度知晓率 = \frac{同期相关知识知晓抽查合格人数}{统计周期内相关知识知晓抽查总人数} \times 100\%$$

$$风险评估正确率 = \frac{同期风险评估抽查合格人数}{统计周期内风险评估抽查总人数} \times 100\%$$

$$干预措施正确率 = \frac{同期干预措施抽查合格人数}{统计周期内干预措施抽查总人数} \times 100\%$$

$$并发症发生率 = \frac{同期颅内动脉瘤介入术患者发生并发症总人数}{统计周期内颅内动脉瘤介入术患者总人数} \times 100\%$$

1. 分子说明

（1）结构、过程指标：统计周期内使用《颅内动脉瘤介入术患者护理管理查检表》进行督查，每条项目抽查 5 人次，对评价依据内容完全做到的记为合格人次，未完全做到的记为不合格人次。

（2）结果指标：统计周期内颅内动脉瘤介入术患者中发生并发症的例次数。

2. 分母说明

（1）结构、过程指标：统计周期内使用《颅内动脉瘤介入术患者护理管理查检表》进行督查总人次。

（2）结果指标：统计周期内颅内动脉瘤介入术患者发生并发症总人数。

3. 纳入标准　统计周期内所有颅内动脉瘤介入术患者。

4. 排除标准　住院期间颅内动脉瘤非介入术患者；住院期间非颅内动脉瘤患者；门诊患者。

（三）数据统计

1. 统计周期为每月。

2. 全年值不能通过各个月值的算术平均数获得，而应直接利用公式获得。

3. 每个统计周期均应完成数据汇总。

（四）指标意义

颅内动脉瘤介入术患者质量管理是护理神经外科患者的重点和难点，也是衡量护理质量高低的重要标志。通过监测颅内动脉瘤介入术患者术前术后的管理质量，督导护理人员为颅内动脉瘤介入术患者提供规范、专业、优质的护理服务，可有效保障颅内动脉瘤介入术患者的护理安全，降低颅内动脉瘤介入术患者的并发症。

（五）评价标准

颅内动脉瘤介入术患者护理管理查检表

三级指标名称	评价依据	合格人次	不合格人次	监测方法
规章制度知晓率	①知晓颅内动脉瘤介入术患者术前术后的护理流程；②知晓术前术后饮食指导；③知晓术前术后健康教育；④知晓手术部位；⑤知晓术前口腔清洁的必要性；⑥知晓术后的康复锻炼；⑦知晓术后的疼痛干预措施			现场抽查
风险评估正确率	术前：①颅内动脉瘤患者均须评估；②绝对卧床的评估；③颅内压的评估；④血压的评估 术后：①体位的评估；②穿刺部位及穿刺肢体的评估；③血压的评估			现场抽查
干预措施正确率	术前：①绝对卧床休息，减少不必要的活动；②控制颅内压，保持正常颅内压在 100mmH$_2$O 左右，避免骤升骤降；③监测血压，避免过高过低 术后：①患者清醒，床头抬高 15°～30°；②穿刺点盐袋压迫 8 小时措施；③术侧肢体制动 24 小时措施及主动/被动踝泵运动措施；④术侧足背动脉与对侧足背动脉搏动对比落实；⑤解除穿刺点加压包扎后，监测穿刺点情况			现场抽查
并发症发生率	①颅内出血；②脑血管痉挛；③穿刺点皮下血肿；④下肢 DVT	发生例次	动脉瘤介入术患者总人数	HIS 系统提取

（武燕霞　王春燕）

三十二、视网膜脱离患者护理管理合格率

（一）指标定义及结构

1. 视网膜脱离　是指视网膜的神经上皮层与色素上皮层病理性分离。视网膜脱离分为孔源性、牵引性和渗出性三种。其治疗原则是手术封闭裂孔，缓解或消除玻璃体牵引。复杂病例选择玻璃体手术、气体或硅油玻璃体腔内充填等手术，使视网膜复位。

2. 视网膜脱离患者护理管理合格率

一级指标	二级指标	三级指标	指标维度
视网膜脱离患者护理管理合格率	专科培训	护士理论培训合格率	结构指标
		护士操作培训合格率	
	专科护理	眼部清洁合格率	过程指标
		体位管理合格率	
		健康宣教知晓率	
	并发症	术后感染发生率	结果指标
		术后高眼压发生率	

（二）计算公式

$$护士理论培训合格率 = \frac{同期抽查理论知识合格人数}{统计周期内护士总人数} \times 100\%$$

$$护士操作培训合格率 = \frac{同期抽查护士操作培训合格人数}{统计周期内护士总人数} \times 100\%$$

$$眼部清洁合格率 = \frac{同期行视网膜脱离术后眼部清洁抽查合格人数}{统计周期内行视网膜脱离术总人数} \times 100\%$$

$$体位管理合格率 = \frac{同期行视网膜脱离术后体位抽查合格人数}{统计周期内行视网膜脱离术总人数} \times 100\%$$

$$健康宣教知晓率 = \frac{同期术后宣教内容知晓患者人数}{统计周期内行视网膜脱离术总人数} \times 100\%$$

$$术后感染发生率 = \frac{同期视网膜脱离术后术眼感染例数}{统计周期内行视网膜脱离术总例数} \times 100\%$$

$$术后高眼压发生率 = \frac{同期视网膜脱离术后眼压增高发生例数}{统计周期内行视网膜脱离术总例数} \times 100\%$$

1. 分子说明

（1）结构、过程指标：统计周期内使用《视网膜脱离患者护理管理查检表》进行抽查，每个项目抽查 5 人次，对评价依据内容完全做到的记为合格人次，未完全做到的记为不合格人次。

（2）结果指标：统计周期内行视网膜脱离术后发生并发症的患者人数。

2. 分母说明

（1）结构、过程指标：统计周期内督查总人数。

（2）结果指标：统计周期内行视网膜脱离术的患者总人数。

3. 纳入标准 统计周期内所有办理入院手续入住病区并行视网膜脱离手术（外路或内路）的患者。

4. 排除标准 行视网膜激光光凝的视网膜脱离患者。

（三）数据统计

1. 统计周期为每月。

2. 全年值不可以采取各月均值获取，应直接通过公式计算。

3. 每个统计周期均应完成数据汇总。

（四）指标意义

视网膜脱离是眼科常见的严重致盲性眼病。视网膜脱离外路显微手术眼内没有注入气体的患者，术后体位应该保持裂孔位于最低位，应取侧卧位。在术后 1 个月都不提倡仰卧位，以防仰卧时炎性渗出物沉淀到黄斑处不易吸收，引起黄斑前膜形成。对眼内注入硅油或气体的内路手术患者，在术后早期要严格限制体位，尽量少下床活动。气体和硅油均比水轻，具有上浮力，且表面张力高疏水性，手术的原理是利用气体和硅油的这些特性顶压和封闭视网膜裂孔。临床常用的体位有五种：面朝下体位、半靠位、侧卧位、头低位和交替体位。为提高视网膜脱离患者护理管理合格率，以指标监测获得的信息为基础引导持续质量改进活动，督导护理人员掌握视网膜脱离护理规范和健康宣教，正确指导并监督患者采取特殊体位，对提高视网膜脱离患者护理质量、促进视网膜复位和减少术后并发症有重要意义。

（五）评价标准

视网膜脱离患者护理管理查检表

三级指标名称	评价依据	合格人次	不合格人次	监测方法
护士理论培训合格率	①护士掌握视网膜手术护理常规；②护士掌握不同手术方式所需不同体位（坐高位、半卧位、侧卧位、俯卧位、交替体位）的规范和标准			现场抽查
护士操作培训合格率	护士能够正确清洁术眼；正确指导患者规范体位并为患者提供特殊体位所需用具，如趴台、垫枕等			现场抽查
眼部清洁合格率	护士能够每天规范进行术眼清洁；0.9% 生理盐水清洁眼周，眼周无分泌物、无残留眼药膏			现场抽查

三级指标名称	评价依据	合格人次	不合格人次	监测方法
体位管理合格率	①患者体位规范；②患者能坚持所需体位 > 16 小时/天			现场抽查
健康宣教知晓率	①患者知晓术后保持术眼清洁卫生和坚持特殊体位的意义；②患者知晓所需体位的规范和标准；③患者知晓体位坚持时间			现场抽查
术后感染发生率	术眼充血、疼痛、分泌物增多、视力骤降、体温升高			HIS 系统提取
术后高眼压发生率	患者诉术眼肿痛伴同侧头痛，眼压 > 21mmHg			HIS 系统提取

（王　琼　王春燕）

三十三、慢性中耳炎患者护理管理合格率

（一）指标定义及结构

1. 慢性中耳炎　是指中耳黏膜、骨膜或深达骨质的慢性化脓性炎症，是常见的耳科疾病之一，以反复中耳流脓、鼓膜穿孔及听力下降为主要临床特点，严重者可引起颅内外并发症，危及生命。

2. 慢性中耳炎患者护理管理合格率

一级指标	二级指标	三级指标	指标维度
慢性中耳炎患者护理管理合格率	专科培训	护士培训合格率	结构指标
	围术期护理	病情评估合格率	过程指标
		并发症观察与护理合格率	
	并发症	周围性面瘫发生率	结果指标
		眩晕发生率	
		颅内并发症发生率	

（二）计算公式

$$护士培训合格率 = \frac{同期护士培训考核合格人次}{统计周期内护士培训考核总人数} \times 100\%$$

$$病情评估合格率 = \frac{同期慢性中耳炎患者病情评估合格例次数}{统计周期内慢性中耳炎患者总例数} \times 100\%$$

$$并发症观察与护理合格率 = \frac{同期慢性中耳炎并发症观察与护理合格例次数}{统计周期内慢性中耳炎患者总例数} \times 100\%$$

$$周围性面瘫发生率 = \frac{同期慢性中耳炎患者周围性面瘫发生例次数}{统计周期内慢性中耳炎患者总例数} \times 100\%$$

$$眩晕发生率 = \frac{同期慢性中耳炎患者眩晕发生例次数}{统计周期内慢性中耳炎患者总例数} \times 100\%$$

$$颅内并发症发生率 = \frac{同期慢性中耳炎患者发生颅内并发症例次数}{统计周期内慢性中耳炎患者总例数} \times 100\%$$

1. 分子说明

（1）结构、过程指标：统计周期内使用《慢性中耳炎患者护理管理查检表》进行督查，每条项目抽查 5 人次，对评价依据内容完全做到的记为合格人次，未完全做到的记为不合格人次。

（2）结果指标：统计周期内慢性中耳炎患者发生并发症的例次数。

2. 分母说明

（1）结构、过程指标：统计周期内使用《慢性中耳炎患者护理管理查检表》进行督查总人次。

（2）结果指标：统计周期内慢性中耳炎患者总人次。

3. 纳入标准 统计周期内所有慢性中耳炎住院患者。

4. 排除标准 非住院患者（门诊、留观患者）。

（三）数据统计

1. 统计周期为每月。

2. 全年值不可以采取各月均值获取，应直接通过公式计算。

3. 每个统计周期均应完成数据汇总。

（四）指标意义

慢性中耳炎是常见的耳科疾病之一，整个围术期护理管理不到位可能导致周围性面瘫、眩晕、伤口感染等并发症的发生，严重者可引起颅内外并发症，危及生命。并发症发生率与科室的护理管理、围术期护理质量、患者教育、疾病因素和治疗方法密切相关。护理管理合格率的高低是评价慢性中耳炎术后听力改善情况、有无并发症发生、患者是否掌握疾病防护相关知识的重要指标，是持续改进护理质量的核心指标，也是耳鼻喉科疾病护理的一项专病敏感指标。因此,以指标监测获得的信息为基础引导持续质量改进活动,督导护理人员认真落实护理措施,对预防并发症的发生有重要意义,也是保证日常住院患者护理安全的重要内容。

(五)评价标准

慢性中耳炎患者护理管理查检表

三级指标名称	评价依据	合格人次	不合格人次	监测方法
护士培训合格率	①有各层级护理人员的培训计划,护理人员知晓培训计划;②培训按计划实施,护理人员掌握培训内容≥90%;③有培训及考核记录			现场抽查
病情评估合格率	①评估疾病分型:单纯型、骨疡型、胆脂瘤型。②术前评估患者感知改变:听力下降情况;既往有无耳鸣、流脓或流水、头晕、头痛、跌倒史等情况。③术后评估患者生命体征、意识、有无伤口疼痛、渗血及渗液情况			现场抽查
并发症观察与护理合格率	①周围性面瘫:术后嘱患者做抬眉、龇牙、闭眼等动作,观察患者有无口角歪斜、眼睑闭合不全,发现异常及时通知医生,并遵医嘱用药,做好眼部护理,给予滴眼液、涂抗生素眼膏、睡眠时佩戴眼罩;注意饮食温度,防止烫伤,每次进食后漱口,以防食物残留发生口腔炎。②眩晕:询问患者有无眩晕、自觉物体旋转或平衡失调等症状,如出现上述症状及时通知医生,使用止晕药物,嘱患者卧床休息,减少活动,指导术后首次下床,防跌倒。③颅内并发症:严密观察患者的意识,双侧瞳孔是否等大、等圆,对光反射是否存在,有无脑膜刺激征、颅内压增高的表现,以及耳部、鼻腔渗出物的形状等,如有异常及时通知医生,协助处理			现场抽查
周围性面瘫发生率	①口角歪斜;②眼睑闭合不全	发生例次	总患者例数	HIS系统提取
眩晕发生率	①头痛;②眩晕伴恶心呕吐;③视物旋转	发生例次	总患者例数	HIS系统提取

续表

三级指标名称	评价依据	合格人次	不合格人次	监测方法
颅内并发症发生率	①剧烈头痛伴喷射性呕吐等颅内压增高表现，脑膜刺激征阳性；②寒战、高热；③意识障碍；④脑脊液耳漏或鼻漏	发生例次	总患者例数	HIS系统提取

（谢碧梅　王春燕）

三十四、慢性鼻窦炎患者护理管理合格率

（一）指标定义及结构

1. 慢性鼻窦炎　是指鼻窦黏膜的慢性化脓性炎症，由急性鼻窦炎反复发作未治愈而来，病程超过12周，多为多鼻窦、双侧发病。

2. 慢性鼻窦炎患者护理管理合格率

一级指标	二级指标	三级指标	指标维度
慢性鼻窦炎患者护理管理合格率	专科培训	护士培训合格率	结构指标
	围术期管理	预防鼻出血护理合格率	过程指标
		健康指导合格率	
	并发症管理	鼻出血发生率	结果指标
		鼻腔粘连发生率	

（二）计算公式

$$护士培训合格率 = \frac{同期护士培训考核合格人次}{统计周期内护士培训考核总人数} \times 100\%$$

$$预防鼻出血护理合格率 = \frac{同期慢性鼻窦炎预防鼻出血护理合格例次数}{统计周期内慢性鼻窦炎患者总例数} \times 100\%$$

$$健康指导合格率 = \frac{同期慢性鼻窦炎患者健康指导合格例次数}{统计周期内慢性鼻窦炎患者总例数} \times 100\%$$

$$鼻出血发生率 = \frac{同期慢性鼻窦炎患者鼻出血发生例次数}{统计周期内慢性鼻窦炎患者总例数} \times 100\%$$

$$鼻腔粘连发生率 = \frac{同期慢性鼻窦炎患者鼻腔粘连发生例次数}{统计周期内慢性鼻窦炎患者总例数} \times 100\%$$

1. 分子说明

（1）结构、过程指标：统计周期内使用《慢性鼻窦炎患者护理管理查检表》进行督查，每条项目抽查 5 人次，对评价依据内容完全做到的记为合格人次，未完全做到的记为不合格人次。

（2）结果指标：统计周期内慢性鼻窦炎患者发生并发症的例次数。

2. 分母说明

（1）结构、过程指标：统计周期内使用《慢性鼻窦炎患者护理管理查检表》进行督查总人次。

（2）结果指标：统计周期内慢性鼻窦炎患者总人次。

3. 纳入标准　统计周期内所有慢性鼻窦炎住院患者。

4. 排除标准　非住院患者（门诊、留观患者）。

（三）数据统计

1. 统计周期为每月。
2. 全年值不可以采取各月均值获取，应直接通过公式计算。
3. 每个统计周期均应完成数据汇总。

（四）指标意义

慢性鼻窦炎是常见鼻科疾病之一，整个围术期护理管理不到位可能导致鼻腔粘连、鼻出血等并发症的发生，鼻出血严重者可引起失血性休克，危及生命。并发症发生率与科室的护理管理、围术期护理质量、患者教育、疾病因素和治疗方法密切相关。护理管理合格率是评价慢性鼻窦炎术后鼻道引流通气障碍解除，鼻塞、流涕等症状减轻或消失，嗅觉恢复，无并发症发生，患者及家属掌握疾病防护相关知识的重要指标，是持续改进护理质量的核心指标，也是耳鼻喉科疾病护理的一项专病敏感指标。因此，以指标监测获得的信息为基础引导持续质量改进活动，督导护理人员认真落实护理措施，对预防并发症的发生有重要意义，也是保证日常住院患者护理安全的重要内容。

（五）评价标准

慢性鼻窦炎患者护理管理查检表

三级指标名称	评价依据	合格人次	不合格人次	监测方法
护士培训合格率	①有各层级护理人员的培训计划，护理人员知晓培训计划；②培训按计划实施，护理人员掌握培训内容≥90%；③有培训及考核记录			现场抽查
预防鼻出血护理合格率	①体位护理：半卧位。②鼻腔渗血的观察：密切观察鼻腔分泌物的颜色、性状、量，少量渗血给予冰袋冰敷前额；嘱患者将口中分泌物轻轻吐出，切勿下咽，防止血液进入胃内刺激胃黏膜引起恶心、呕吐；若鼻腔不停有鲜血渗出或伴有鲜血从口中大量吐出为活动性出血，应及时通知医生处理。③鼻腔填塞物护理：留置时间 48～72 小时；每班检查鼻腔填塞物的松紧度；避免碰撞鼻部，勿用力擤鼻；告知患者鼻腔填塞的重要性，切勿自行拔出；叮嘱患者不要用力咳嗽或打喷嚏，以免鼻腔内纱条松脱，导致出血。④保持大便通畅，避免用力排便			现场抽查
健康指导合格率	①保护鼻腔，勿挖鼻及用力擤鼻，预防感冒，外出时应戴口罩，减少花粉、冷空气对鼻黏膜的刺激；②用药：患者掌握正确使用滴鼻药的方法，坚持术后规范鼻腔用药 3～6 周；③指导正确鼻腔冲洗，每日 1～2 次；④复查：患者知晓术后按时进行鼻内镜换药的重要性，知晓鼻内镜换药是手术成功、防止鼻腔粘连的关键，至少每周 1 次，术后 1 周开始，一般 2～4 次，根据医生要求按时复查			现场抽查
鼻出血发生率	①少量出血：患者表现为鼻腔滴血、流血，可无其他体征变化；②出血量较多：可表现为鼻腔不停地流出鲜血或反复出血，有新鲜渗血从口中吐出，出血达 500ml 时，会出现头昏、口渴、乏力、面色苍白等症状；③大量出血：从口鼻涌出大量鲜血，当出血达 500～1000ml 时，可出现出汗、血压下降、脉速无力等，若收缩压低于 80mmHg，提示血容量已损失约 1/4	发生例次	总患者例数	HIS 系统提取
鼻腔粘连发生率	鼻内镜检查：可见术腔粘连、大量干痂，患者表现为鼻堵、通气不畅	发生例次	总患者例数	HIS 系统提取

（谢碧梅　王春燕）

三十五、慢性扁桃体炎患者护理管理合格率

（一）指标定义及结构

1. 慢性扁桃体炎　是指腭扁桃体的慢性非特异性炎症，常伴有不同程度的咽黏膜和淋巴组织炎症，多由急性扁桃体炎反复发作或因隐窝引流不畅，其内细菌、病毒感染演变而来，是一种很常见的咽部疾病。

2. 慢性扁桃体炎患者护理管理合格率

一级指标	二级指标	三级指标	指标维度
慢性扁桃体炎患者护理管理合格率	专科培训	护士培训合格率	结构指标
	围术期管理	切口护理合格率	过程指标
		饮食指导正确率	
	并发症管理	术后切口出血发生率	结果指标
		术后切口感染发生率	

（二）计算公式

$$护士培训合格率 = \frac{同期护士培训考核合格人数}{统计周期内护士培训考核总人数} \times 100\%$$

$$切口护理合格率 = \frac{同期慢性扁桃体炎患者切口护理合格例次数}{统计周期内慢性扁桃体炎患者总例数} \times 100\%$$

$$饮食指导正确率 = \frac{同期慢性扁桃体炎患者饮食指导合格例次数}{统计周期内慢性扁桃体炎患者总例数} \times 100\%$$

$$术后切口出血发生率 = \frac{同期慢性扁桃体炎患者术后切口出血发生例次数}{统计周期内慢性扁桃体炎患者总例数} \times 100\%$$

$$术后切口感染发生率 = \frac{同期慢性扁桃体炎患者术后切口感染发生例次数}{统计周期内慢性扁桃体炎患者总例数} \times 100\%$$

1. 分子说明

（1）结构、过程指标：统计周期内使用《慢性扁桃体炎患者护理管理查检表》进行督查，每条项目抽查 5 人次，对评价依据内容完全做到的记为合格人次，未完全做到

的记为不合格人次。

（2）结果指标：统计周期内慢性扁桃体炎患者发生并发症的例次数。

2. 分母说明

（1）结构、过程指标：统计周期内使用《慢性扁桃体炎患者护理管理查检表》进行督查总人次。

（2）结果指标：统计周期内慢性扁桃体炎患者总人次。

3. 纳入标准　统计周期内所有慢性扁桃体炎住院患者。

4. 排除标准　非住院患者（门诊、留观患者）。

（三）数据统计

1. 统计周期为每月。

2. 全年值不可以采取各月均值获取，应直接通过公式计算。

3. 每个统计周期均应完成数据汇总。

（四）指标意义

慢性扁桃体炎是常见咽喉科疾病之一，整个围术期护理管理不到位可能导致术后切口出血、感染等并发症的发生率，须密切观察活动性出血情况，防止窒息。并发症的发生率与科室的护理管理、围术期护理质量、患者教育、疾病因素和治疗方法密切相关。护理管理合格率是评价慢性扁桃体炎术后无切口出血、无咽部感染、患者及家属掌握扁桃体术后并发症预防知识的重要指标，是持续改进护理质量的核心指标，也是耳鼻喉科疾病护理的一项专病敏感指标。因此，以指标监测获得的信息为基础引导持续质量改进活动，督导护理人员认真落实护理措施，对预防并发症的发生有重要意义，也是保证日常住院患者护理安全的重要内容。

（五）评价标准

慢性扁桃体炎患者护理查检表

三级指标名称	评价依据	合格人次	不合格人次	监测方法
护士培训合格率	①有各层级护理人员的培训计划，护理人员知晓培训计划；②培训按计划实施，护理人员掌握培训内容≥90%；③有培训及考核记录			现场抽查

三级指标名称	评价依据	合格人次	不合格人次	监测方法
切口护理合格率	①术前口腔清洁：术前一天使用口泰漱口液漱口4次（三餐后，睡前），手术当天早晨漱口一次；②切口出血观察：密切观察切口渗血的颜色、性状、量，勿用力咳嗽，少量渗血，颜色逐渐变淡为正常；③口腔持续有新鲜血液吐出，有频繁的吞咽动作表明有活动性出血可能，应立即报告医生进行止血处理；④交代患者及时吐出口腔内分泌物，切勿下咽，防止血液进入胃内刺激胃黏膜引起恶心、呕吐甚至窒息；⑤术后口腔护理：患者知晓早晚用软毛刷刷牙，三餐后清水及漱口液漱口；⑥冰袋局部冷敷；⑦观察创面白膜生长情况			现场抽查
饮食指导正确率	①术后4~6小时患者清醒、无活动性出血，可进食冷流质饮食，减少渗血，缓解疼痛；②术后1~3天可进温凉半流质饮食，多喝水；③4~6天进半流质；7~14天渐进软食；④2周后根据情况进食普食；⑤禁食辛辣、刺激性或粗糙、坚硬的食物，患者/家属知晓饮食的重要性，切不可随意饮食，以免引起出血			现场抽查
术后切口出血发生率	①口腔持续有新鲜血液吐出，有频繁的吞咽动作；②切口可见明显的渗血；③神志淡漠、血压下降、出冷汗、面色苍白	发生例次	总患者例数	HIS系统提取
术后切口感染发生率	①口腔异味重、口臭；②持续发热或体温增高；③创面不生长白膜或白膜生长不均匀；④咽痛加剧；⑤下颌淋巴结肿大疼痛	发生例次	总患者例数	HIS系统提取

（谢碧梅 王春燕）

三十六、腮腺良性肿瘤患者护理管理合格率

（一）指标定义及结构

1. 腮腺疾病　腮腺、下颌下腺、舌下腺是人体的三对大涎腺，功能是分泌唾液。腮腺是其中最大的一对，腮腺肿瘤的发生率也最高，约占所有涎腺肿瘤的80%。而在腮腺肿瘤中，良性肿瘤占大多数（约75%），恶性肿瘤只占少数（约25%）。任何年龄均可发病。腮腺肿瘤病程长短不一，短者数天或数周，长者数年或数十年以上。

2. 腮腺良性肿瘤患者护理管理合格率

一级指标	二级指标	三级指标	指标维度
腮腺良性肿瘤患者护理管理合格率	培训指标	护理常规培训合格率	结构指标
	护理指标	饮食指导合格率	过程指标
		负压引流管护理合格率	
		面肌功能训练合格率	
	并发症指标	术后涎瘘发生率	结果指标
		术后面神经麻痹发生率	

（二）计算公式

$$护理常规培训合格率 = \frac{同期护士培训合格人数}{统计周期内护士培训总人数} \times 100\%$$

$$饮食指导合格率 = \frac{同期腮腺良性肿瘤患者饮食指导合格例次数}{统计周期内腮腺良性肿瘤患者总例数} \times 100\%$$

$$负压引流管护理合格率 = \frac{同期腮腺良性肿瘤负压引流管护理合格例次数}{统计周期内腮腺良性肿瘤患者总例数} \times 100\%$$

$$面肌功能训练合格率 = \frac{同期腮腺良性肿瘤面肌功能训练合格例次数}{统计周期内腮腺良性肿瘤患者总例数} \times 100\%$$

$$术后涎瘘发生率 = \frac{同期腮腺良性肿瘤术后涎瘘发生例次数}{统计周期内腮腺良性肿瘤患者总例数} \times 100\%$$

$$术后面神经麻痹发生率 = \frac{同期腮腺良性肿瘤术后面神经麻痹发生例次数}{统计周期内腮腺良性肿瘤患者总例数} \times 100\%$$

1. 分子说明

（1）结构、过程指标：统计周期内使用《腮腺良性肿瘤患者护理管理查检表》进行督查，根据每周的腮腺良性肿瘤患者人次进行抽查，对评价依据内容完全做到的记为合格人次，未完全做到的记为不合格人次。

（2）结果指标：统计周期内腮腺良性肿瘤患者发生并发症的例次数。

2. 分母说明

（1）结构、过程指标：统计周期内使用《腮腺良性肿瘤患者护理管理查检表》进行抽查总人次数。

（2）结果指标：统计周期内腮腺良性肿瘤术后患者总人数。

3. 纳入标准　统计周期内所有办理入院手续并入住病区的患者。

4. 排除标准　非住院患者（门诊、留观患者）。

（三）数据统计

1. 统计周期为每月。

2. 全年值不可以采取各月均值获取，应直接通过公式计算。

3. 每个统计周期均应完成数据汇总。

（四）指标意义

腮腺疾病是口腔颌面外科的多发病及常见病，高质量的护理可以让患者的并发症得到有效的预防或及时发现，及早处理。腮腺良性肿瘤患者的护理与科室的整体管理、护理质量、健康教育、康复指导和治疗方法密切相关。腮腺良性肿瘤患者护理质量的高低是评价科室护理质量的重要指标之一。因此，以指标监测获得的信息为基础引导持续质量改进活动，可以提高护理人员对腮腺良性肿瘤患者的护理质量，对减少并发症及早日康复有重要意义。

（五）评价标准

腮腺良性肿瘤患者护理管理查检表

三级指标名称	评价依据	合格人次	不合格人次	监测方法
护理常规培训合格率	培训腮腺疾病护理常规，参培率≥80%；护理人员掌握腮腺疾病护理常规，专科考核成绩≥60分			现场抽查
饮食指导合格率	①护士能正确指导患者术后1天起进食半流质饮食，第4天后可恢复正常饮食；②列举介绍半流质饮食的品种，术后3个月内禁食酸辣刺激性食物，以减少唾液的分泌，预防涎瘘并发症发生			现场抽查
负压引流管护理合格率	①术后切口内负压引流管妥善固定无漏气；②管道引流通畅无堵塞；③保持负压状态无反流；④患者知晓带管注意事项			现场抽查
面肌功能训练合格率	①责任护士知晓面神经损伤的症状；②护士能遵医嘱正确指导腮腺区手术后患者进行面肌功能训练			现场抽查

三级指标名称	评价依据	合格人次	不合格人次	监测方法
术后涎瘘发生率	负压引流管内流出大量清亮液体，提示有涎瘘发生			HIS 系统提取
术后面神经麻痹发生率	患者手术侧额纹消失或减少，鼻唇沟变浅或消失，口角歪斜，偏向健侧，严重者整个颜面部歪斜			HIS 系统提取

（夏　红　代　卉　王春燕）

三十七、颌骨骨折患者护理管理合格率

（一）指标定义及结构

1. **颌骨骨折**　是常见的口腔颌面部损伤，包括上颌骨骨折和下颌骨骨折。常因交通事故、工伤事故、跌打及运动损伤所致。交通事故是引起颌面部骨折最常见的原因。

2. **颌骨骨折患者护理管理合格率**

一级指标	二级指标	三级指标	指标维度
颌骨骨折患者护理管理合格率	培训指标	护理常规培训合格率	结构指标
	护理指标	口腔清洁合格率	过程指标
		饮食指导合格率	
	并发症指标	术后伤口感染发生率	结果指标
		患者营养不良发生率	

（二）计算公式

$$护理常规培训合格率 = \frac{同期颌骨骨科护理常规知识培训考核合格护士数}{统计周期内护士培训考核总人数} \times 100\%$$

$$口腔清洁合格率 = \frac{同期颌骨骨折口腔清洁合格人数}{统计周期内颌骨骨折患者总人数} \times 100\%$$

$$饮食指导合格率 = \frac{同期颌骨骨折患者饮食指导合格人数}{统计周期内颌骨骨折患者抽查总人数} \times 100\%$$

$$术后伤口感染发生率 = \frac{同期颌骨骨折术后伤口感染人数}{统计周期内颌骨骨折手术总人数} \times 100\%$$

$$患者营养不良发生率 = \frac{同期患者发生营养不良的人数}{统计周期内颌骨骨折手术总人数} \times 100\%$$

1. 分子说明

（1）结构、过程指标：统计周期内使用《颌骨骨折患者护理管理查检表》进行督查，根据每周的颌骨骨折患者人次进行抽查，对评价依据内容完全做到的记为合格人次，未完全做到的记为不合格人次。

（2）结果指标：统计周期内颌骨骨折患者术后发生并发症的总次数。

2. 分母说明

（1）结构、过程指标：统计周期内使用《颌骨骨折患者护理管理查检表》进行督查总人数。

（2）结果指标：统计周期内颌骨骨折患者总人数。

3. 纳入标准　统计周期内所有办理入院手续并入住病区的颌骨骨折患者。

4. 排除标准　非住院患者（门诊、急诊患者）。

（三）数据统计

1. 统计周期为每月。

2. 全年值不可以采取各月均值获取，应直接通过公式计算。

3. 每个统计周期均应完成数据汇总。

（四）指标意义

颌骨骨折是口腔颌面外科的多发病，高质量的护理可以恢复患者正常的咬合关系和咀嚼功能；让患者并发症得到预防或早期发现；患者能摄入足够的营养，体重下降不明显，或有所增加；患者能坦然面对自身形象的改变，恢复正常的社交。颌骨骨折患者的护理质量与科室的整体管理、健康教育及治疗方法密切相关。颌骨骨折患者护理管理合格率是评价科室护理质量的重要指标之一，口腔清洁执行率及饮食指导执行率是科室护理质量的核心指标，也是科室敏感指标。因此，以指标监测获得的信息为基础引导持续质量改进活动，对改善科室的护理质量是非常重要的。

（五）评价标准

颌骨骨折患者护理管理查检表

三级指标名称	评价依据	合格人次	不合格人次	监测方法
护理常规培训合格率	培训颌骨骨折护理常规，参培率≥80%。护理人员掌握颌骨骨折护理常规，专科考核成绩≥60分			现场抽查
口腔清洁合格率	①口内有伤口的患者术后行口腔冲洗3～5天，每天至少2次；餐前、餐后漱口液含漱各1次，保持结扎固定的牙弓夹板上无污物积存。②指导颌间固定患者进食后用儿童牙刷清洁口腔			现场抽查
饮食指导合格率	①指导患者减少咀嚼，会选择能提供足够热量和营养丰富的流质、半流质及软食，每日应增加进餐次数，以维持机体需要，促进伤口愈合；②指导不能张口或颌间结扎的患者将吸管置于磨牙后区进流食；③指导颌间牵引拆除后可进半流食，半年内禁咬硬物			现场抽查
术后伤口感染发生率	手术后3～4天手术切口出现肿胀发红，皮温升高，切口处溢脓	发生例数	每月颌骨骨折患者总人数	HIS系统提取
患者营养不良发生率	患者热能和蛋白质摄入不足，表现为皮下脂肪减少，体重减轻（<基础体重的15%）	发生例数	每月颌骨骨折患者总人数	HIS系统提取

（夏　红　代　卉　王春燕）

三十八、自发性气胸患者护理管理合格率

（一）指标定义及结构

1. 自发性气胸　自发性气胸是气胸的一种，是指在没有外伤或其他人为等明显外因因素的情况下，肺实质或脏层胸膜出现破裂，导致空气从肺经脏层胸膜进入胸膜腔内引起胸膜腔积气，进而导致肺脏塌陷，并引起胸闷、胸痛、呼吸困难等症状。

2. 自发性气胸患者护理管理合格率

一级指标	二级指标	三级指标	指标维度
自发性气胸患者护理管理合格率	专项培训	留置胸腔闭式引流管健康指导培训合格率	结构指标
	干预措施	风险评估正确率	过程指标
		带管健康教育合格率	
	患者结局	非计划性拔管发生率	结果指标

（二）计算公式

$$留置胸腔闭式引流管健康指导培训合格率 = \frac{同期健康指导培训抽查合格人数}{统计周期内健康指导掌握抽查总人数} \times 100\%$$

$$风险评估正确率 = \frac{同期风险评估抽查合格人数}{统计周期内风险评估抽查总人数} \times 100\%$$

$$带管健康教育合格率 = \frac{同期患者带管健康教育合格人数}{统计周期内健康教育抽查总人数} \times 100\%$$

$$非计划性拔管发生率 = \frac{同期住院患者发生非计划性拔管例次数}{统计周期内自发性气胸留置胸管住院患者总日数} \times 1000‰$$

1. 分子说明

（1）结构、过程指标：统计周期内使用《自发性气胸患者护理管理查检表》进行督查，每条项目抽查 5 人次，对评价依据内容完全做到的记为合格人次，未完全做到的记为不合格人次。

（2）结果指标：统计周期内自发性气胸留置胸管住院患者中发生非计划性拔管的例次数。

2. 分母说明

（1）结构、过程指标：统计周期内使用《自发性气胸患者护理管理查检表》进行督查总人次。

（2）结果指标：统计周期内自发性气胸留置胸管住院患者实际占用总床日数。

3. 纳入标准　统计周期内所有办理入院手续并入住病区的自发性气胸留置胸管患者。

4. 排除标准　非住院自发性气胸患者（门诊、留观患者）、非医疗机构场所发生的非计划性拔管。

（三）数据统计

1. 统计周期为每月。
2. 全年值不可以采取各月均值获取，应直接通过公式计算。
3. 每个统计周期均应完成数据汇总。

（四）指标意义

自发性气胸患者在治疗、手术及抢救等情况下需要置管，这些管路对于患者的生命和维持健康有重要意义。管路管理的要点包括管路的置入、固定、观察、维护，以及评估和拔管等，其中固定、观察、维护等管理环节都是护理服务范畴内的活动。这些活动中任何一个环节有失误，都可能导致非计划性拔管的发生。非计划性拔管发生率是反映患者安全的重要指标，体现了护理管理质量的水平。通过对该指标进行监测，可以帮助管理者了解导管管理情况及危险因素，提示管理者采取针对性的措施最大限度地减少非计划性拔管的发生。

（五）评价标准

自发性气胸患者护理管理查检表

三级指标名称	评价依据	合格人次	不合格人次	监测方法
留置胸腔闭式引流管健康指导培训合格率	①掌握胸腔闭式引流护理健康宣教内容；②根据患者情况选择合适的宣教方式；③宣教措施落实有效			现场抽查
风险评估正确率	①使用《住院患者导管脱落风险评估及干预措施表》进行评估；②所有自发性气胸带管患者均要评估；③风险级别与患者实际相符；④评估频率与风险等级对应；⑤勾选措施与实际采取措施一致；⑥记录及时规范无缺项			现场抽查
带管健康教育合格率	患者带管期间知晓相关知识：①知晓带管的目的及意义；②引流管妥善固定，防止滑脱，引流装置保持密封，衔接紧密；③防止引流管受压、折叠及过分牵拉；④搬床或平车外出检查时，常规夹闭引流管，将水封瓶置于床上或平车轮椅上患者的双下肢之间，防止滑脱；⑤胸导管意外滑脱时立即用手捏闭伤口皮肤，引流管衔接处脱节时立即用手折叠引流管，并呼叫医生护士处理			现场抽查

三级指标名称	评价依据	合格人次	不合格人次	监测方法
非计划性拔管发生率	①未经医护人员同意患者自行拔出导管；②各种原因导致的导管滑脱；③因质量问题及导管堵塞等情况提前拔出导管	发生例次	总床日数	HIS 系统提取

（周翠萍　王春燕）

三十九、肺癌患者护理管理合格率

（一）指标定义及结构

1. 肺癌　多数起源于支气管黏膜上皮，也称为支气管肺癌。肺癌发病年龄大多在 40 岁以上，以男性多见，居全世界和我国城市男性恶性肿瘤发病率和死亡率的第一位。

2. 肺癌患者护理管理合格率

一级指标	二级指标	三级指标	指标维度
肺癌患者护理管理合格率	专项培训	肺癌护理知识培训合格率	结构指标
	干预措施	有效咳嗽咳痰合格率	过程指标
		深呼吸训练合格率	
		吸痰护理合格率	
	患者结局	肺部感染发生率	结果指标

（二）计算公式

$$肺癌护理知识培训合格率 = \frac{同期抽查肺癌护理措施合格护士数}{统计周期内肺癌知识培训护士数} \times 100\%$$

$$有效咳嗽咳痰合格率 = \frac{同期抽查肺癌患者有效咳嗽合格人数}{统计周期内抽查肿瘤患者数} \times 100\%$$

$$深呼吸训练合格率 = \frac{同期抽查肺癌患者深呼吸训练合格人数}{统计周期内抽查肺癌患者总人数} \times 100\%$$

$$吸痰护理合格率 = \frac{同期肺癌患者吸痰护理合格例次数}{统计周期内抽查肺癌患者吸痰护理总例次数} \times 100\%$$

$$肺部感染发生率 = \frac{同期肺癌术后肺部感染发生例次数}{统计周期内住院肺癌手术患者卧床总日数} \times 1000‰$$

1. 分子说明

（1）结构、过程指标：统计周期内使用《肺癌患者护理管理查检表》进行督查，每条项目抽查 5 人次，对评价依据内容完全做到的记为合格人次，未完全做到的记为不合格人次。

（2）结果指标：统计周期内肺癌手术患者术后中发生肺炎的例次数。

2. 分母说明

（1）结构、过程指标：统计周期内使用《肺癌患者护理管理查检表》进行督查总人次。

（2）结果指标：统计周期内肺癌手术患者实际占用总床日数。

3. 纳入标准　统计周期内所有办理入院手续并入住病区的肺癌手术患者。

4. 排除标准　非住院肺癌手术患者（门诊、留观患者）、医疗机构场所发生的术后肺炎。

（三）数据统计

1. 统计周期为每月。
2. 全年值不可以采取各月均值获取，应直接通过公式计算。
3. 每个统计周期均应完成数据汇总。

（四）指标意义

研究显示，术后肺部并发症是胸部手术围术期的主要风险之一，发病率高达15% ~ 40%，其中肺炎发生率为 19.5%。肺癌术后患者发生肺炎，多由于麻醉药物副作用使膈肌受抑制，术后软弱无力、疼痛等，患者术后不能有效咳嗽排痰，导致分泌物堵塞支气管，引起肺炎，严重者会发生呼吸功能不全，甚至威胁患者生命安全。目前，肺部并发症（尤其是肺部感染）仍是胸外科患者术后住院时间延长和死亡的主要原因。术后肺炎重在预防，围术期肺部感染预防是加速外科康复的重要组成部分。通过指标的监测，督导护理人员加强围术期肺保护，可以显著减少患者肺部并发症的发生，降低死亡风险。

（五）评价标准

肺癌患者护理管理查检表

三级指标名称	评价依据	合格人次	不合格人次	监测方法
肺癌护理知识培训合格率	①肺癌护理知识培训参培率≥80%；②护理人员知晓培训内容≥90%，考核成绩≥85分			现场抽查
有效咳嗽咳痰合格率	先深吸气、慢呼气2次，第3次深吸气后屏气，用胸腹部的最大力量用力咳嗽，同时配合将痰液咳出			现场抽查
深呼吸训练合格率	①站立或坐位，用鼻慢慢深吸气、腹部鼓出，缩唇后慢慢经口呼气（呈口哨状），腹部内收；②每日2～3次，每次15分钟			现场抽查
吸痰护理合格率	吸痰护理操作规程考核≥90分			现场抽查
肺部感染发生率	住院肺癌患者发生肺部感染	发生例次	总患者数	HIS系统提取

（周翠萍　王春燕）

四十、乳腺癌患者护理管理合格率

（一）指标定义及结构

1. **乳腺癌**　是乳腺上皮细胞在多种致癌因子的作用下，发生的增殖失控现象。疾病早期表现为乳房肿块、乳头溢液、腋窝淋巴结肿大等症状，晚期可因癌细胞发生远处转移，出现多器官病变，直接威胁患者的生命。

2. **乳腺癌患者护理管理合格率**

一级指标	二级指标	三级指标	指标维度
乳腺癌患者护理管理合格率	专科知识培训	乳腺癌专科知识知晓率	结构指标
	术后护理管理	引流管护理合格率	过程指标
		术肢功能锻炼正确率	
		化疗便秘干预措施合格率	
	并发症指标	术侧上肢肿胀发生率	结果指标
		术后切口出血发生率	
		化疗便秘发生率	

（二）计算公式

$$乳腺癌专科知识知晓率 = \frac{同期专科知识抽查合格人数}{统计周期内乳腺癌专科知识抽查总人数} \times 100\%$$

$$引流管护理合格率 = \frac{同期引流管护理抽查合格人数}{统计周期内留置引流管总人数} \times 100\%$$

$$术肢功能锻炼正确率 = \frac{同期术肢功能锻炼抽查合格人数}{统计周期内术肢功能锻炼患者总人数} \times 100\%$$

$$化疗便秘干预措施合格率 = \frac{同期化疗便秘干预措施抽查合格人数}{统计周期内化疗便秘干预措施抽查总人数} \times 100\%$$

$$术侧上肢肿胀发生率 = \frac{同期术侧上肢肿胀发生人数}{统计周期内住院乳腺癌术后患者总人数} \times 100\%$$

$$术后切口出血发生率 = \frac{同期术后切口出血发生人数}{统计周期内住院乳腺癌术后患者总人数} \times 100\%$$

$$化疗便秘发生率 = \frac{同期化疗便秘发生人数}{统计周期内住院乳腺癌化疗患者总人数} \times 100\%$$

1. 分子说明

（1）结构、过程指标：统计周期内使用《乳腺癌患者护理管理查检表》进行督查，每条项目抽查 5 人次，对评价依据内容完全做到的记为合格人数，未完全做到的记为不合格人数。

（2）结果指标：统计周期内住院乳腺癌患者术侧上肢肿胀、切口出血、化疗便秘发生的人数。

2. 分母说明

（1）结构、过程指标：统计周期内使用《乳腺癌患者护理管理查检表》进行督查总人数。

（2）结果指标：统计周期内住院乳腺癌术后、化疗患者总人数。

3. 纳入标准　统计周期内所有办理入院手续并入住病区的乳腺癌术后、化疗患者。

4. 排除标准　非住院患者（门诊、留观患者），非手术、非化疗患者。

（三）数据统计

1. 统计周期为每月。

2. 全年值不可以采取各月均值获取，应直接通过公式计算。

3. 每个统计周期均应完成数据汇总。

（四）指标意义

乳腺癌的管理是自患者诊断为乳腺癌以后采用多学科的综合治疗方法进行治疗的整个过程。通过指标的监测，督导护理人员有效规范落实乳腺癌患者的护理管理，直接影响着乳腺癌患者的治疗和预后，并能够进一步改善患者的生活质量，延长其生存期。

（五）评价标准

乳腺癌患者护理管理查检表

三级指标名称	评价依据	合格人数	不合格人数	监测方法
乳腺癌专科知识知晓率	①知晓乳腺癌疾病护理常规；②知晓化疗患者便秘的预防及护理；③知晓引流管护理要点；④知晓术后术侧上肢功能锻炼方法；⑤知晓术后并发症术侧上肢肿胀、切口出血的观察			现场抽查
引流管护理合格率	①引流管有效引流，无扭曲、打折、堵管；②正确倾倒引流液并准确记录引流液量；③正确落实引流管导管滑脱风险评估及安全防范措施；④患者知晓带引流管注意事项，带管正确			现场抽查
术肢功能锻炼正确率	①术后早期、及时进行功能锻炼；②护士正确指导功能锻炼；③患者知晓功能锻炼的正确方法，并能进行正确锻炼；④患者循序渐进、持之以恒行功能锻炼			现场抽查
化疗便秘干预措施合格率	①监测化疗患者排便情况；②化疗便秘的预防及干预，培养良好的排便习惯、适当运动；③清淡、易消化、新鲜蔬菜、水果饮食指导，每日饮水2000ml；④患者能正确进行腹部环形按摩；⑤协助患者正确使用开塞露通便药物			现场抽查
术侧上肢肿胀发生率	①术后患者淋巴回流通路受阻引起术侧手臂肿胀；②术后术侧上肢活动方法不正确，导致上肢肿胀、疼痛	术后术侧上肢肿胀发生人数	乳腺癌术后患者总人数	HIS系统提取
术后切口出血发生率	①术后切口敷料渗血；②术后活动不当牵拉伤口引起切口出血；③引流袋内24小时引出血性液体量大于100ml	术后切口出血发生人数	乳腺癌术后患者总人数	HIS系统提取

续表

三级指标名称	评价依据	合格人数	不合格人数	监测方法
化疗便秘发生率	化疗期间出现每周排便少于3次、粪便干硬、排便困难	化疗便秘发生人数	乳腺癌化疗患者总人数	HIS系统提取

（周文瑞　王春燕）

四十一、胆结石患者护理管理合格率

（一）指标定义及结构

1. 胆石病　包括发生在胆囊和胆管内的结石，是胆道系统的常见病和多发病。其分为胆固醇类结石、胆色素类结石和其他结石。

2. 胆结石患者护理管理合格率

一级指标	二级指标	三级指标	指标维度
胆结石患者护理管理合格率	专项培训	腹腔镜胆囊切除术（LC）早期康复培训合格率	结构指标
		预康复指导合格率	
	护理干预	早期饮水合格率	过程指标
		预防疼痛干预率	
		早期下床合格率	
	患者结局	恶心呕吐发生率	结果指标
		急性疼痛发生率	
		48小时出院达标率	

（二）计算公式

$$LC\,早期康复培训合格率 = \frac{同期\,LC\,术后早期康复知识培训考核合格护士数}{统计周期内参加\,LC\,术后早期康复知识培训考核总人数} \times 100\%$$

$$预康复指导合格率 = \frac{同期\,LC\,术后预康复指导患者合格人数}{统计周期内\,LC\,手术患者预康复指导抽查总人数} \times 100\%$$

307

$$早期饮水合格率 = \frac{同期\ LC\ 术后在规定时间内开放饮水合格人数}{统计周期内\ LC\ 手术患者早期饮水抽查总人数} \times 100\%$$

$$预防性疼痛干预率 = \frac{同期\ LC\ 术后预防性疼痛干预合格人数}{统计周期内\ LC\ 手术患者预防性疼痛抽查总人数} \times 100\%$$

$$早期下床合格率 = \frac{同期\ LC\ 术后早期下床合格人数}{统计周期内\ LC\ 手术患者早期下床抽查总人数} \times 100\%$$

$$恶心呕吐发生率 = \frac{同期\ LC\ 术后恶心呕吐发生人数}{统计周期内\ LC\ 手术患者总人数} \times 100\%$$

$$急性疼痛发生率 = \frac{同期\ LC\ 术后急性疼痛发生人数}{统计周期内\ LC\ 手术患者总人数} \times 100\%$$

$$48\ 小时出院达标率 = \frac{同期\ LC\ 手术患者\ 48\ 小时出院人数}{统计周期内\ LC\ 手术患者总人数} \times 100\%$$

1. 分子说明

（1）结构、过程指标：统计周期内使用《胆结石患者护理管理查检表》进行督查，每条项目抽查 5 人次，对评价依据内容完全做到的记为合格人次，未完全做到的记为不合格人次。

（2）结果指标：术后急性疼痛例数、术后恶心呕吐例数、术后 48 小时内出院例数。

2. 分母说明

（1）结构、过程指标：统计周期内使用《胆结石患者护理管理查检表》进行督查总人次。

（2）结果指标：抽查总例数、手术总例数。

3. 纳入标准　统计周期内所有办理入院手续并入住肝胆外科病区行日间手术的胆结石手术患者。

4. 排除标准　非手术胆结石患者、非日间手术胆结石患者。

（三）**数据统计**

1. 统计周期为每月。

2. 全年值不可以采取各月均值获取，应直接通过公式计算。

3. 每个统计周期均应完成数据汇总。

（四）指标意义

胆结石是胆道系统的常见病和多发病。我国胆囊结石的发病率为 7%～10%，且呈逐年上升的趋势。女性与男性之比为 2.57∶1，目前对有手术指征的胆石症的标准治疗为腹腔镜胆囊切除术。

近十余年来，加速康复外科（enhanced recovery after surgery，ERAS）的理念及其路径在我国有了较为迅速的普及和应用。ERAS 的临床实践表明，其理念及相关路径的实施必须以循证医学及多学科合作为基础，既要体现以加速康复为主要目的的核心理念，也要兼顾患者基础疾病、手术类别、围术期并发症等具体情况，更需要开展深入的临床研究以论证 ERAS 相关路径的安全性、可行性及必要性。有研究表明，缩短术前禁食时间，有利于减少手术前患者的饥饿、口渴、烦躁、紧张等不良反应，有助于减少术后胰岛素抵抗，缓解分解代谢，甚至可以缩短术后住院时间。除合并胃排空延迟、胃肠蠕动异常和急诊手术等患者外，目前提倡禁饮时间延后至术前 2 小时，之前可口服清饮料，包括清水、糖水、无渣果汁、碳酸类饮料、清茶及黑咖啡（不含奶），不包括含酒精类饮品，通常是在术前 10 小时予患者饮用 12.5% 的碳水化合物饮品 800ml，术前 2 小时饮用 ≤400ml。禁食时间延后至术前 6 小时。术后早期下床活动可促进呼吸、胃肠、肌肉骨骼等多系统功能恢复。因此，以指标监测获得的信息为基础，对患者术前进行预康复指导，配合术后的规范化护理管理，有利于胆结石患者早日康复。

（五）评价标准

胆结石患者护理管理查检表

三级指标名称	评价依据	合格人次	不合格人次	监测方法
LC 早期康复培训合格率	①制定 LC 日间手术早期康复护理规范及流程；②定期对护士进行培训考核；③考核成绩 ≥85 分视为合格			现场抽查
预康复指导合格率	①护理人员术前对患者进行预康复指导；②患者知晓肠道准备事项：术前禁饮时间及进食饮料类型，以及踝泵运动、疼痛处理、下床活动相关知识；③患者术前肠道准备及禁饮水时间等按要求执行并合格			现场抽查
早期饮水合格率	术后 2 小时无恶心呕吐者，少量饮水			现场抽查
预防疼痛干预率	①术后疼痛评估正确，记录规范；②遵医嘱正确使用预防疼痛药物			现场抽查

三级指标名称	评价依据	合格人次	不合格人次	监测方法
早期下床合格率	①术后 6 小时责任护士对患者下床进行评估及指导；②患者根据指导能够借助辅助工具下床活动			现场抽查
恶心呕吐发生率	术后 2 小时内发生恶心呕吐			HIS 系统提取
急性疼痛发生率	术后 48 小时内患者诉疼痛，NRS 评分≥4 分			HIS 系统提取
48 小时出院达标率	患者从住院到出院的时间小于 48 小时			HIS 系统提取

（张丽珍　王春燕）

四十二、甲状腺肿大患者护理管理合格率

（一）指标定义及结构

1. 甲状腺疾病　甲状腺疾病包括甲状腺癌、甲状腺功能亢进、单纯性甲状腺肿、甲状腺腺瘤。

2. 甲状腺肿大患者护理管理合格率

一级指标	二级指标	三级指标	指标维度
甲状腺肿大患者护理管理合格率	专项培训	护理常规知晓率	结构指标
	措施落实	甲状腺术后护理并发症规范观察落实率	过程指标
	患者结局	呼吸困难和窒息及时发现率	结果指标

（二）计算公式

$$护理常规知晓率 = \frac{同期甲状腺肿大护理常规知识抽查合格护士数}{统计周期内抽查甲状腺肿大护理常规护士数} \times 100\%$$

$$甲状腺术后护理并发症规范观察落实率 = \frac{同期抽查甲状腺术后护理并发症规范观察落实例数}{统计周期内抽查甲状腺术后患者总例数} \times 100\%$$

$$呼吸困难和窒息及时发现率 = \frac{同期甲状腺术后呼吸困难和窒息及时发现例数}{统计周期内术后呼吸困难或窒息发生总例数} \times 100\%$$

1. 分子说明

（1）结构、过程指标：统计周期内使用《甲状腺肿大患者护理管理查检表》进行督查，每条项目抽查 5 人次，对评价依据内容完全做到的记为合格人次，未完全做到的记为不合格人次。

（2）结果指标：早期并发症发现例次数。

2. 分母说明

（1）结构、过程指标：统计周期内使用《胆结石患者护理管理查检表》进行督查总人次。

（2）结果指标：统计周期内并发症发生例次数。

3. 纳入标准　统计周期内所有办理入院手续并入住病区的甲状腺手术患者。

4. 排除标准　非住院患者（门诊、留观患者）、入住病区的非手术甲状腺患者。

（三）数据统计

1. 统计周期为每月。
2. 全年值不可以采取各月均值获取，应直接通过公式计算。
3. 每个统计周期均应完成数据汇总。

（四）指标意义

甲状腺癌是最常见的甲状腺恶性肿瘤，约占全身恶性肿瘤的 1%，是目前发病率增长最快的恶性肿瘤之一。甲状腺术后并发症主要有：呼吸困难和窒息、喉返神经损伤、喉上神经损伤、甲状旁腺功能减退、甲状腺危象，其中呼吸困难和窒息是最危急的并发症，多发生在术后 48 小时内。所以，护士及时发现甲状腺相关并发症，并恰当处理尤为重要。以指标监测获得的信息引导持续的护理改进活动，督导护理人员落实甲状腺肿大患者的护理管理，可及时发现相关并发症，在保障患者生命健康方面具有重要意义。

（五）评价标准

甲状腺肿大患者护理管理查检表

三级指标名称	评价依据	合格人次	不合格人次	监测方法
护理常规知晓率	①知晓术前注意事项（麻醉、饮食、生活锻炼）；②知晓术后敷料观察；③知晓异常引流液的识别；④知晓术后并发症及预防措施			现场抽查
甲状腺术后呼吸困难和窒息规范观察落实率	①责任护士知晓甲状腺术后呼吸困难和窒息的表现（呼吸频率增快，甚至出现三凹征）；②能够正确落实护理措施			现场抽查

三级指标名称	评价依据	合格人次	不合格人次	监测方法
呼吸困难和窒息及时发现率	①在出现症状早期责任护士能够及时发现，并报告医生进行处理；②在下一班护士值班时才发现或者进行交接班时发现均判定为发现不及时			现场抽查

（张丽珍　王春燕）

四十三、直肠癌患者护理管理合格率

（一）指标定义及结构

1. **直肠癌**　从直肠乙状结肠交界处至齿状线之间的癌称为直肠癌，是消化道最常见的恶性肿瘤。

2. **直肠癌患者护理管理合格率**

一级指标	二级指标	三级指标	指标维度
直肠癌患者护理管理合格率	专项培训	规章制度知晓率	结构指标
	康复指导	术前预康复锻炼落实率	过程指标
		早期下床活动落实率	
	护理评估	深静脉血栓形成风险评估落实率	
	造口指导	术前造口定位合格率	
		造口围术期护理干预率	
	患者结局	患者健康教育知晓率	结果指标
		术后48小时肠功能恢复率	
		深静脉血栓发生率	
		肠造口并发症发生率	

（二）计算公式

$$规章制度知晓率 = \frac{同期规章制度知晓抽查合格人数}{统计周期内规章制度抽查总人数} \times 100\%$$

$$术前预康复锻炼落实率 = \frac{同期直肠癌术前预康复锻炼合格人数}{统计周期内直肠癌手术总人数} \times 100\%$$

$$早期下床活动落实率 = \frac{同期早期下床活动合格人数}{统计周期内手术总人数} \times 100\%$$

$$患者健康教育知晓率 = \frac{同期患者健康教育知晓人数}{统计周期内直肠癌手术总人数} \times 100\%$$

$$深静脉血栓形成风险评估落实率 = \frac{同期住院患者深静脉血栓风险评估人数}{统计周期内直肠癌手术总人数} \times 100\%$$

$$术前造口定位合格率 = \frac{同期术前造口定位合格人数}{统计周期内直肠癌造口总人数} \times 100\%$$

$$造口围期护理干预率 = \frac{同期造口围术期护理合格人数}{统计周期内直肠癌造口总人数} \times 100\%$$

$$术后48小时肠功能恢复率 = \frac{同期术后48小时肠功能恢复人数}{统计周期内直肠癌手术总人数} \times 100\%$$

$$肠造口并发症发生率 = \frac{同期直肠癌肠造口并发症发生人数}{统计周期内肠造口总人数} \times 100\%$$

$$深静脉血栓发生率 = \frac{同期直肠癌术后深静脉血栓发生人次}{统计周期内直肠癌手术总人数} \times 100\%$$

1. 分子说明

（1）结构、过程指标：统计周期内使用《直肠癌患者护理管理查检表》进行督查，每条项目抽查 5 人次，对评价依据内容完全做到的记为合格人次，未完全做到的记为不合格人次。

（2）结果指标：统计周期内患者健康教育知晓率，48 小时肠功能恢复的例次数，直肠癌肠造口并发症发生人次，直肠癌术后发生深静脉血栓人次。

2. 分母说明

（1）结构、过程指标：统计周期内使用《直肠癌患者护理管理查检表》进行督查总人次（5 人次）。

（2）结果指标：统计周期内直肠癌手术患者总人数，直肠癌肠造口总人数。

3. 纳入标准 统计周期内所有办理入院手续并入住病区的直肠癌患者。

4. 排除标准 非住院患者（门诊、留观患者）、非手术的直肠癌患者、急诊收治的直肠癌患者。

（三）数据统计

1. 统计周期为每月。
2. 全年值不可以采取各月均值获取，应直接通过公式计算。
3. 每个统计周期均应完成数据汇总。

（四）指标意义

直肠癌是我国常见的恶性肿瘤，其发病率呈逐年上升趋势，严重危害人民身体健康。通过对指标的监测，督促康复外科护理人员采用有循证医学依据的围术期处理的一系列优化措施，可减少手术患者的生理及心理的创伤应激，达到快速康复。

（五）评价标准

直肠癌患者护理管理查检表

三级指标名称	评价依据	合格人次	不合格人次	监测方法
规章制度知晓率	①知晓医院制度；②知晓直肠癌护理常规；③知晓直肠癌快速康复内容；④知晓记录要求			现场抽查
术前预康复锻炼落实率	①踝泵运动每次 20 组，每天 5 次，包括踝关节的屈伸和环绕运动；②每天下床步行活动 >1 小时；③指导患者有效咳嗽			现场抽查
早期下床活动落实率	①下床活动前口服巧克力（糖尿病患者除外）；②患者完成下床三部曲；③术后 24 小时内患者下床活动 <1 小时			现场抽查
深静脉血栓形成风险评估落实率	直肠癌患者在入院后、手术前、手术后、出院前完成深静脉血栓风险评估			现场抽查
术前造口定位合格率	①术前造口定位；②造口定位标识清楚；③造口定位位置正确			现场抽查
造口围术期护理干预率	患者术前评估率、术前造口位置的选择正确率、体位舒适与安全正确率			问卷调查
患者健康教育知晓率	①护士指导患者围术期健康相关知识；②患者治疗依从性提高；③患者掌握相关健康教育治疗			问卷调查
术后 48 小时肠功能恢复率	患者术后 48 小时自主肛门排气，无腹胀			HIS 系统提取

续表

三级指标名称	评价依据	合格人次	不合格人次	监测方法
深静脉血栓发生率	术后血管彩超提示深静脉血栓			HIS 系统提取
肠造口并发症发生率	造口周围皮肤出现并发症的发生次数			HIS 系统提取

（晋文洁　王春燕）

四十四、颈部脊髓损伤患者护理管理合格率

（一）指标定义及结构

1. 颈部脊髓损伤　又称为颈脊髓损伤、颈段脊髓损伤，是由于颈部椎体移位或碎骨片等异物突入于椎管内，对颈部脊髓造成的不同程度的损伤。外伤是其发生的最主要的病因。颈部脊髓损伤后，双侧上、下肢的感觉与运动产生障碍，会出现四肢瘫痪。颈部脊髓损伤后 6 小时内是关键时期，应尽早治疗。

2. 颈部脊髓损伤患者护理管理合格率

一级指标	二级指标	三级指标	指标维度
颈部脊髓损伤患者护理管理合格率	专项培训	规章制度知晓率	结构指标
	风险管理	风险评估正确率	过程指标
		干预措施正确率	
	患者结局	肺部感染发生率	结果指标

（二）计算公式

$$规章制度知晓率 = \frac{同期规章制度抽查合格人次}{统计周期内规章制度知晓抽查总人数} \times 100\%$$

$$风险评估正确率 = \frac{同期风险评估抽查合格人次}{统计周期内风险评估抽查总人数} \times 100\%$$

$$干预措施正确率 = \frac{同期干预措施抽查合格人次}{统计周期内干预措施抽查总人数} \times 100\%$$

$$肺部感染发生率 = \frac{同期颈部脊髓损伤患者发生肺部感染例次数}{统计周期内颈部脊髓损伤患者卧床总日数} \times 100\%$$

1. 分子说明

（1）结构、过程指标：统计周期内使用《颈部脊髓损伤患者护理管理查检表》进行督查，每条项目抽查 5 人次，对评价依据内容完全做到的记为合格人次，未完全做到的记为不合格人次。

（2）结果指标：统计周期内颈部脊髓损伤患者发生肺部感染例次数。

2. 分母说明

（1）结构、过程指标：统计周期内使用《颈部脊髓损伤患者护理管理查检表》进行督查总人次。

（2）结果指标：统计周期内颈部脊髓损伤患者实际占用总床日数。

3. 纳入标准　统计周期内所有办理入院手续并入住病区的患者。

4. 排除标准　非住院患者（门诊、留观患者）、非医疗机构场所发生的肺部感染。

（三）数据统计

1. 统计周期为每月。

2. 全年值不可以采取各月均值获取，应直接通过公式计算。

3. 每个统计周期均应完成数据汇总。

（四）指标意义

据文献统计，全球每年有 4000 万脊髓损伤患者，其中 60% ~ 80% 的脊髓损伤发生在颈部区域。颈髓损伤多由直接暴力或间接暴力导致，病情重、致死率高，可引起躯体感觉、运动障碍，甚至导致残疾或死亡。颈髓损伤患者的呼吸的系统并发症导致的早期死亡率为 5.92%，致残率为 50%。由于颈髓损伤患者易出现不同程度的呼吸功能障碍，导致呼吸道分泌物不易排出，从而引起肺部感染。通过指标监测，督导护理人员针对有症状或有潜在并发症的患者采用对应的护理干预，能有效预防肺部感染的发生率，减轻患者经济负担，提高生活质量。

（五）评价标准

颈部脊髓损伤患者护理管理查检表

三级指标名称	评价依据	合格人次	不合格人次	监测方法
规章制度知晓率	①知晓医院制度；②知晓评估工具；③知晓风险等级识别要求；④知晓评估时限要求及频率；⑤知晓干预措施内容；⑥知晓记录要求			现场抽查
风险评估正确率	①颈部脊髓损伤患者入院时均有评估；②使用评估工具评估；③风险级别与患者实际相符；④评估频率与风险等级对应；⑤记录及时规范无缺项			现场抽查
干预措施正确率	①按多因素干预措施预防肺部感染；②高风险患者有专人陪伴；③锻炼方式适宜；④《临床肺部感染评分（CPIS）》中评分正确			现场抽查
肺部感染发生率	颈部脊髓损伤患者发生肺部感染	发生例次	总床日数	HIS 系统提取

（刘丽媛　柯　静）

四十五、脆性骨折患者护理管理合格率

（一）指标定义及结构

1. 脆性骨折　在没有外力且无外伤的情况下发生的骨折，或者有轻微外伤，一般指在平地或身体重心高度跌倒所引起的损伤。脆性骨折多发生在老年人，是骨质疏松症的最严重后果，所以又称为骨质疏松性骨折。

2. 脆性骨折患者护理管理合格率

一级指标	二级指标	三级指标	指标维度
脆性骨折患者护理管理合格率	专项培训	规章制度知晓率	结构指标
	风险管理	风险评估正确率	过程指标
		干预措施正确率	
	患者结局	疼痛发生率	结果指标

（二）计算公式

$$规章制度知晓率 = \frac{同期规章制度抽查条目合格人次}{统计周期内规章制度知晓抽查条目总人数} \times 100\%$$

$$风险评估正确率 = \frac{同期风险评估抽查条目合格人次}{统计周期内风险评估抽查条目总人数} \times 100\%$$

$$干预措施正确率 = \frac{同期干预措施抽查条目合格人次}{统计周期内干预措施抽查总人数} \times 100\%$$

$$疼痛发生率 = \frac{同期脆性骨折患者发生疼痛人数}{统计周期内脆性骨折患者卧床总日数} \times 100\%$$

1. 分子说明

（1）结构、过程指标：统计周期内使用《脆性骨折患者护理管理查检表》进行督查，每条项目抽查5人次，对评价依据内容完全做到的记为合格人次，未完全做到的记为不合格人次。

（2）结果指标：统计周期内脆性骨折患者中发生疼痛的例次数。

2. 分母说明

（1）结构、过程指标：统计周期内使用《脆性骨折患者护理管理查检表》进行督查总人次。

（2）结果指标：统计周期内脆性骨折患者实际占用总床日数。

3. 纳入标准　统计周期内所有办理入院手续并入住病区的患者。

4. 排除标准　非住院患者（门诊、留观患者）、非医疗机构场所发生的脆性骨折。

（三）数据统计

1. 统计周期为每月。

2. 全年值不可以采取各月均值获取，应直接通过公式计算。

3. 每个统计周期均应完成数据汇总。

（四）指标意义

脆性骨折是指在无外伤或发生轻微外伤的情况下出现的骨折，手术是治疗该病的重要手段。疼痛是影响骨折患者康复的重要因素，无论是术前肢体肿胀、畸形所致的疼痛，还是术后机体损伤、手术刺激引发的心理及生理系列反应，均会影响患者饮食、睡眠及心肺功能恢复，延长住院时间，如若治疗不当，极易发展为慢性疼痛，增加患者痛苦。因此，通过指标监测，督导护理人员准确评估疼痛情况并采取对策缓解疼痛，对于脆性骨折患者显得至关重要。

（五）评价标准

脆性骨折患者护理管理查检表

三级指标名称	评价依据	合格人次	不合格人次	监测方法
规章制度知晓率	①知晓医院制度；②知晓评估工具；③知晓风险等级识别要求；④知晓评估时限要求及频率；⑤知晓干预措施内容；⑥知晓记录要求			现场抽查
风险评估正确率	①患者入院时均有评估；②入院/转入8小时内完成首次评估；③使用评估工具评估；④风险级别与患者实际相符；⑤评估频率与风险等级对应；⑥记录及时规范无缺项			现场抽查
干预措施正确率	①按多因素干预措施预防疼痛；②高风险患者预防措施正确；③遵医嘱用药后，镇痛效果评价时间按要求评估；④运动方式适宜；⑤《疼痛护理记录单》中勾选措施与实际采取措施一致			现场抽查
疼痛发生率	①脆性骨折患者NRS≥4分；②24小时疼痛频率≥3次；③24h内给予镇痛干预≥3次	发生例次	总床日数	HIS系统提取

（刘丽媛 柯 静）

四十六、股骨骨折患者护理管理合格率

（一）指标定义及结构

1. 股骨骨折 股骨是人体大腿的一根长骨，从近端到远端（靠近膝关节）依次为股骨头、颈、干、股骨髁。股骨骨折是指在外界暴力作用下，股骨干连续性和完整性被破坏。

2. 股骨骨折患者护理管理合格率

一级指标	二级指标	三级指标	指标维度
股骨骨折患者护理管理合格率	专项培训	规章制度知晓率	结构指标
	风险管理	风险评估正确率	过程指标
		干预措施正确率	
	患者结局	下肢深静脉血栓发生率	结果指标

（二）计算公式

$$规章制度知晓率 = \frac{同期规章制度抽查条目合格人次}{统计周期内规章制度知晓抽查条目总人数} \times 100\%$$

$$风险评估正确率 = \frac{同期风险评估抽查条目合格人次}{统计周期内风险评估抽查条目总人数} \times 100\%$$

$$干预措施正确率 = \frac{同期干预措施抽查条目合格人次}{统计周期内干预措施抽查总人数} \times 100\%$$

$$下肢深静脉血栓发生率 = \frac{同期股骨骨折患者发生下肢深静脉血栓例次数}{统计周期内股骨骨折患者卧床总日数} \times 100\%$$

1. 分子说明

（1）结构、过程指标：统计周期内使用《股骨骨折患者护理管理查检表》进行督查，每条项目抽查 5 人次，对评价依据内容完全做到的记为合格人次，未完全做到的记为不合格人次。

（2）结果指标：统计周期内股骨骨折患者中发生下肢深静脉血栓的例次数。

2. 分母说明

（1）结构、过程指标：统计周期内使用《股骨骨折患者护理管理查检表》进行督查总人次。

（2）结果指标：统计周期内股骨骨折患者实际占用总床日数。

3. 纳入标准　统计周期内所有办理入院手续并入住病区的患者。

4. 排除标准　非住院患者（门诊、留观患者）、住院前存在下肢深静脉血栓，非股骨骨折患者。

（三）数据统计

1. 统计周期为每月。

2. 全年值不可以采取各月均值获取，应直接通过公式计算。

3. 每个统计周期均应完成数据汇总。

（四）指标意义

股骨骨折是外科常见的一种骨折形式，多由暴力所致，包括摔伤、坠落以及交通事故。临床特点是下肢无法正常活动，严重者甚至出现扭曲等畸形现象。手术是临床常用的治疗手段，如缺乏科学合理的护理，易发生并发症。深静脉血栓是临床常见的并发症，是指患者静脉腔血液出现凝结成块进而阻塞血管腔的情况。如处理不及时，易导致患者出现肺栓塞、脑栓塞及深静脉功能不全等，严重的威胁患者的生命安全。

通过指标监测，督导护理人员落实股骨骨折患者护理管理，对于减少下肢深静脉血栓的发生和保障患者生命安全具有重要意义。

（五）评价标准

股骨骨折患者护理管理查检表

三级指标名称	评价依据	合格人次	不合格人次	监测方法
规章制度知晓率	①知晓医院制度；②知晓评估工具；③知晓风险等级识别要求；④知晓评估时限要求及频率；⑤知晓干预措施内容；⑥知晓记录要求			现场抽查
风险评估正确率	①所有患者入院时均有评估；②入院24小时内完成首次评估；③使用评估工具评估；④风险级别与患者实际相符；⑤评估频率与风险等级对应；⑥记录及时规范无缺项			现场抽查
干预措施正确率	①按多因素干预措施预防下肢深静脉血栓；②基础预防、物理预防、药物预防措施正确；③高风险患者干预措施有效；④掌握预防措施和注意事项；⑤运动方式适宜；⑥《Caprini血栓风险因素评估量表》中勾选措施与实际采取措施一致			现场抽查
下肢深静脉血栓发生率	临床表现及体征：下肢肿胀、疼痛、静脉曲张及静脉造影等检查	发生例数	总床日数	HIS系统提取

（刘丽媛　柯　静）

四十七、股骨头缺血性坏死患者护理管理合格率

（一）指标定义及结构

1. 股骨头缺血性坏死　指股骨头血液供应中断或受损，引起骨细胞及骨髓成分坏死，继而导致股骨头结构改变，出现髋关节疼痛和功能障碍，是骨科领域常见的难治性疾病之一。

2. 股骨头缺血性坏死患者护理管理合格率

一级指标	二级指标	三级指标	指标维度
股骨头缺血性坏死患者护理管理合格率	人员培训	关节置换术患者护理常规培训合格率	结构指标
	康复锻炼	康复锻炼正确率	过程指标
	并发症	并发症发生率	结果指标

（二）计算公式

$$关节置换术患者护理常规培训合格率 = \frac{同期关节置换术护理常规培训合格例数}{统计周期内抽查总人数} \times 100\%$$

$$康复锻炼正确率 = \frac{同期康复锻炼抽查条目正确例数}{统计周期内康复锻炼抽查总例数} \times 100\%$$

$$并发症发生率 = \frac{同期发生并发症患者例次数}{统计周期内股骨头坏死患者总例数} \times 100\%$$

1. 分子说明

（1）结构、过程指标：统计周期内使用《股骨头缺血性坏死患者护理管理查检表》进行督查，每条项目抽查 5 人次，对评价依据内容完全做到的记为合格人次，未完全做到的记为不合格人次。

（2）结果指标：统计周期内股骨头坏死并发症发生的例次数。

2. 分母说明

（1）结构、过程指标：统计周期内使用《股骨头缺血性坏死患者护理管理查检表》进行督查总人次。

（2）结果指标：统计周期内股骨头坏死患者总人数。

3. 纳入标准　统计周期内所有办理入院手续并入住病区的股骨头缺血坏死患者。

4. 排除标准　门诊复诊患者，行体表肿物切除术、骨质疏松、关节疼痛保守治疗的住院患者，股骨颈骨折、股骨粗隆间骨折行关节置换术、内固定术的患者。

（三）数据统计

1. 统计周期为每月。

2. 全年值不可以采取各月均值获取，应直接通过公式计算。

3. 每个统计周期均应完成数据汇总。

（四）指标意义

股骨头缺血性坏死是骨科常见的疾病之一。由于骨组织局部缺血改变，使骨组织失去血液供应或血液循环发生障碍导致骨系统的细胞死亡和骨组织结构的破坏，也称为无菌性骨坏死或无血管性骨坏死。股骨头缺血性坏死以后，由于疼痛、肢体残障等，对患者的生活质量会产生较大的影响。人工关节置换术就是采用人工关节置换被疾病或外伤等所破坏的股骨头，其目的是切除病灶，消除疼痛，恢复关节的活动与原有的功能，从而使患者获得回归社会的能力。通过指标监测，督导护理人员落实相关护理管理，对于减少并发症，提升手术治疗效果具有重要意义。

（五）评价标准

股骨头缺血性坏死患者护理管理查检表

三级指标名称	评价依据	合格人次	不合格人次	监测方法
关节置换术患者护理常规培训合格率	①护士掌握患者术前准备情况：麻醉方式、饮食注意事项、漱口液使用及皮肤准备必要性；②护士掌握术后患肢体位、饮食；③护士掌握康复锻炼的方法			现场抽查
康复锻炼正确率	①患者取平卧位或半卧位，健侧腿屈膝支撑于床面，患侧腿稍外展并保持中立位，将身体整个抬高，臀部离床，停顿5~10秒后放下，2组/天，20次/组；②患者取平卧位或坐位，双下肢伸直，将双足用力往上钩，保持5~10秒，然后放松，再尽量用力向下踩，保持5~10秒，2组/天，20次/组；③下地行走依据：肌力在4级及以上，起床三部曲无异常，血压、脉搏、呼吸在正常范围，医嘱允许下地行走；④辅助用具的使用			现场抽查
并发症发生率	①患者术后发生再出血情况；②患者术后关节假体脱位发生情况；③患者下肢DVT发生情况；④术后伤口感染情况	发生并发症例次数	总患者例数	HIS系统提取

（赵丽娟　柯　静）

四十八、半月板损伤患者护理管理合格率

（一）指标定义及结构

1. 膝关节半月板损伤　是指膝关节内的半月形纤维软骨的破裂。正常膝关节由股骨髁的球形关节面与胫骨平台连接，内外侧的楔形间隙由内外侧半月板充填，增加了胫骨承受载荷传导的面积，起到稳定关节的作用。半屈膝位受到扭转载荷时或者反复下蹲起立时均可能引起半月板损伤。

2. 半月板损伤患者护理管理合格率

一级指标	二级指标	三级指标	指标维度
半月板损伤患者护理管理合格率	专项培训	预防肿胀知识培训合格率	结构指标
		肿胀分级培训合格率	
	风险管理	肿胀分级评估落实率	过程指标
		肿胀测量方法合格率	
		术前踝泵运动、股四头肌锻炼落实率	
		术后被动直腿抬高练习、屈髋、屈膝锻炼落实率	
		健康指导落实率	
	患者结局	下肢深静脉血栓发生率	结果指标
		关节僵硬发生率	

（二）计算公式

$$预防肿胀知识培训合格率 = \frac{同期预防肿胀知识培训合格护士人次}{统计周期内参培护士总数} \times 100\%$$

$$肿胀分级培训合格率 = \frac{同期肿胀分级培训抽查条目合格护士人次}{统计周期内肿胀分级培训护士数} \times 100\%$$

$$肿胀分级评估落实率 = \frac{同期肿胀分级评估抽查条目合格人次}{统计周期内肿胀分级评估抽查总例数} \times 100\%$$

$$肿胀测量方法合格率 = \frac{同期肿胀测量方法抽查条目合格人次}{统计周期内肿胀测量方法抽查条目总例数} \times 100\%$$

$$术前踝泵运动、股四头肌锻炼落实率 = \frac{同期术前功能锻炼抽查合格人次}{统计周期内术前功能锻炼抽查条目总例数} \times 100\%$$

$$术后被动直腿抬高练习、屈髋、屈膝锻炼落实率 = \frac{同期术后功能锻炼抽查条目合格人次}{统计周期内术后功能锻炼抽查总例数} \times 100\%$$

$$健康指导落实率 = \frac{同期健康指导抽查条目合格人次}{统计周期内健康指导抽查条目总例数} \times 100\%$$

$$下肢深静脉血栓发生率 = \frac{同期半月板损伤患者发生血栓例次数}{统计周期的半月板损伤总患者人数} \times 100\%$$

$$关节僵硬发生率 = \frac{同期半月板损伤患者发生关节僵硬例次数}{统计周期内半月板损伤总患者人数} \times 100\%$$

1. 分子说明

（1）结构、过程指标：统计周期内使用《半月板损伤患者护理管理查检表》进行督查，每次每条项目抽查 5 人次，对评价依据内容完全做到的记为合格人次，未完全做到的记为不合格人次。

（2）结果指标：统计周期内住院患者中发生下肢深静脉血栓、关节僵硬例次数。

2. 分母说明

（1）结构、过程指标：统计周期内使用《半月板损伤患者护理管理查检表》进行督查总人次。

（2）结果指标：统计周期内住院患者半月板损伤总人数。

3. 纳入标准　统计周期内半月板损伤手术的患者。

4. 排除标准　仅适用于半月板损伤的患者。

（三）数据统计

1. 统计周期为每月。

2. 全年值不可以采取各月均值获取，应直接通过公式计算。

3. 每个统计周期均应完成数据汇总。

（四）指标意义

半月板损伤后活动受限，走路时，尤其是上下楼梯时感觉下肢无力，常打软腿，影响工作和生活，时间久了，大腿肌肉萎缩，周径变细。急性期转入慢性阶段，肿胀已不明显，关节功能亦已恢复，但总感觉关节疼痛，活动时有可能突然听到"咔哒"声。有的患者行走时，突然觉得膝关节疼痛异常，不能活动，甚至跌到。所以，半月板损伤患者术前、术后功能锻炼，健康宣教尤为重要。以指标监测获得的信息为基础引导持续质量改进活动，督导护理人员及时采取防范措施，对预防半月板损伤患者术后并发症有重要意义。

（五）评价标准

半月板损伤患者护理管理查检表

三级指标名称	评价依据	合格人次	不合格人次	监测方法
预防肿胀知识培训合格率	①每季度培训预防肿胀相关知识，有培训记录；②护理人员掌握培训内容，有考核记录			现场抽查
肿胀分级培训合格率	①每季度培训肿胀分级评估知识，有培训记录；②护理人员掌握培训内容，有考核记录			现场抽查
肿胀分级评估落实率	对新入院者，8小时内正确完成肿胀分级评估			现场抽查
肿胀测量方法合格率	①下肢周径：患者仰卧位，大腿肌肉放松，从髌骨上缘向大腿中段测量一段距离（一般取髌骨上10cm，髌下15cm），双侧对比、时间前后对比；②小腿周径：患者仰卧位，屈膝，双足平放于床上，用皮尺在小腿最粗处测量			现场抽查
术前踝泵运动、股四头肌锻炼落实率	①教会患者踝泵运动，踝关节的趾屈、内翻、背伸、外翻组合在一起的"环绕运动"为一组，每组最大范围的运动保持5～10秒，每组/1～2小时，10～20次/组，每天3～4次；②股四头肌锻炼：患者仰卧位或坐位，患肢固定，膝关节伸直、下压床垫或毛巾，绷紧大腿肌肉，感到髌骨上下滑动为有效，每天运动3～4次，每组10～20分钟，每分钟3～5次（遵医嘱）			现场抽查
术后被动直腿抬高练习、屈髋、屈膝锻炼落实率	①将下肢抬离床面10～20cm，每次30～50下，每天3～4次；②屈髋屈膝锻炼：患者平卧位，医护人员或家属一手托在患者膝下，一手托住足跟，在不引起疼痛的情况下行屈髋、屈膝锻练（遵医嘱）			现场抽查
健康指导落实率	①知晓活动及康复训练目的是消除肿胀，预防膝关节僵硬、下肢深静脉血栓；②鼓励患者早下床不负重活动；③嘱患者多饮水（每日大于2000ml）；④鼓励深呼吸、咳嗽			现场抽查

续表

三级指标名称	评价依据	合格 人次	不合格 人次	监测方法
下肢深静脉血栓发生率	①症状：患肢的突然肿胀、疼痛，活动后加重，抬高患肢可减轻；②体征：发病1~2周后，患肢可出现浅静脉显露或曲张；③下肢深静脉造影或下肢血管彩超等检查明确深静脉血栓形成			现场抽查
关节僵硬发生率	关节僵硬：受伤肢体长时间固定，缺乏功能锻炼，关节囊各周围肌肉挛缩，使关节内外发生纤维粘连			现场抽查

（万秋兰　柯　静）

四十九、断肢（指）再植患者护理管理合格率

（一）指标定义及结构

1. 断肢（指）再植　对完全离断或不完全离断的肢体，采取显微外科技术对其进行清创、血管吻合、骨骼固定及修复肌腱和神经，将肢体再重新缝合回机体原位，使其存活并最大限度地恢复功能的精细手术，即称为断肢（指）再植。

2. 断肢（指）再植患者护理管理合格率

一级指标	二级指标	三级指标	指标维度
断肢（指）再植患者护理管理合格率	专项培训	预防血管危象知识培训合格率	结构指标
		预防血管危象风险评估培训合格率	
	风险管理	皮肤温度评估准确率	过程指标
		皮肤颜色评估准确率	
		肿胀程度评估准确率	
		毛细血管评估准确率	
		疼痛评估－干预符合率	
		生命体征监测及时率	
		血管危象观察及时率	
		伤口出血观察及时率	
		影响血管痉挛因素观察及时率	
	患者结局	血管危象发生率	结果指标

（二）计算公式

$$预防血管危象知识培训合格率 = \frac{同期血管危象知识抽查条目合格人次}{统计周期内血管危象知识知晓抽查条目总例数} \times 100\%$$

$$预防血管危象风险评估培训合格率 = \frac{同期预防血管危象风险评估合格人次}{统计周期内风险评估抽查条目总例数} \times 100\%$$

$$皮肤温度评估准确率 = \frac{同期皮肤温度评估合格人次}{统计周期内断指（肢）再植患者总例数} \times 100\%$$

$$皮肤颜色评估准确率 = \frac{同期皮肤颜色评估合格人次}{统计周期内断指（肢）再植患者总例数} \times 100\%$$

$$肿胀程度评估准确率 = \frac{同期肿胀程度评估合格人次}{统计周期内断指（肢）再植患者总例数} \times 100\%$$

$$毛细血管评估准确率 = \frac{同期毛细血管评估合格人次}{统计周期内断指（肢）再植患者总例数} \times 100\%$$

$$疼痛评估－干预符合率 = \frac{同期疼痛评估－干预合格人次}{统计周期内断指（肢）再植患者总例数} \times 100\%$$

$$生命体征监测及时率 = \frac{同期生命体征监测合格人次}{统计周期内断指（肢）再植患者总例数} \times 100\%$$

$$血管危象观察及时率 = \frac{同期血管危象观察合格人次}{统计周期内断指（肢）再植患者总例数} \times 100\%$$

$$术口出血观察及时率 = \frac{同期术口出血人次}{统计周期内断指（肢）再植患者总例数} \times 100\%$$

$$影响血管痉挛因素观察及时率 = \frac{同期血管痉挛观察人次}{统计周期内断指（肢）再植患者总人数} \times 100\%$$

$$血管危象发生率 = \frac{同期血管危象发生例次}{统计周期内断指（肢）再植患者总人数} \times 100\%$$

1. 分子说明

（1）结构、过程指标：统计周期内使用《断肢（指）再植患者护理管理查检表》进行督查，每条项目抽查 5 人次，对评价依据内容完全做到的记为合格人次，未完全做到的记为不合格人次。

（2）结果指标：统计周期内住院患者中发生血管危象的例次数。

2. 分母说明

（1）结构、过程指标：统计周期内使用《断肢（指）再植患者护理管理查检表》进行督查断肢（指）再植患者总人数。

（2）结果指标：统计周期内断肢（指）再植患者总人数。

3. 纳入标准　统计周期内所有办理入院手续并入住病区的进行断肢（指）再植手术的患者。

4. 排除标准　断指的远、近端手指有多发骨折及严重软组织挫伤，手指毛细血管床严重破坏，但患者强烈要求进行手术者。

（三）数据统计

1. 统计周期为每月。

2. 全年值不可以采取各月均值获取，应直接通过公式计算。

3. 每个统计周期均应完成数据汇总。

（四）指标意义

断指（肢）再植是一项细致手术。再植的成功不但取决于医生的精巧手术，术后病情观察、心理因素、环境因素、疼痛因素、吸烟、依从性差等方面均会影响肢体的成活。血管危象是显微外科术后较为严重的并发症之一，多出现在术后72小时内，尤其术后24小时内常见，处理不当往往导致手术失败，所以防治血管危象的发生具有重要意义。手功能复杂且重要，手功能的缺陷会不同程度地影响患者的社交活动，并导致思维障碍，护理人员通过科学、规范、专业、有效的护理干预可使患者最大限度地恢复手功能，提高其生活质量。因此，以指标监测获得的信息为基础对病情观察进行规范化管理，督导护理人员及时发现患者病情变化并采取风险防范措施，对断指（肢）成活具有重要意义。

（五）评价标准

断肢（指）再植患者护理管理查检表

三级指标名称	评价依据	合格人次	不合格人次	监测方法
预防血管危象知识培训合格率	①每季度培训、断肢（指）再植知识，有培训记录；②护理人员掌握培训内容，有考核记录			现场抽查

续表

三级指标名称	评价依据	合格人次	不合格人次	监测方法
预防血管危象风险评估培训合格率	①每季度培训预防血管危象风险评估知识，有培训记录；②护理人员掌握培训内容，有考核记录			现场抽查
皮肤温度评估准确率	①正常指标：再植肢体的皮肤温度应在 33～35℃，与健侧相比温差在2℃以内，手术结束后通常3小时内恢复；②测量皮温的部位应固定，可用圆珠笔定位标出观察部位；③测定先后次序、时间恒定，双侧肢体对比			现场抽查
皮肤颜色评估准确率	正常指标：再植肢体的皮肤颜色应红润，或与健侧的皮肤颜色相一致。用示指指腹或棉签均匀按压皮瓣，使其颜色变苍白，解除压迫后皮肤色应在1～2秒转红润，否则为异常。观察记录颜色：暗红→红紫→紫红→紫黑			现场抽查
肿胀程度评估准确率	①轻微肿胀（−）表示；②皮肤肿胀，皮纹尚存在（＋）；③皮肤肿胀明显，皮纹消失（＋＋）；④皮肤极度肿胀，皮肤上出现水疱（＋＋＋）			现场抽查
毛细血管评估准确率	正常指标：指压皮肤后，皮肤毛细血管迅速充盈，在1～2秒内恢复			现场抽查
疼痛评估−干预符合率	疼痛评分≤3分，24小时内需要药物镇痛次数≤3次，2个指标同时满足判断为干预有效			现场抽查
生命体征监测及时率	1小时监测生命体征并记录在护理记录单上，三测单无缺项			现场抽查
血管危象观察及时率	术后24小时内每30分钟观察一次，术后3天内每小时观察一次，夜间和凌晨是血管危象的高发时段，00：00—05：00加强巡视			现场抽查
伤口出血观察及时率	每小时观察肢体伤口出血情况；切开放血治疗时，要掌握指端切开放血时间、闭合时间及其护理			现场抽查
影响血管痉挛因素观察及时率	患者知悉禁烟、保暖、烤灯使用相关健康知识			现场抽查

330

续表

三级指标名称	评价依据	合格人次	不合格人次	监测方法
血管危象发生率	①动脉危象的表现：从颜色观指体苍白，无毛细血管回充盈现象，指腹张力低，手指萎瘪，指温下降，常比健指低 4~5℃，指端侧方切开无鲜红色血液流出。术后 1~3 天出现上述现象时首先应怀疑动脉痉挛。②静脉危象的表现：从颜色观指体发紫，毛细血管回充盈反应由迅速变为消失，指腹张力明显增高，指温下降，指端侧方切开后立即流出暗紫色血液，继之又流出鲜红色血液，此时手指毛细血管回充盈现象重新出现，指温逐渐回升，然而指腹张力仍无改善			HIS 系统提取

（万秋兰 柯 静）

五十、手指肌腱断裂患者护理管理合格率

（一）指标定义及结构

1. 肌腱断裂　是指肢体肌腱因锐器切割或肌肉急骤收缩牵拉、蜕变、磨损、肌腱炎等因素发生断裂。其表现为肌腱局部空虚、疼痛、压痛、肌功能丧失等。

2. 手指肌腱断裂患者护理管理合格率

一级指标	二级指标	三级指标	指标维度
手指肌腱断裂患者护理管理合格率	预防手指肌腱断裂措施指标	手指肌腱断裂康复知识培训合格率	结构指标
		康复训练培训合格率	
	风险管理	体位舒适安全合格率	过程指标
		伸肌腱断裂术后锻炼合格率	
		屈肌腱断裂术后锻炼合格率	
		健康指导落实率	
	并发症指标	肌腱粘连发生率	结果指标
		肌腱再次断裂发生率	

（二）计算公式

$$手指肌腱断裂康复知识培训合格率 = \frac{同期康复知识抽查条目合格人次}{统计周期内手指肌腱断裂康复知识抽查条目总例数} \times 100\%$$

$$康复训练培训合格率 = \frac{同期康复训练培训抽查条目合格人次}{统计周期内康复训练培训抽查条目总例数} \times 100\%$$

$$体位舒适安全合格率 = \frac{同期体位舒适安全抽查条目合格人次}{统计周期内体位舒适安全抽查总例数} \times 100\%$$

$$伸肌腱断裂术后锻炼合格率 = \frac{同期伸肌腱断裂术后锻炼合格人次}{统计周期内伸肌腱断裂术后锻炼抽查总例数} \times 100\%$$

$$屈肌腱断裂术后锻炼合格率 = \frac{同期屈肌腱断裂术后锻炼合格人次}{统计周期内屈肌腱断裂术后锻炼抽查总例数} \times 100\%$$

$$健康指导落实率 = \frac{同期健康指导合格人次}{统计周期内健康指导抽查总例数} \times 100\%$$

$$肌腱粘连发生率 = \frac{同期肌腱粘连例次数}{统计周期内手指肌腱断裂术后患者总人数} \times 100\%$$

$$肌腱再次断裂发生率 = \frac{同期手指肌腱再次断裂例次数}{统计周期内手指肌腱断裂术后患者总例数} \times 100\%$$

1. 分子说明

（1）结构、过程指标：统计周期内使用《手指肌腱断裂患者护理管理查检表》进行督查，每条项目抽查5人次，对评价依据内容完全做到的记为合格人次，未完全做到的记为不合格人次。

（2）结果指标：统计周期内手指肌腱断裂术后肌腱断裂、肌腱粘连例次数。

2. 分母说明

（1）结构、过程指标：统计周期内使用《手指肌腱断裂患者护理管理查检表》进行督查总人次。

（2）结果指标：手指肌腱断裂术后总人数。

3. 纳入标准　统计周期内手指肌腱（伸肌腱、屈肌腱）断裂术后患者。

4. 排除标准　手指肌腱断裂合并骨折的患者不在指标范围内。

（三）数据统计

1. 统计周期为每月。
2. 全年值不可以采取各月均值获取，应直接通过公式计算。
3. 每个统计周期均应完成数据汇总。

（四）指标意义

　　手的抓、握、捏、持功能的发挥建立在其解剖复杂、组织结构精细基础之上，由于不同原因所致的手外伤，轻者遗留瘢痕，重者功能障碍，甚至缺失。因此，早期的准确诊断、快速有效的治疗显得尤为重要。

　　术后早期功能锻炼是防止肌腱粘连十分重要而有效的手段，但若功能锻炼不当或活动幅度过大、过早负重、过早去除保护装置都会造成肌腱再次断裂。护理人员通过科学、规范、专业、有效的护理可使患者最大限度地恢复手功能，提高其生活质量。因此，以指标监测获得的信息为基础对患者术后病情观察进行规范化管理，督导护理人员及时发现患者病情变化同时采取风险防范措施，对手指肌腱断裂术后患者功能恢复具有重要意义。

（六）评价标准

手指肌腱断裂患者护理管理查检表

三级指标名称	评价依据	合格人次	不合格人次	监测方法
手指肌腱断裂康复知识培训合格率	①每季度培训预防手指肌腱断裂措施实施内容，有培训记录；②护理人员掌握培训内容，有考核记录			现场抽查
康复训练培训合格率	①每季度有康复训练培训内容，有培训记录；②护理人员掌握培训内容，有考核记录			现场抽查
体位舒适安全合格率	①伸肌腱断裂术后用掌侧石膏托，将腕及指制动在背伸位；②屈肌腱断裂术后用背侧石膏托，从前臂到指端将腕和指制动在屈曲位；③平卧时患肢抬高15°，坐位或站立时患肢抬至略高于心脏			现场抽查

续表

三级指标名称	评价依据	合格人次	不合格人次	监测方法
伸肌腱断裂术后锻炼合格率	①术后第3天，在伤口无渗血情况下，轻柔地协助患者进行患手被动的腕关节、掌指关节及各指间关节的屈曲活动，每天2次，每次3分钟；②术后1周除不能做损伤手指的伸肌腱活动外，手指的活动均应适当增加活动量及活动时间，并开始进行分指、并指的练习，每天3次，每次5分钟；③2周拆线后，开始进行各关节的松动训练，每天3次，每次10分钟			现场抽查
屈肌腱断裂术后锻炼合格率	①患者的手指锻炼活动（在石膏托内进行15次左右的屈指、伸指活动；受伤手指和同手的其他健指一起进行活动，每天应进行5次，每次间隔时间为2~4小时）在护理人员的监督下进行，不可过度屈伸，以免肌腱二次损伤；②手术后的2~3周内，患者自身能够对训练方法熟练掌握后，可以自行进行屈、伸指活动（20次左右），每天5次，每次间隔2~4小时重复以上操作			现场抽查
健康指导落实率	患者知悉预防肌腱粘连并发症发生的相关注意事项，能在医护人员指导下患指勿用力过度，应循序渐进，正确坚持功能锻炼			现场抽查
肌腱粘连发生率	由于参与肌腱愈合的细胞和腱周组织来源的外源细胞生长成一整体的现象			HIS系统提取
肌腱再次断裂发生率	愈合的肌腱致密结缔组织再次断裂，出现肌腱局部空虚、疼痛、肌功能丧失等症状			HIS系统提取

（万秋兰　柯　静）

五十一、良性前列腺增生患者护理管理合格率

（一）指标定义及结构

1. 良性前列腺增生　简称前列腺增生，俗称前列腺肥大，是男性老年人排尿障碍的原因之一，也是最常见的一种良性疾病。

2. 良性前列腺增生患者护理管理合格率

一级指标	二级指标	三级指标	指标维度
良性前列腺增生患者护理管理合格率	专项培训	良性前列腺增生临床护理路径培训率	结构指标
	操作规范	尿动力学检查准备合格率	过程指标
		持续膀胱冲洗操作合格率	
	康复指导	术前肺功能锻炼执行率	
		术后早期下床执行率	
		拔尿管后凯格尔运动执行率	
	饮食排便	饮食指导合格率	
		排便训练合格率	
	并发症	尿动力学检查后尿潴留发生率	结果指标
		尿动力学检查后尿路感染发生率	
		持续膀胱冲洗膀胱痉挛发生率	
		便秘相关出血发生率	

（二）计算公式

$$良性前列腺增生临床护理路径培训率 = \frac{同期实际参训合格人数}{统计周期内应参训总人数} \times 100\%$$

$$尿动力学检查准备合格率 = \frac{同期抽查尿动力学检查准备合格人数}{统计周期内抽查尿动力学检查总人数} \times 100\%$$

$$持续膀胱冲洗操作合格率 = \frac{同期抽查持续膀胱冲洗操作合格人数}{统计周期内抽查持续膀胱冲洗总人数} \times 100\%$$

$$术前肺功能锻炼执行率 = \frac{同期抽查术前肺功能锻炼执行合格人数}{统计周期内抽查良性前列腺增生手术总人数} \times 100\%$$

$$术后早期下床执行率 = \frac{同期抽查良性前列腺增生术后早期下床人数}{统计周期内抽查良性前列腺增生手术总人数} \times 100\%$$

$$拔尿管后凯格尔运动执行率 = \frac{同期抽查拔尿管后凯格尔运动人数}{统计周期内抽查术后拔尿管总人数} \times 100\%$$

$$饮食指导合格率 = \frac{同期抽查饮食指导合格人数}{统计周期内抽查饮食指导总人数} \times 100\%$$

$$排便训练合格率 = \frac{同期抽查排便训练合格人数}{统计周期内抽查排便训练总人数} \times 100\%$$

$$\begin{matrix} 尿动力学检查后 \\ 尿潴留发生率 \end{matrix} = \frac{同期尿动力学检查后尿潴留发生人数}{统计周期内经尿道前列腺切除术总人数} \times 100\%$$

$$\begin{matrix} 尿动力学检查后 \\ 尿路感染发生率 \end{matrix} = \frac{同期尿动力学检查后尿路感染发生人数}{统计周期内尿动力学检查总人数} \times 100\%$$

$$持续膀胱冲洗膀胱痉挛发生率 = \frac{同期膀胱冲洗后膀胱痉挛发生人数}{统计周期内持续膀胱冲洗总人数} \times 100\%$$

$$便秘相关出血发生率 = \frac{同期术后便秘致出血发生人数}{统计周期内经尿道前列腺切除术手术总人数} \times 100\%$$

1. 分子说明

（1）结构指标：依据护理规范制定《良性前列腺增生患者护理管理查检表》每季度组织培训后考核，考核分数≥85分为合格。

（2）过程指标：依据《良性前列腺增生患者护理管理查检表》及操作规范依次对各个指标条目进行抽查，对评价项目内容完全做到的记为合格，未完全做到的记为不合格。

（3）结果指标：统计周期内发生并发症的所有患者人数。

2. 分母说明

（1）结构指标：统计周期内考核总人数。

（2）过程指标：统计周期内督查总人数。

（3）结果指标：统计周期内纳入质控范围的患者总人数。

3. 纳入标准　良性前列腺增生患者。

4. 排除标准　良性前列腺增生入院行经尿道前列腺切除术（TURP）患者，保守治疗除外。术前存在感染、出血等，不纳入标准收集范围。

（三）数据统计

1. 统计周期为每月。

2. 全年值不可以采取各月均值获取，应直接通过公式计算。

3. 每个统计周期均应完成数据汇总。

（四）指标意义

良性前列腺增生是老年男性常见病，也是泌尿外科的主要疾病之一；围绕前列腺增生病程管理从术前到术后涉及较多泌尿专科操作及康复指导，根据诊疗指南和护理规范制定《良性前列腺增生临床护理路径规范》，实施基于路径护理下的专病指标监测，对提升患者护理服务满意度，减少并发症、促进快速康复具有重要意义。

（五）评价标准

良性前列腺增生患者护理管理查检表

三级指标名称	评价依据	合格人次	不合格人次	监测方法
良性前列腺增生临床护理路径培训率	每季度专科护士培训及考核：考核成绩≥85分视为合格			现场抽查
尿动力学检查准备合格率	①指导患者检查前2小时憋尿、拔除/夹闭尿管；②遵医嘱用药			现场抽查
持续膀胱冲洗操作合格率	①膀胱冲洗管道连接正确；②冲洗液高度、温度、速度符合规范；③尿管堵塞及时处理			现场抽查
术前肺功能锻炼执行率	①护士术前一天正确指导患者肺功能锻炼；②患者按要求完成肺功能锻炼			现场抽查
术后早期下床执行率	①术后次日责任护士对患者下床进行评估及指导；②患者根据指导能够借助辅助工具下床活动			现场抽查
拔尿管后凯格尔运动执行率	①拔除尿管后护士正确指导患者进行凯格尔运动；②患者能够根据护士指导争取完成			现场抽查
饮食指导合格率	①患者知晓饮食目的；②指导患者首次饮水，进食；③进食易消化、含纤维素的蔬菜；④白天每2小时饮水1次，每次200～300ml，每天大于2000ml，以润滑肠道，刺激肠蠕动（心功能异常者除外）			现场抽查
排便训练合格率	①评估术前排便习惯；②指导床上排便			现场抽查
尿动力学检查后尿潴留发生率	检查前无须留置尿管，尿动力学检查后出现排尿困难，需要留置尿管的情况			HIS系统提取

续表

三级指标名称	评价依据	合格人次	不合格人次	监测方法
尿动力学检查后尿路感染发生率	检查前患者体温正常，检查后 24 小时内出现体温≥38.5℃现象			HIS 系统提取
持续膀胱冲洗膀胱痉挛发生率	在膀胱冲洗过程中由于导尿管刺激，冲洗液温度，冲洗速度、时间导致发生膀胱痉挛			HIS 系统提取
便秘相关出血发生率	术后便秘，在尿液转清后因排便用力出现持续性血尿			HIS 系统提取

（王春燕　柯　静）

五十二、妊娠期高血压疾病患者护理管理合格率

（一）指标定义及结构

1. 妊娠期高血压疾病　是妊娠期特有的疾病，包括妊娠期高血压、子痫前期、子痫、慢性高血压并发子痫前期及妊娠合并慢性高血压。

2. 妊娠期高血压疾病患者护理管理合格率

一级指标	二级指标	三级指标	指标维度
妊娠期高血压疾病患者护理管理合格率	专项培训	护士考核合格率	结构指标
		护士规章制度执行合格率	
	健康教育	产妇健康教育知晓率	过程指标
	病情观察	药物观察规范率	
		风险评估正确率	
	患者结局	子痫发生率	结果指标
		硫酸镁中毒发生率	

（二）计算公式

$$护士考核合格率 = \frac{同期护士考核合格人数}{统计周期内抽查护士总人数} \times 100\%$$

$$护士规章制度执行合格率 = \frac{同期护士规章制度执行抽查合格人数}{统计周期内抽查护士总人数} \times 100\%$$

$$产妇健康教育知晓率 = \frac{同期产妇健康知识知晓合格人数}{统计周期内抽查妊娠期高血压疾病的产妇总人数} \times 100\%$$

$$药物观察规范率 = \frac{同期护士药物观察规范合格人数}{统计周期内抽查护士总人数} \times 100\%$$

$$风险评估正确率 = \frac{同期风险评估合格人数}{统计周期内抽查妊娠期高血压病例总例数} \times 100\%$$

$$子痫发生率 = \frac{同期子痫发生人数}{统计周期内抽查妊娠期高血压病例总例数} \times 100\%$$

$$硫酸镁中毒发生率 = \frac{同期硫酸镁中毒发生人数}{统计周期内抽查妊娠期高血压病例总例数} \times 100\%$$

1. 分子说明

（1）结构指标：统计周期内使用《妊娠期高血压疾病患者护理管理查检表》进行督查，每条项目抽查 5 人次，对评价依据内容完全做到的记为合格人次，未完全做到的记为不合格人次。

（2）过程指标：统计周期内使用《妊娠期高血压疾病患者护理管理查检表》进行督查，每条项目每周至少抽查 5 人次，对评价依据内容完全做到的记为合格人次，未完全做到的记为不合格人次。

（3）结果指标：统计周期内子痫发生的例数、使用硫酸镁治疗的孕产妇发生硫酸镁中毒的例数。

2. 分母说明

结构、过程、结果指标：统计周期内使用《妊娠期高血压疾病患者护理管理查检表》进行督查总人次。

3. 纳入标准　统计周期内妊娠期高血压疾病的孕产妇。

4. 排除标准　一过性高血压，单纯水肿或者尿蛋白，入院后排除妊娠期高血压者。

（三）数据统计

1. 统计周期为每月。

2. 全年值不可以采取各月均值获取，应直接通过公式计算。

3. 每个统计周期均应完成数据汇总。

（四）指标意义

为提高妇幼健康服务质量和水平，确实保障母婴安全，维护妇女儿童健康权益，自2018年起在全国范围内组织实施母婴安全计划行动，行动明确指出自2018年至2020年，通过开展母婴安全行动，提升妇幼健康服务水平，降低孕产妇死亡率和新生儿死亡率，到2020年全国孕产妇死亡率下降到18/10万，全国婴儿死亡率下降到7.5‰，在此基础上树立一批母婴安全示范单位。妊娠期高血压疾病在我国发病率为9.4%～10.4%，国外报道为7%～12%，该病严重影响母婴健康，是孕产妇及围生儿发病及死亡的重要原因之一。因此，提高妊娠期高血压疾病的诊疗水平及有效管理高血压疾病尤为重要，通过指标监测能及时发现病情的变化，防止病情进一步恶化。

（五）评价标准

妊娠期高血压疾病患者护理管理查检表

三级指标名称	评价依据	合格人次	不合格人次	监测方法
护士考核合格率	护士知晓妊娠期高血压疾病的病理生理；临床表现及分类；处理原则；护理措施			现场抽查
护士规章制度执行合格率	①待产、临产、产褥期按规范进行观察及护理；②使用药物时按规范进行观察、处理及护理			现场抽查
产妇健康教育知晓率	①知晓疾病导致的相关症状及危害；②知晓疾病的饮食；③知晓所使用药物的注意事项；④间断吸氧，知晓用氧安全；⑤掌握自数胎动方法；⑥掌握踝泵运动的方法并能遵照执行			现场抽查
药物观察规范率	①使用降压药和镇静药产妇观察生命体征及自觉症状；②口服药物看服到口，并按产科观察规范按时进行观察和记录；③静脉输入或者泵入降压药时，按产科观察规范进行观察、护理及记录			现场抽查
风险评估正确率	①护士严格观察病情变化，能提早识别并发症的发生，如胎盘早剥、子痫等发生；②所有在院产妇按要求完成《Morse 跌倒危险评分》，根据风险级别采取相应防护措施，评分≥45分者病床有跌倒/坠床标识，产妇及家属知晓标识的意义			现场抽查

续表

三级指标名称	评价依据	合格人次	不合格人次	监测方法
子痫发生率	孕产妇发生不明原因抽搐	发生例次	妊娠期有高血压疾病的孕产妇	HIS系统提取
硫酸镁中毒发生率	①膝腱反射减弱或消失；②全身肌张力减退及呼吸抑制，严重者心跳可突然停止；③每小时尿量<25ml，或者每24小时尿量<600ml	发生例次	使用硫酸镁治疗的孕产妇	HIS系统提取

（冯 婷 柯 静）

五十三、妊娠合并糖尿病患者护理管理合格率

（一）指标定义及结构

1. 妊娠合并糖尿病　妊娠合并糖尿病有两种情况，一种为孕前糖尿病的基础上合并妊娠，又称为糖尿病合并妊娠；另一种为妊娠前糖代谢正常，妊娠期才出现的糖尿病，称为妊娠期糖尿病。

2. 妊娠合并糖尿病患者护理管理合格率

一级指标	二级指标	三级指标	指标维度
妊娠合并糖尿病患者护理管理合格率	护士培训	护士考核合格率	结构指标
	健康宣教	产妇健康教育知晓率	过程指标
		母儿监护知晓率	
		血糖监测合格率	
	患者结局	血糖控制稳定率	结果指标
		孕产妇低血糖发生率	

（二）计算公式

$$护士考核合格率 = \frac{同期内护士考核合格人数}{统计周期抽查护士总人数} \times 100\%$$

$$产妇健康教育知晓率 = \frac{同期孕产妇知识知晓合格人数}{统计周期内抽查妊娠合并糖尿病孕产妇总人数} \times 100\%$$

$$母儿监护知晓率 = \frac{同期母儿监护知晓合格人数}{统计周期内抽查妊娠合并糖尿病孕产妇总人数} \times 100\%$$

$$血糖监测合格率 = \frac{同期孕产妇血糖监测合格人数}{统计周期内抽查医嘱血糖监测总人数} \times 100\%$$

$$血糖控制稳定率 = \frac{同期孕产妇血糖控制稳定合格人数}{统计周期内抽查妊娠合并糖尿病孕产妇总人数} \times 100\%$$

$$孕妇低血糖发生率 = \frac{同期孕产妇发生低血糖例次数}{统计周期内妊娠合并糖尿病孕产妇总人数} \times 100\%$$

1. 分子说明

（1）结构指标：统计周期内使用《妊娠合并糖尿病患者护理管理查检表》进行督查，每条项目抽查 5 人次，对评价依据内容完全做到的记为合格人次，未完全做到的记为不合格人次。

（2）过程指标：统计周期内使用《妊娠合并糖尿病患者护理管理查检表》进行督查，每条项目每周至少抽查 5 人次，对评价依据内容完全做到的记为知晓人次，未完全做到的记为不知晓人次。

（3）结果指标：统计周期内孕产妇发生低血糖的例次数；按照统计周期内使用《妊娠合并糖尿病患者护理管理查检表》进行督查，每周至少抽查 5 人次，对评价依据内容完全做到的记为稳定人次，未完全做到的记为不稳定人次。

2. 分母说明

结构、过程、结果指标：统计周期内使用《妊娠合并糖尿病患者护理管理查检表》进行督查总人次。

3. 纳入标准 统计周期内所有妊娠合并糖尿病孕产妇。

4. 排除标准 住院期间孕产妇偶尔一次血糖升高的排外。

（三）数据统计

1. 统计周期为每月。

2. 全年值不可以采取各月均值获取，应直接通过公式计算。

3. 每个统计周期均应完成数据汇总。

（四）指标意义

妊娠期既往无糖尿病的孕妇有可能发生妊娠期糖尿病，原有糖尿病前期患者的病情也有可能加重。妊娠合并糖尿病的孕妇，容易发生高血压、产后出血、羊水过多，甚至糖尿病酮症酸中毒，高血糖可使胚胎发育异常甚至死亡，血糖控制不好的孕妇易发生感染。妊娠期糖尿病还容易发生巨大儿、胎儿生长受限、流产和早产、胎儿窘迫和胎死宫内、胎儿畸形；新生儿呼吸窘迫综合征和新生儿低血糖。妊娠合并糖尿病对母儿的影响及其程度取决于糖尿病病情及血糖控制水平。因此，通过指标监测，监督并指导护理人员做好妊娠合并糖尿病患者的管理，对预防妊娠合并糖尿病的并发症有重要意义，也是日常护理质量管理的重要内容。

（五）评价标准

妊娠合并糖尿病患者护理管理查检表

三级指标名称	评价依据	合格人次	不合格人次	监测方法
护士考核合格率	①护士能知晓妊娠合并糖尿病对母儿的影响，以及妊娠合并糖尿病的护理措施；②护士掌握末梢血糖测定操作流程；③护士知晓血糖值的正常值及异常值			现场抽查
产妇健康教育知晓率	①饮食指导：原则（定时定量、粗细搭配、均衡营养、低盐低脂）；禁忌（糖类、水果食用时机）；烹调方式等。②运动指导：活动量、种类、时间、频率、注意事项			现场抽查
母儿监护知晓率	①产妇能自我监护，掌握自数胎动的方法；②产妇知晓基础护理的意义，预防感染发生；③产妇知晓产后复查时间			现场抽查
血糖监测合格率	严格执行医嘱，按时监测末梢血糖，并根据患者的病情及所测血糖值动态进行血糖监测，以便为医生诊治提供信息			现场抽查
血糖控制稳定率	妊娠合并糖尿病的血糖控制目标：餐前血糖≤5.3mmol/L，餐后2小时血糖≤6.7mmol/L，夜间血糖不低于3.3mmol/L			现场抽查
孕产妇低血糖发生率	①测孕产妇末梢血糖值＜3.3mmol/L；②孕产妇出现肌肉颤抖、心悸、出汗、饥饿感、软弱无力、紧张、焦虑、流涎、面色苍白、心率加快、四肢冰冷等	发生例次	总人数	HIS系统提取

（冯　婷　柯　静）

343

五十四、卵巢囊肿（经腹腔镜手术）患者护理管理合格率

（一）指标定义及结构

卵巢囊肿是常见的妇科疾病，可发生于任何年龄。形成的原因与环境、饮食、激素、感染等因素有关。根据囊肿的不同类型和患者的不同情况，可采用不同的治疗方法。临床上发现有卵巢囊肿，但是没有任何症状，医生通常会对患者进行观察，如果囊肿自行消失则不需治疗。体积较小者，医生可能给予药物治疗。如果囊肿持续存在或增大、有恶变的风险（如绝经后妇女出现卵巢囊肿）、或发生破裂、扭转时，需手术治疗（经腹腔镜手术），一般预后较好。

2. 卵巢囊肿（经腹腔镜手术）患者护理管理合格率

一级指标	二级指标	三级指标	指标维度
卵巢囊肿（经腹腔镜手术）患者护理管理合格率	健康教育	术前健康知识知晓率	结构指标
	术后快速康复	术后饮食管理合格率	过程指标
		术后早期尿管拔除率	
	术后并发症	术后腹胀发生率	结果指标
		术后留置尿管所致尿路感染发生率	

（二）计算公式

$$术前健康知识知晓率 = \frac{同期抽查术前健康知识知晓人数}{统计周期内抽查术前健康知识知晓总人数} \times 100\%$$

$$术后饮食管理合格率 = \frac{同期抽查术后饮食管理合格人数}{统计周期内抽查术后饮食管理合格总人数} \times 100\%$$

$$术后早期尿管拔除率 = \frac{同期术后6 \sim 8小时拔除尿管人数}{统计周期内手术当天留置尿管人数} \times 100\%$$

$$术后腹胀发生率 = \frac{同期术后腹胀发生人数}{统计周期内术后患者总人数} \times 100\%$$

$$术后留置尿管所致尿路感染发生率 = \frac{同期术后留置尿管所致尿路感染人数}{统计周期内术后留置尿管总人数} \times 100\%$$

1. 分子说明

（1）结构、过程指标：按照统计周期内使用《卵巢囊肿（经腹腔镜手术）患者护理管理查检表》进行督查，每个条目抽查 5 人次，对评价依据内容完全做到的记为合格人数，未完全做到的记为不合格人数。

（2）结果指标：统计周期内卵巢囊肿（经腹腔镜手术）患者发生腹胀、尿路感染人数。

2. 分母说明

（1）结构、过程指标：统计周期内使用《卵巢囊肿（经腹腔镜手术）患者护理管理查检表》进行督查的人数。

（2）结果指标：统计周期内卵巢囊肿（经腹腔镜手术）患者总人数。

3. 纳入标准　统计周期内所有卵巢囊肿经腹腔镜手术的患者。

4. 排除标准　卵巢囊肿经腹手术的患者。

（三）数据统计

1. 统计周期为每月。

2. 全年值不可以采取各月均值获取，应直接通过公式计算。

3. 每个统计周期均应完成数据汇总。

（四）指标意义

卵巢囊肿一经确诊，首选手术治疗。手术后，腹胀、尿路感染是患者常见的并发症。监督并指导护理人员做好卵巢囊肿（经腹腔镜手术）患者的管理，有利于及时发现护理环节的薄弱点，提高护理质量，从而预防和减少术后并发症的发生，加快患者的康复。

（五）评价标准

卵巢囊肿（经腹腔镜手术）患者护理管理查检表

三级指标名称	评价依据	合格人数	不合格人数	监测方法
术前健康知识知晓率	患者知晓：①饮食：术前夜 24 点后禁食禁饮；术后肛门未排气进食全流质，排气后半流质，排便后普食。②术后不能下床时，床上踝泵运动、床上翻身。③咳嗽、打喷嚏时采用伤口自护方法。④疼痛数字评估，4 分及以上可给予镇痛处理。⑤早期拔尿管可预防尿路感染。⑥早期下床活动可防止下肢深静脉血栓形成，促进肛门排气和消化功能的恢复			现场抽查

三级指标名称	评价依据	合格人数	不合格人数	监测方法
术后饮食管理合格率	患者无特殊情况：①术后半小时饮水 5～10ml；②术后 2 小时饮水 20～50ml；③术后 4～6 小时进食营养粉 50～100ml			现场抽查
术后早期尿管拔除率	患者手术后 6～8 小时内，遵医嘱给予拔除尿管			HIS 系统提取
术后腹胀发生率	①患者自诉腹胀；②视诊腹部膨隆；③听诊肠鸣音减弱或消失			HIS 系统提取
术后留置尿管所致尿路感染发生率	留置尿管拔除 48 小时内。①患者自诉小便困难，有尿频、尿急、尿痛；②小便化验有异常征象，细菌培养可呈阳性结果；③寒战、发热，尿道口可有脓性分泌物			HIS 系统提取

（潘绍芝 柯 静）

五十五、子宫肌瘤（经腹全子宫切除手术）患者护理管理合格率

（一）指标定义及结构

1. 子宫肌瘤 是女性生殖器最常见的良性肿瘤，多见于育龄妇女。据尸检统计，30 岁以上的妇女约 20% 患有子宫肌瘤，但因患者多无或少有临床症状，所以临床报道的子宫肌瘤发生率远低于实际发病率。

2. 子宫肌瘤（经腹全子宫切除手术）患者护理管理合格率

一级指标	二级指标	三级指标	指标维度
子宫肌瘤（经腹全子宫切除手术）患者护理管理合格率	健康教育	术前健康知识知晓率	结构指标
	术后快速康复	术后饮食管理合格率	过程指标
		术后 1 天下床活动率	
		术后口腔清洁管理合格率	
	术后并发症	术后腹胀发生率	结果指标
		术后下呼吸道感染发生率	
		下肢深静脉血栓形成率	
		术后 1 天下床活动所致阴道流血率	

（二）计算公式

$$术前健康知识知晓率 = \frac{同期抽查术前健康知识知晓人数}{统计周期内抽查术前健康知识知晓总人数} \times 100\%$$

$$术后饮食管理合格率 = \frac{同期术后饮食管理合格人数}{统计周期内手术患者总人数} \times 100\%$$

$$术后1天下床活动率 = \frac{同期术后1天下床活动合格人数}{统计周期内手术患者总人数} \times 100\%$$

$$术后口腔清洁管理合格率 = \frac{同期术后口腔清洁合格人数}{统计周期内手术患者总人数} \times 100\%$$

$$术后腹胀发生率 = \frac{同期术后腹胀发生人数}{统计周期内手术患者总人数} \times 100\%$$

$$术后下呼吸道感染发生率 = \frac{同期术后发生下呼吸道感染人数}{统计周期内手术患者总人数} \times 100\%$$

$$术后下肢深静脉血栓形成率 = \frac{同期术后发生下肢深静脉血栓人数}{统计周期内手术患者总人数} \times 100\%$$

$$术后1天下床活动所致阴道流血率 = \frac{同期术后1天下床活动所致阴道流血人数}{统计周期内手术患者总人数} \times 100\%$$

1. 分子说明

（1）结构、过程指标：统计周期内使用《子宫肌瘤（经腹全子宫切除手术）患者护理管理查检表》进行督查，每个条目抽查5人次，对评价依据内容完全做到的记为合格人数，未完全做到的记为不合格人数。

（2）结果指标：统计周期内子宫肌瘤（经腹全子宫切除手术）患者发生腹胀、下呼吸道感染、下肢深静脉血栓形成、术后1天活动所致阴道流血发生人数。

2. 分母说明

（1）结构、过程指标：统计周期内使用《子宫肌瘤（经腹全子宫切除手术）患者护理管理查检表》进行督查的人数。

（2）结果指标：统计周期内子宫肌瘤（经腹全子宫切除手术）患者总人数。

3. 纳入标准　统计周期内所有子宫肌瘤行经腹全子宫切除手术的患者。

4. 排除标准　非经腹的全子宫切除术、子宫肌瘤剔除手术及用其他方法治疗的患者。

（三）数据统计

1. 统计周期为每月。
2. 全年值不可以采取各月均值获取，应直接通过公式计算。
3. 每个统计周期均应完成数据汇总。

（四）指标意义

手术是目前治疗子宫肌瘤的主要方法。手术后，腹胀、下呼吸道感染、下肢深静脉血栓形成及阴道流血是患者常见的并发症。监督并做好子宫肌瘤（经腹全子宫切除手术）患者的管理有利于及时发现护理环节的薄弱点，以提高护理质量，预防和减少并发症的发生，加快患者的康复。

（五）评价标准

子宫肌瘤（经腹全子宫切除手术）患者护理管理查检表

三级指标名称	评价依据	合格人数	不合格人数	监测方法
术前健康知识知晓率	患者知晓：①饮食：术前夜 24 点后禁食禁饮，术后肛门未排气进食全流质，排气后半流质，排便后普食；②术后不能下床时，床上踝泵运动、床上翻身；③咳嗽、打喷嚏时采用伤口自护方法；④疼痛数字评估，4 分及以上可给予镇痛处理；⑤早期拔尿管可预防尿路感染；⑥早期下床活动可防止下肢深静脉血栓形成，促进肛门排气及消化功能的恢复；⑦漱口液漱口 4 次（三餐后，睡前）／日			现场抽查
术后饮食管理合格率	患者无特殊情况：①术后半小时饮水 5 ~ 10ml；②术后 2 小时饮水 20 ~ 50ml；③术后 4 ~ 6 小时进食营养粉 50 ~ 100ml			现场抽查
术后 1 天下床活动率	患者术后 24 ~ 36 小时能下床活动			现场抽查
术后口腔清洁管理合格率	患者术后继续使用漱口液漱口 4 次（三餐后，睡前）／日			现场抽查
术后腹胀发生率	①患者自诉腹胀；②视诊腹部膨隆；③听诊肠鸣音减弱或消失			HIS 系统提取

续表

三级指标名称	评价依据	合格人数	不合格人数	监测方法
术后下呼吸道感染发生率	患者术后出现：①咳嗽、咳痰；②X 线检查提示肺部感染；③可伴有体温异常			HIS 系统提取
下肢深静脉血栓形成率	患者术后出现：①下肢酸胀感和/或肿胀、疼痛；②小腿腓肠肌压痛；③B 超提示下肢深静脉血栓形成			HIS 系统提取
术后 1 天下床活动所致阴道流血率	患者术后 24～36 小时下床活动后出现阴道流血，呈鲜红色			HIS 系统提取

（潘绍芝 柯 静）

参考文献

［1］ 么莉. 护理敏感质量指标监测基本数据集实时指南（2018 版）［M］北京：人民卫生出版社，2018.

［2］ 国家卫生健康委医政医管局. 三级医院评审标准（2020 年版）［M］. 北京：人民卫生出版社，2020.

［3］ 中华人民共和国国家卫生和计划委员会. WS/T 431—2013. 护理分级［S］. 北京：中国质检出版社，2014.

［4］ 中华人民共和国国家卫生计划委会员. WS/T 510—2016. 护理分级［S］. 北京：中国标准出版社，2016.

［5］ 李环廷，魏丽丽，黄霞. 护理质量管理指标解读（2019 版）［M］. 北京：中国科技出版传媒股份有限公司，2019：36 – 39.

［6］ 中华人民共和国国务院麻醉药品和精神药品管理条例［M］. 北京：中国法制出版社，2019.

［7］ 蒋琪霞. 压疮护理学［M］. 北京：人民卫生出版社，2015.

［8］ 复旦大学 JBI 循证护理合作中心《住院患者跌倒预防临床实践指南》. 2011.

［9］ 涂丽.《住院患者高危导管滑脱护理评估表》在心脏专科医院的应用及护理体会［J］. 当代护士（下旬刊），2014（05）：181 – 183.

［10］ 杜鹃. 住院患者导管脱落风险评估表的设计［J］. 华西医学，2015，30（7）：1291 – 1295.

［11］ 陈越，罗凤，石果，等. 96 例乳腺癌患者 PICC 非计划拔管原因分析与对策［J］. 中国地方病防治杂志，2014，29（S1）：14 + 17.

［12］ 冷希圣，韦军民，刘连新等. 普通外科围手术期疼痛处理专家共识［J］. 2015，30（2）：166 – 173.

［13］ 中华护理学会. T/CNAS 01—2019. 成人癌性疼痛护理［S］.［EB/OL］（2019 – 11 – 10）. https：//www. bzw86. com/119149. html.

［14］ 中华人民共和国国家卫生健康委员会. 癌症疼痛诊疗规范（2018 年版）.［EB/OL］.（2018 – 08 – 27）. http：//www. nhc. gov. cn/ewebeditor/uploadfile/2018/09/20180918161638365. docx.

［15］ 急诊预检分诊专家共识组，史冬雷，刘晓颖，周瑛执笔. 急诊预检分诊专家共识. 2018.

［16］ 中华人民共和国卫生部. WS/T390 – 2012《医院急诊科规范化流程》中华人民共和国卫生执业标准［S］. 2013 – 02 – 01.

［17］ 主管医院协会编写. 三级综合医院评审标准实施细则（2011 年版）［M］. 北京：人民卫生出版社，2011. 3. 三级综合医院评审标准实施细则（2018 年版）试用版

［18］ 卫生部关于印发《急诊科建设与管理指南（试行）》的通知.［EB/OL］.（2009 – 05 – 25）. http：//www. nhc. gov. cn/bgt/s9509/200906/1239a65afodo4b64af703e9704cf856e. shtml.

［19］ 张波，桂莉. 急危重症护理学（第 4 版）［M］. 北京：人民卫生出版社，2017.

[20] 国家卫生计生委．《急诊专业医疗质量控制指标（2015 年版）》．（2015）252 号．

[21] 中华人民共和国卫生部．急诊患者病情分级指导原则（征求意见稿）［J］．中华危重症医学杂志（电子版），2011，（4）：241－243．DOI：10. 3877/cma. j. issn. 1674—6880. 201 1.04 006.

[22] 中华人民共和国卫生部. WS/T 390－2012. 医院急诊科规范化流程［S］．［EB/OL］（2012－09－03）. http：//www. 9001．net/cn/xiazai/185995．html.

[23] 金静芬，郭芝廷．国内三甲医院急诊预检分诊现状与对策研究［J］．中华急诊医学杂志，2015，24（4）：458－461.

[24] 中华护理学会急诊专业委员会，浙江省急诊医学质量控制中心．急诊预检分级分诊标准［J］．中华急诊医学杂志，2016，25（4）：415. 417. DOI：10. 3760/cma. j. issn. 1671－0282. 2016. 04. 004.

[25] 金静芬，陈水红，张茂，等．急诊预检分级分诊标准的构建研究［J］．中华急诊医学杂志，2016，25（4）：527—531. DOI：10. 3760/cma. J. issn. 1671－0282. 016. 04. 30.

[26] 魏丽丽．清单式护理管理实践［M］．北京：科学出版社，2019.

[27] （美）约翰·E. 坎贝尔，（美）罗伊·L. 艾尔森．国际创伤生命支持教程［M］．国际创伤生命支持中国分部（120），译．北京：科学出版社，2018.

[28] 李小寒，尚少梅．基础护理学［M］．北京：人民卫生出版社，2017：407－411.

[29] 中华医学会重症医学分会．呼吸机相关性肺炎诊断. 预防和治疗指南（2013）［J］．中华内科杂志，2013，52（6），524－543.

[30] 李黎明．呼吸机相关性肺炎零容忍：从指南到实践［C］．国家卫生计生委，2016.

[31] 邢辰. 2018 版中国成人 HAP/VAP 指南解读：专访解放军总医院呼吸科主任刘又宁教授［J］．中华医学信息导报，2018，33（17）：1.

[32] 国家卫生健康委办公厅．血管导管相关感染预防与控制指南（2021 版）［J］．传染病信息，2021，34（4）：289－290，295.

[33] 静脉治疗护理技术操作规范［J］．中国护理管理，2014，（1）：1－3.

[34] 高月英，申蕊娟，苏琳．《静脉治疗护理技术操作规范》的解读与临床实践［J］．护理研究，2014，028（11）：4179－4180.

[35] 胡力云．导尿管相关尿路感染预防指南的循证实践研究［D］．北京：北京中医药大学，2016.

[36] 文丽，朱政，彭德珍，等．长期留置导尿管患者导管相关性尿路感染预防护理的最佳证据总结［J］．护士进修杂志，2019（16）：1473－1477.

[37] 陈思仙．综合护理干预在降低腰椎穿刺患者并发症发生率中的应用［J］．当代护士，2020，27（30）：123－124.

[38] 窦祖林．吞咽障碍评估与治疗［M］．第 2 版．北京：人民卫生出版社，2017.

[39] 四川大学华西循证护理中心，中华护理学会护理管理专业委员会，中华医学会神经外科学分会．中国卒中肠内营养护理指南［J］．中国循证医学杂志，2021，21（6）：628－641.

[40] 中国吞咽障碍康复评估与治疗专家共识组．中国吞咽障碍评估与治疗专家共识（2017 版）［J］．中华物理医学与康复杂志，2018，40（1）：1－10.

[41] 宗敏茹，庞灵，郑兰娥，等．间歇性管饲结合吞咽训练对脑卒中吞咽障碍患者的影响［J］．中华物理医学与康复杂志，2017，39（12）：932－933.

[42] 蔡卫新，尹志科，张冉，等．脑卒中患者护理质量控制系统的构建及应用研究［J］．中华护理杂志，2020，55（11）：1612－1619.

［43］中国卒中营养标准化管理专家委员会．中国卒中营养标准化管理专家共识［J］．中国卒中杂志，2020，15（6）：681-689.

［44］中国卒中吞咽障碍与营养管理共识专家组，中国卒中学会，国家神经系统疾病临床医学研究中心，国家神经系统疾病医疗质量控制中心．中国卒中吞咽障碍与营养管理手册［J］．中国卒中杂志，2019，14（11）：1153-1169.

［45］ZHANG J，ZHAO X，WANG A，et al. Emerging malnutrition during hospitalisation independently predicts poor 3-month outcomes after acute stroke：data from a Chinese cohort［J］. Asia Pac J Clin Nutr，2015，24（3）：379-386.

［46］STAVROULAKIS T，MCDERMOTT C J. Enteral feeding in neurological disorders［J］. Pract Neurol，2016，16（5）：352-361.

［47］MCCLAVE S A，DIBAISE J K，MULLIN G E，et al. ACG clinical guideline：nutrition therapy in the adult hospitalized patient［J］. Am J Gastroenterol，2016，111（3）：315-334，quiz 335.

［48］薛慎伍，王辉．老年性脑卒中吞咽障碍患者营养支持研究进展［J］．中国老年学杂志，2015，（8）：2285-2288.

［49］国家卫生健康委脑卒中防治工程委员会．中国脑卒中防治指导规范（合订本）［M］．第2版．北京：人民卫生出版社，2021：70-160.

［50］陈丹，刘圣香．以家庭为中心的群组式健康管理在缺血性脑卒中病人二级预防中的应用效果［J］．护理研究，2021，35（3）：514-518.

［51］中华医学会神经病学分会，中华医学会神经病学分会脑血管病学组．中国缺血性脑卒中和短暂性脑缺血发作二级预防指南2014［J］．中华神经科杂志，2015，48（4）：258-273.

［52］中国卒中学会急救医学分会，中华医学会急诊医学分会卒中学组，中国老年医学学会急诊医学分会，急救与创伤研究教育部重点实验室．卒中相关性肺炎诊治中国专家共识（2019更新版）［J］．中国急救医学，2019，39（12）：1135-1143.

［53］庄娜，王园园．Beck口腔评分指导下不同口腔擦洗频次在急性脑卒中患者中的应用价值［J］．医学临床研究，2019，36（1）：115-117.

［54］单淑慧，刘丽丽，罗永梅，等．Padua量表与Wells量表对脑卒中并发深静脉血栓形成预测效果的对比分析［J］．中华现代护理杂志，2019，25（9）：1072-1075.

［55］MONTI M，VINCENTELLI G M，MURDOLO G，et al. Venous thromboembolism in critically ill patients：analysis of the main age-related risk factors and definition of specific scores［J］. Recenti Prog Med，2016，107（9）：480-484. DOI：10.1701/2354.25228.

［56］彭健，陈祎婷，沈蓝君，等．预防脑卒中后深静脉血栓的最佳证据总结［J］．护士进修杂志，2020，35（11）：1001-1005.

［57］《中国血栓性疾病防治指南》专家委员会．中国血栓性疾病防治指南［J］．中华医学杂志，2018，98（36）：2861-2888.

［58］葛均波，徐永健，王辰．内科学［M］．第9版．北京：人民卫生出版社，2019：146-149.

［59］胡振红，王文，毛从政，等．肺康复运动训练在慢性阻塞性肺疾病中的应用与进展［J］．中华结核和呼吸杂志，2018，41（5）：359-361.

［60］谢欲晓，卢茜，段亚景，等．肺康复的发展现状与展望［J］．华西医学，2019，34（5）：498-502.

［61］中华护理学会．T/CNAS08-2019．成人氧气吸入疗法护理［S］．［EB/OL］（2019-11-10）. http：//www．bzw86．com/119156．html．

[62] 李际强，白晓辉，蔡倩，等．肺康复运动处方指南解读（ATS／ERS、BTS、ACSM 及 AACVPR）[J]．临床肺科杂志，2020，25（1）：151－154．

[63] 李平东，宫玉翠，陈洁雅，等．肺康复专科护理核心能力指标的构建 [J]．中华护理杂志，2020，55（8）：1133－1139．

[64] 刘江生．中国心脏康复病学的发展及现状 [J]．中国康复理论与实践，2010，5（16）：406－407．

[65] 陈伟伟，高润霖，刘力生，等．中国心血管病报告 2017 概要 [J]．中国循环杂志，2018，33（1）：1－8．

[66] 许晶晶．心血管病的心脏康复 [J]．中国循环杂志，2013，28（8），635－636．

[67] 胡大一．中国心脏康复的现状与发展思路 [J]．中国实用内科杂志，2017，37（7）：581－582．

[68] 刘江生．中国心脏康复病学的发展及现状 [J]．中国康复理论与实践，2010，5（16）：406－407．

[69] 庞鑫，郭冬梅，李敏．应用标准化管理方案对消化内镜中心护理工作效率的提升分析 [J]．特别健康，2021，（20）：172－173．

[70] 杨艳，潘萍．评价 PDCA 管理对消化内镜健康教育检查的干预价值 [J]．养生保健指南，2021，（10）：257．

[71] 胡利利，李秀香，贾彩凤，等．品管圈对提高结肠镜肠道准备清洁度达标率的研究 [J]．中国药物与临床，2020，20（1）：137－139．

[72] 亢媛，黄福秀，亢君．标准化护理在消化内镜室护理质量管理中的应用效果 [J]．中华现代护理杂志，2016，22（15）：2187－2189．

[73] 杨秀婷，李晓微，李长峰．急诊消化内镜诊疗过程中的护理风险管理 [J]．长春中医药大学学报，2020，36（6）：1300－1302．

[74] 程新，郭华，朱苏倩．PDCA 在提高消化科住院患者肠道准备合格率中的运用 [J]．当代护士（下旬刊），2020，27（7）：176－178．

[75] 王海燕．标准化护理在消化内镜室护理质量管理中的应用价值体会 [J]．健康必读，2018，（18）：292．

[76] 中国医师协会内镜医师分会消化内镜专业委员会，中国抗癌协会肿瘤内镜学专业委员会．中国消化内镜诊疗相关肠道准备指南（2019，上海）[J]．中华消化内镜杂志，2019，36（7）：457－469．

[77] 丁文霞，马苏，陈佳，等．集束化护理策略在无痛胃肠镜联合检查患者安全管理中的应用 [J]．中华消化内镜杂志，2019，36（11）：850－852．

[78] 李红辉．心理护理干预对消化内镜检查患者的应用效果及对心理焦虑情绪的影响 [J]．中国保健营养，2021，31（17）：13．

[79] 苏越，奚美娟，周燕婷．舒适护理对无痛消化内镜检查患者心理状况及护理质量的影响 [J]．养生保健指南，2021，（28）：225．

[80] 赵欢，丁姗姗．精准护理干预在结肠镜检查患者肠道准备中的应用效果分析 [J]．中国医药科学，2021，11（8）：121－123，162．

[81] 中华人民共和国国家卫生健康委员会．国家卫生健康委关于印发三级医院评审标准（2020 年版）的通知 [EB/OL]，（2020－12－28）．http：//www．nhc．gov．cn/yzygj/s7657/202012/

c46f97f475da4d60be21641559417aaf. shtml.

[82] 余英豪，郑智勇. IgA 肾病分类的国际共识：2009 牛津分类法介绍 [J]. 临床与实验病理学杂志，2011，27（3）：227 – 229.

[83] 中华医学会. 临床诊疗指南（肾脏病学分册）[M]. 北京：人民卫生出版社，2011：39 – 43.

[84] KDIGO Board Members. KDIGO clinical practice guideline for glomeru lonephris [J]. Kidney International Supplements，2012（2）：209 – 217.

[85] 李世军译，刘志红校. 改善全球肾脏病预后组织（KDIGO）临床实践指南：肾小球肾炎 [J]. 肾脏病与透析肾移植杂志，2012，21（3）：260 – 267.

[86] 陈玲，吴小燕. IgA 肾病临床诊治指南（解读）[J]. 临床内科杂志，2015，32（5）：358 – 360.

[87] 中国成人肾病综合征免疫抑制治疗专家组. 中国成人肾病综合征免疫抑制治疗专家共识 [J]. 中华肾脏病杂志，2014，30（6）：467 – 474.

[88] 陈香美. 血液净化标准操作规程 [M]. 北京：人民军医出版社，2020.

[89] 季大玺，徐斌. 血液透析用水质量与患者远期预后 [J]. 肾脏病与透析肾移植杂志，2012，21（6）：540 – 541.

[90] 邓祥，李争，袁萍. B 浓缩液不同配置方法所制备的透析液中所含微生物的定量研究 [J]. 中国血液净化，2014，13（4）：340 – 343.

[91] 梁丽. 2014—2018 年徐州市血液透析用水和透析液污染状况调查 [J]. 中国校医，2019，33（10）：779 – 780，789.

[92] 陈海红，高雪芬，梁桢，等. 配制容器消毒次数对浓缩 B 液染菌量的影响研究 [J]. 中国感染控制杂志，2015，14（3）：188 – 191.

[93] 田茹. 透析用水的细菌培养方法 [J]. 中国血液净化，2011，10（11）：624 – 629.

[94] 张飞鸿，王聪，周怡. 血液透析机消毒作用的探讨 [J]. 中国医学装备，2010，7（3）：11 – 14.

[95] 李燕，王元芝，高岸英，等. 医院感染管理持续质量改进应用于血液透析室的效果评价 [J]. 中华医院感染学杂志，2016，26（5）：1170 – 1172.

[96] 王玉柱，叶朝阳，金其庄. 中国血液透析用血管通路专家共识 [J]. 中国血液净化，2014，13（8）：549 – 558.

[97] KATNENI R，HEDAYATI S. Central venous catheter-related bacteremia in chronic hemodialysis patients：epidemiology and evidence-based management [J]. Nat Clin Pract Nephrol，2007，3（5）：256 – 66.

[98] 纪春芬. 不同浓度肝素在血液透析中心静脉导管封管中应用效果 [J]. 中国临床护理，2016，8（3）：218 – 220.

[99] 朱红梅，伍刚，吉小静，等. 不同浓度尿激酶联合肝素封管在静脉导管溶栓中的应用 [J]. 护理实践与研究，2014，11（11）：31 – 32.

[100] 冷盛君，顾蔷怡. 集束化护理对血液透析导管相关性血流感染的预防效果 [J]. 中国继续医学教育，2016，8（29）：234 – 235.

[101] 向晶，马志芳，肖光辉，等. 血液透析用血管通路护理操作指南 [M]. 北京：人民卫生出版社，2015：50.

[102] 潘春勤，周学才，刘杰. 维持性血液透析慢性肾功能衰竭患者死亡原因调查及相关因素分析 [J].中国医药导报，2013，10（19）：65.

[103] 薛平，梅思静．体质量增长对维持性血液患者透析期间的影响［J］．齐鲁护理杂志，2014，20（17）：52 – 53.

[104] 王质刚．血液净化［M］．北京：北京科学技术出版社，2016：264.

[105] 吴晓芸，白莹，李迎婕，等．认知行为护理干预对慢性肾衰血液透析治疗患者肾功能及生存质量的影响［J］．海南医学，2017（6）：169 – 171.

[106] 梁秀．维持性血液透析患者液体摄入依从性及影响因素的研究进展［J］．中华现代护理杂志，2013，19（34）：4211 – 4213.

[107] Resar R, Pronovost P, Haraden C, et al. Using a bundle approach to improve ventilator care processes and reduce ventilator – associated pneumonia［J］. J Qual Patient Saf, 2005, 31（5）：243 – 248.

[108] 乔娟，单岩，徐兆萍，等．维持性血液透析患者体重增加曲线图的设计与应用［J］．中华护理杂志，2013，48（10）：882 – 884.

[109] Rivara MB, Soohoo M, Streja E, et al. Association of vascular access type with mortality, hospitalization, and transfer to in – center hemodialysis in patients undergoing home hemodialysis［J］. Clin J Am Soc Nephrol, 2016, 11（2）：298 – 307.

[110] Pietro R, Palmer SC, Oliver MJ, et al. Associations between hemodialysis access type and clinical outcomes: a systematic review［J］. J Am Soc Nephrol, 2013, 24（3）：465 – 473.

[111] 中国医院协会血液净化中心分会血液通路工作组．中国血液透析用血管通路专家共识（第2版）［J］．中国血液净化，2019，18（6）：365 – 381.

[112] 易海飞，褚杏华，刘少平，等．维持性透析患者的动静脉内瘘穿刺角度研究［J］．中国中西医结合肾病杂志，2019，20（1）：71 – 73.

[113] 田淋，蔡明玉，唐利．维持性血液透析患者自体动静脉内瘘术后早期失功影响因素的调查研究［J］．护理实践与研究，2019，16（23）：15 – 17.

[114] 段晓芬，张小琴，梁艳．维持性血液透析患者自我效能感与动静脉内瘘维护质量相关性分析［J］．齐鲁护理杂志，2020，26（19）：88 – 90.

[115] 高娟．血液科护理敏感质量指标的构建与应用［D］．南京：南京中医药大学，2019.

[116] 王宁．血液科护理敏感质量指标的构建［J］．人人健康，2020，（9）：209.

[117] 张健坤，曾妮妮．恶性血液病化疗后口腔黏膜炎的护理及治疗研究进展［J］．家庭医药，2019，（1）：344.

[118] 刘娜，胡伟，颜霞，等．造血干细胞移植病人肛周感染的护理进展［J］．全科护理，2021，19（22）：3058 – 3061.

[119] 罗健，徐玉兰．风湿免疫科临床护理思维与实践［M］．北京：人民卫生出版社，2014.

[120] 连芬萍，王秀丽，唐玉萍．风湿免疫科专科护士实操手册［M］．长春：吉林大学出版社，2020.

[121] 徐建萍，贾彬．风湿免疫科疾病观察与护理技能［M］．北京：中国医药科技出版社，2019.

[122] 中华医学会糖尿病学分会．中国2型糖尿病防治指南（2020版）［J］．中华糖尿病杂志，2021，13（4）：317 – 411.

[123] 袁丽，熊真真．糖尿病护理与管理［M］．北京：人民卫生出版社，2013.

[124] 纪立农，郭晓惠，黄金，等．中国糖尿病药物注射技术指南（2016年版）［J］．中华糖尿病杂志，2017，9（2）：79 – 105.

［125］郑守华．临床肿瘤护理学（2008 版）［M］．北京：人民卫生出版社，2008．

［126］陈海燕．规范化癌痛护理模式在肿瘤内科晚期放化疗癌痛患者中的实践研究［J］．心理月刊，2019，14（7）：64．

［127］宋福婷，张万华，李宁宁，等．规范化癌痛护理干预对晚期癌痛患者焦虑抑郁及生活质量的影响［J］．中国临床研究，2017，30（10）：1432－1434．

［128］姜荣．规范化癌痛护理对癌痛患者生活质量的影响［J］．山西医药杂志，2016，45（12）：1481－1483．

［129］王刚会．规范化护理方案在改善癌性疼痛患者疼痛中的作用［J］．海军医学杂志，2016，1637（2）：147－150．

［130］中心静脉血管通路装置安全管理专家组．中心静脉血管通路装置安全管理专家共识（2019 版）［J］．中华外科杂志，2020，58（4）：261－272．

［131］秦竹，张胜．中医食疗养生学［M］．北京：中国中医药出版社，2017．

［132］冼绍祥，全小明．中国专科专病护理常规［M］．北京：人民军医出版社，2012：248－249．

［133］谢梦洲，朱天民．中医药膳学［M］．北京：中国中医药出版社，2016．

［134］孙秋华．中医临床护理学［M］．北京：中国中医药出版社，2016．

［135］刘宝华，魏东，杨新庆，等．便秘外科诊治指南（2017）［J］．中华胃肠外科杂志，2017，20（03）：241－243．

［136］中国便秘联谊会，中国医师协会肛肠分会，中国民族医药学会肛肠分会，中华中医药学会肛肠分会．2017 版便秘的分度与临床策略专家共识［J］．中华胃肠外科杂志，2018，21（3）：345－346．

［137］许英华，李伟平，黄珊珊，等．护理质量敏感指标在肛肠科降低术后便秘发生率的应用［J］．实用临床护理学电子杂志，2020，5（13）：133．

［138］左尚宝．临床针灸推拿诊疗指南［M］．天津：天津科学技术出版社，2015．

［139］杨兆民．刺法灸法学［M］．上海：上海科学技术出版社，1996．

［140］万永慧，罗静，褚玉新，等．放射性皮炎的临床分级与护理［J］．护士进修杂志，2016，31（8）：737－739．

［141］付琼，张雅萍，赵振华．放射性皮肤损伤经不同护理措施干预的效果对比［J］．中华全科医学，2020，18（5）：878－881．

［142］熊沫，胡娟．主动性皮肤护理联合临床护理路径对放射性皮炎患者皮损程度、心理状况及疼痛程度的影响［J］．国际护理学杂志，2021，40（8）：1476－1479．

［143］王涛．放射性皮炎的护理进展［J］．中国中医急症，2006，15（10）：1154，1180．

［144］柳华锋，于然，陈辰，等．中医药治疗放射性皮炎的研究进展［J］．中华中医药杂志，2018，33（10）：4568－4570．

［145］刘丽丽．神经外科常用引流管的护理［A］．中华护理学会 2009 年全国神经内、外科护理学术交流论文汇编［C］．中华护理学会，2009，3．

［146］吴欣娟，马玉芬，张毅．神经外科重症护理管理手册［M］．北京：人民卫生出版社，2020．

［147］李乐之，路潜．外科护理学［M］．北京：人民卫生出版社，2016．

［148］杨智勇，王进昆，李向新．神经外科常见疾病的诊断与治疗［M］．昆明：云南民族出版社，2007．

［149］吴素红．临床眼科护理学（2007 版）［M］．北京：人民卫生出版社，2007．

［150］孙兴怀，徐格致．眼科手册（2011 版）［M］．上海：上海科学技术出版社，2011．

［151］陈燕燕．眼耳鼻咽喉口腔科护理学［M］．第 3 版．北京：人民卫生出版社，2014．

［152］吴欣娟．外科护理学［M］．第 6 版．北京：人民卫生出版社，2019：313 – 314．

［153］吴欣娟．静脉治疗护理技术操作规范［S］．北京：中华人民共和国卫生和计划生育委员会，2013．

［154］孙红，陈利芬，郭彩霞等．临床静脉导管维护操作专家共识［J］．中华护理杂志，2019，54（9）：1334 – 1342

［155］李海燕，张玲娟，陆清声．静脉血栓栓塞症防治护理指南［M］．北京：人民卫生出版社，2021．

［156］中华护理学会．T/CNAS10 – 2020．成人肠内营养支持的护理［S］．［EB/OL］（2021 – 02 – 01）．http：//www. bjhlxh. com/about/1811. html．

［157］四川大学华西循证护理中心，中华护理学会护理管理专业委员会、中华医学会神经外科学分会，中国卒中肠内营养护理指南［J］．中国循证医学杂志，2021，21（6）：628 – 641．

［158］赵思雨．基于循证构建肠内营养护理质量敏感指标体系［J］．中华护理杂志，2019，3（54）：344 – 349．

［159］向双琼．构建护理质量敏感指标推动普外科优质护理质量持续改进［J］．中西医结合护理（中英文），2019.5（2）：27 – 31．

［160］严玲霞．胃肠道术后肠内营养管的无缝隙管［J］．吉林医学，2013，4（34）：1974 – 1975．

［161］中华医学会．肠内营养管饲途径临床诊疗指南肠外肠内营养学分册［M］．北京：人民卫生出版社，2010：27 – 30．

［162］刘洁钰，杨莉琴．护理干预在预防下肢深静脉血栓形成中的应用现状［J］．现代医药卫生，2015，31（11）：1647 – 1649．

［163］李明凤．Caprini 血栓风险评估量表对 VTE 分类诊断的临床价值分析［D］．昆明：昆明医科大学，2019．

［164］高小雁，高远，秦柳花．医院内骨科静脉血栓栓塞症护理与管理［M］．北京：北京大学医学出版社，2020．

［165］陈海波，王惠仪，王婷，等．预见性护理对股骨转子间骨折患者 PFNA 术后下肢深静脉血栓形成的影响［J］．护理实践与研究，2019，16（3）：80 – 82．

［166］张浩，陈楚鹰，何久盛，等．老年股骨转子间骨折患者围手术期程序性死亡受体 – 1 表达水平在判断术后感染中的作用［J］．中华创伤骨科杂志，2019，21（9）：752 – 757．

［167］蓝天，周兆文，尹劲，等．骨折内固定术与全髋关节置换术治疗老年股骨颈骨折的临床效果及对降低术后并发症发生率分析［J］．健康大视野，2021（3）：216．

［168］徐叶青，田红军，张忠财，等．探讨采用骨折内固定术与全髋关节置换术治疗老年股骨颈骨折的临床效果［J］．健康大视野，2021，（2）：114．

［169］高小雁．手外科护理与康复（2015 版）［M］．北京：人民卫生出版社，2015：243 – 247．

［170］宋金兰．实用骨科护理技术（2009 版）［M］．北京：科学出版社，2009：100 – 110．

［171］李乐之，路潜．外科护理学［M］．第 6 版．北京：人民卫生出版社，2018．

［172］郭震华，那彦群．实用泌尿外科学［M］．北京：人民卫生出版社，2013．

［173］安力彬，陆虹．妇产科护理学［M］．第 6 版．北京．人民卫生出版社，2017．

［174］谢幸，孔北华，段涛．妇产科学［M］．第 9 版．北京：人民卫生出版社，2018：174 – 175．

［175］常青，刘兴会，邓黎．助产理论与实践［M］．第 2 版．北京：人民军医出版社，2015：254 – 256.

［176］陈玲，张大华．新生儿专科护理学［M］．北京：人民卫生出版社，2020：35 – 39，179 – 181，527 – 528.

［177］赵蒙天，曹晓梅，梅花．母乳中微小 RNA 与新生儿免疫研究进展［J］．中华新生儿科杂志，2021，36（4）：65 – 68.

［178］邵肖梅，叶鸿瑁，丘小汕．实用新生儿学［M］．第 5 版．北京：人民卫生出版社，2019.

［179］李元平．预防小儿尿布皮炎的效果观察及护理［J］．当代护士（中旬刊），2015，22（11）：56 – 58.

［180］罗艳丽．静脉输液治疗手册［M］．第 2 版．北京：科学出版社，2015.

［181］吴玉芬，彭文涛，罗斌．静脉输液治疗学［M］．北京：人民卫生出版社，2012.

［182］郭莉．手术室护理实践指南：2020 年版［M］．北京：人民卫生出版社，2020：122 – 123.

［183］刘春英，王悦．手术室护理质量管理［M］．北京：中国医药科技出版社，2018：145 – 150.

［184］中华医学会健康管理学分会，《中华健康管理学杂志》编辑委员会．健康体检重要异常结果管理专家共识（试行版）［J］．中华健康管理学杂志，2019，13（2）：97 – 101.

［185］《中华健康管理学杂志》编辑委员会，中华医学会健康管理学分会．健康体检质量控制指南［J］．中华健康管理学杂志，2016，10（4）：258 – 264.

［186］中华医学会，中华医学会杂志社，中华医学会全科医学分会，中华医学会消化病学分会幽门螺杆菌学组，中华医学会《中华全科医师杂志》编辑委员会，消化系统疾病基层诊疗指南编写专家组．幽门螺杆菌感染基层诊疗指南（2019 年）［J］．中华全科医师杂志，2020，19（5）：397 – 402.

［187］吴欣娟．临床护理技术操作并发症与应急处理［M］．第 2 版．北京：人民卫生出版社，2011.

［188］蒋红．临床实用护理技术操作规范［M］．北京：人民卫生出版社，2019.

［189］黄珍柳．口服中毒患者洗胃的护理进展［J］．吉林医学，2012，33（5）：1057 – 1059.

［190］周忠娣．洗胃致急性胃穿孔 1 例［J］．实用护理杂志，2001，17（10）：15.

［191］黄淑绸．洗胃效果的影响因素及护理［J］．护士进修杂志，2001，16（5）：381.

［192］中华医学会神经病学分会，中华医学会神经病学分会神经肌肉病学组，中华医学会神经病学分会肌电图与临床神经电生理学组．中国特发性面神经麻痹诊治指南［J］．中华神经科杂志，2016，49（2）：84 – 86.

［193］张治林，丘海峰，罗爱清．针对性护理干预对促进面神经炎患者康复的效果分析［J］．黑龙江医学，2020，10（44）：1450 – 1452.

［194］中华医学会，中华医学会杂志社，中华医学会全科医学分会，中华医学会《中华全科医师杂志》编辑委员会，神经系统疾病基层诊疗指南编写专家组．帕金森病基层诊疗指南（2019 年）［J］．中华全科医师杂志，2020，19（1）：5 – 17.

［195］中华医学会神经病学分会帕金森病及运动障碍学组，中国医师协会神经内科医师分会帕金森病及运动障碍学组．中国帕金森病治疗指南（第四版）［J］．中华神经科志，2020，53（12）：973 – 986.

［196］窦祖林．吞咽障碍评估与治疗［M］．第 2 版．北京：人民卫生出版社，2017：428 – 455.

［197］沈华浩．支气管哮喘防治指南（2016 年版）［J］．中华结核和呼吸杂志，2016，39（9）：675 – 597.

[198] 崔金锐，陈英，徐蓉，等．呼吸内科护理敏感性质量指标体系的构建［J］．中华护理杂志，2016（51）：1285－1291．

[199] 景阳，潘岁月，孙志琴．支气管哮喘护理质量评价指标体系的构建［J］．护理学杂志，2017：32（21）：67－71．

[200] 沈美芳，吴银竹．专科护理质量指标在呼吸内科使用吸入剂患者管理中的应用［J］．护士进修杂志，2017，32（16）：1471－1473．

[201] 韦月兰，冯肖玲，罗连平，等．专科护理质量敏感指标在呼吸内科的应用效果分析［J］．护理实践与研究，2019，16（9）：132－133．

[202] 吕扬，贾燕瑞，高凤莉．呼吸内科护理专业化质量管理体系的科学构建与思考［J］．中华现代护理杂志，2021，27（3）：281－285．

[203] 周亚丽，张焕梅，刘小凡，等．构建支气管哮喘患者护理质量评价指标体系［J］．护理学报，2021，28（15）：63－68．

[204] 中华医学会呼吸病学分会慢性阻塞性肺疾病学组．慢性阻塞性肺疾病诊治指南（2013 年修订版）［J］．中华结核和呼吸杂志，2013（4）：255－264＋3．

[205] 中华医学会，中华医学会杂志社，中华医学会全科医学分会，中华医学会呼吸病学分会慢阻肺学组，中华医学会《中华全科医师杂志》编辑委员会，呼吸系统疾病基层诊疗指南编写专家组．慢性阻塞性肺疾病基层诊疗指南（2018 年）［J］．中华全科医师杂志，2018，17（11）：856－870．

[206] 中华医学会呼吸病学分会呼吸危重症医学学组，中国医师协会呼吸医师分会危重症医学工作委员会．成人经鼻高流量湿化氧疗临床规范应用专家共识［J］．中华结核和呼吸杂志，2019，42（2）：8391．

[207] 中华护理学会．T/CNAS08－2019．成人氧气吸入疗法护理［S］．［EB/OL］．（2019－11－10）．https：//www．bzw86．com/119156．html．

[208] 中国老年医学学会呼吸病学分会慢性阻塞性肺疾病学组．中国老年慢性阻塞性肺疾病临床诊治实践指南［J］．中华结核和呼吸杂志，2020（2）：110－119．

[209] 陈伟伟，高润霖，刘力生，等．中国心血管病报告 2017 概要［J］．中国循环杂志，2018，33：1－8．

[210] 孟晓萍，胡大一 主译．健康的心脏［M］．北京：北京大学医学出社，2017：26．

[211] 崔玲玲，胡慧秀，孙超．慢性心力衰竭管理临床实践指南的质量评价与内容分析［J］．中国护理管理，2021，21（2）：243－248．

[212] 黄红漫，孙璟，刘新兵，等．心力衰竭管理模式探讨［J］．中国循环杂志，2012，27（3）：196－198．

[213] 王晓梅．预见性及针对性护理在肝硬化合并上消化道出血护理中的应用效果探讨［J］．东方药膳，2021，（14）：260－261．

[214] 杨美．以奥马哈系统为基础行个案管理对肝硬化合并消化道出血患者临床结局、生活质量及心理状态的影响［J］．国际护理学杂志，2021，40（3）：467－470．

[215] 李伟，黄立华．个体化护理对肝硬化急性上消化道出血患者依从性的影响观察［J］．现代消化及介入诊疗，2017，22（4）：588－590．

[216] 杨瑞平．评判性思维联合预警性护理对肝硬化合并上消化道出血患者心理状态及并发症的影响［J］．临床医药实践，2021，30（2）：152－156．

［217］陈淑金．综合护理干预在肝硬化合并上消化道出血患者中的应用效果［J］．中国当代医药，2021，28（14）：270 – 273．

［218］周晓英，白雪，赵清天．临床路径管理模式用于肝硬化合并上消化道出血患者护理的价值［J］．现代中西医结合杂志，2020，29（3）：322 – 325．

［219］高倩．心理护理结合健康教育在肝硬化伴消化道出血患者中的临床应用［J］．中国医药指南，2021，19（9）：173 – 174 + 177．

［220］中国医师协会内镜医师分会消化内镜专业委员会．急性非静脉曲张性上消化道出血诊治指南（2018 年，杭州）［J］．中华医学杂志，2019，99（8）：571 – 578．

［221］王甘红，陈轶，徐璐，等．基于饮食管理记录表的阶梯式饮食指导在急性胰腺炎患者中的应用［J］．当代护士（下旬刊），2021，28（3）：59 – 62．

［222］刘凤丽．模块化护理干预在重症急性胰腺炎急诊治疗中的应用［J］．中国药物与临床，2021，21（14）：2577 – 2578．

［223］刘海棠．个性化健康教育对急性胰腺炎患者的护理效果、相关知识知晓率和自我管理能力的影响［J］．中国健康教育，2016，32（3）：278 – 280．

［224］郭晴．探讨集束化护理模式在重症急性胰腺炎（SAP）患者肠内营养管理中的作用［J］．健康必读，2021，（7）：197．

［225］王晖，张洁．多元化健康教育对高脂血症性急性胰腺炎患者健康行为和自我管理能力的影响［J］．临床医学研究与实践，2021，6（18）：171 – 174．

［226］王晓娟．急性胰腺炎患者出院后饮食管理对急性胰腺炎复发的影响分析［J］．中国保健营养，2020，30（10）：295．

［227］张燕，程宏，夏彩霞．生活方式管理在急性胰腺炎患者护理中的应用［J］．齐鲁护理杂志，2019，25（13）：104 – 106．

［228］中华医学会消化病学分会胰腺疾病学组，中华胰腺病杂志编辑委员会，中华消化杂志编辑委员会．中国急性胰腺炎诊治指南（2019 年，沈阳）［J］．中华消化杂志，2019，39（11）：721 – 730．

［229］高甘油三酯血症性急性胰腺炎诊治急诊共识专家组．高甘油三酯血症性急性胰腺炎诊治急诊专家共识［J］．中华急诊医学杂志，2021，30（8）：937 – 947．

［230］周洁，陈冬平，叶朝阳．2019 版 KDOQI 血管通路临床实践指南解读［J］．中国血液净化，2020，19（7）：482 – 491．

［231］ZHANG L X，WANG F，WANG L，et al. Prevalence of chronic kidney disease in China：a cross – sectional survey［J］．Lancet，2012，379（9818）：815 – 822．

［232］ZHANG L，ZHAO M H，ZUO L，et al. China Kidney Disease Network（CK – NET）2015 Annual Date Report［J］．Kidney Int Suppl（2011），2019，9（1）：e1 – e81．

［233］LOK C E，HUBER TS，LEE T，et al. KDOQI Clinical Practice Guideline for Vascular Access：2019 Update［J］．Am J Kidney Dis，2020，75（4）：s1 – s164．

［234］中国医院协会血液净化中心分会血管通路工作组．中国血液透析用血管通路专家共识（第 2 版）［J］．中国血液净化，2019，18（6）：365 – 381．

［235］INS．Infusion therapy standards of practice［J］．Journal of Infusion Nursing，2021（44）：189 – 190．

［236］李春燕．美国 INS2016 版《输液治疗实践标准》要点解读［J］．中国护理管理，2017，17（2）：150 – 153．

[237] 聂钰璐，施月仙，侯姣慧．维持性血液透析患者动静脉内瘘维护的最佳证据分析［J］．中国全科医学，2020，23（6）：742－746.

[238] 李学旺．中国医师协会专科医师培训参考教材：成人原发性肾病综合征治疗专家共识［M］．北京：人民卫生出版社，2011.

[239] SUGIYAMA H，YOKOYAMA H，SATO H，et al. Japan Renal Biopsy Registry：the first nationwide，web-based，and prospective registry system of renal biopsies in Japan［J］. Clin Exp Nephrol，2011，15（4）：493－503.

[240] ZHOU FD，SHEN HY，CHEN M，et al. The renal histopathological spectrum of patients with nephrotic syndrome：an analysis of 1523 patients in a single Chinese centre［J］. Nephrol Dial Transplant，2011，26（12）：3993－3397.

[241] XU X，NING Y，SHANG W，et al. Analysis of 4931 renal biopsy data in central China from 1994 to 2014［J］. Ren Fail，2016，38（7）：1021－1030.

[242] ZHOU F D，ZHAO M H，ZOU W Z，et al. The changing spectrum of primary glomerular diseases within 15 years：a survey of 3331 patients in a single Chinese centre［J］. Nephrol Dial Transplant，2009，24（3）：870－876.

[243] 何娅妮，张炜炜．肾病综合征的流行病学现状［J］．肾病综合征的流行病学现状［J/CD］．中华肾病研究电子杂志，2017，6（4）：149－153.

[244] 张洋洋，曾淑菲，闫冰，等．雷公藤多苷联合糖皮质激素治疗成年人原发性肾病综合征效果的Meta分析［J］．中国全科医学，2017，20（4）：1742－1748.

[245] 黎磊石，刘志红．中国肾脏病学（上册）［M］．北京：中国科学技术出版社，2008：43.

[246] 张建林，汤青云．体重管理在肾病综合征水肿病人中的应用效果［J］．护理研究，2018，32（18）：2964－2967.

[247] 鞠阳，汪小化，仇静波，等．心力衰竭病人体重管理相关知识－信念－行为对称体重依从性的影响［J］．护理研究，2013，27（6A）：1550－1552.

[248] 中国成人肾病综合征免疫抑制治疗专家组．中国成人肾病综合征免疫抑制治疗专家共识［J］．中华肾脏病杂志，2014，30（6）：467－474.

[249] 王宁．血液科护理敏感质量指标的构建［J］．人人健康，2020（9）：209.

[250] 陈敏洁．初治急性早幼粒细胞白血病的护理［J］．大家健康（学术版），2016，10（06）：222.

[251] 刘春梅，丁瑞婷．护理干预在特发性血小板减少性紫癜治疗中的作用［J］．世界最新医学信息文摘，2019，19（74）：323＋325.

[252] 吴欣娟，张春燕．北京协和医院风湿免疫科护理工作指南［M］．北京：人民卫生出版社，2016.

[253] 赵玉沛．北京协和医院医疗诊疗常规：风湿免疫科诊疗常规［M］．北京：人民卫生出版社，2019.

[254] 臧瑜，于虹，李妍，等．肺癌患者症状群的调查研究［J］．中华护理杂志，2016，51（3）：316－320.

[255] NING Y，GAO X，HUANG Y，et al. Clinical significance of procalcitonin and interleukin 6 in pulmonary infection of elderly patients with lung cancertier operation［J］. Cancer Research & Clinic，2017，29（5）：334－337.

[256] SHIN A, OH C M, KIM B W, et al. Lung cancer epidemiology in Korea [J]. Cancer Res Treat, 2017, 49 (3): 616 – 626.

[257] 刘晓琴, 殷丽, 彭丽, 等. 深呼吸训练器在肺癌化疗患者中的应用 [J]. 护理学杂志, 2015, 30 (19): 40 – 41.

[258] 王秋, 晨石丽, 史守梅. 对术后的肺癌患者进行腹式深呼吸训练的效果探讨 [J]. 当代医药论丛, 2018, 16 (16): 210 – 211.

[259] 徐波. 实用肿瘤护理学 [M]. 第 2 版. 北京: 人民卫生出版社, 2015.

[260] 刘晓春. 结肠造口护理质量敏感指标体系的构建与运用 [J]. 临床研究, 2019, 27 (01): 181 – 182.

[261] 郑荣寿, 孙可欣, 张思维, 等. 2015 年中国恶性肿瘤流行情况分析 [J]. 中华肿瘤杂志, 2019, 41 (1): 19 – 28. DOI: 10. 3760/cma. j. issn. 0253 – 3766. 2019. 01. 005.

[262] STEINHAGEN E, COLWELL J, CANNON L M. Intestinal stomaspostoperative stoma care and peristomal skin complications [J]. Clin Colon Rectal Surg, 2017, 30 (3): 184 – 192. DOI: 10. 1055/s – 0037 – 1598159.

[263] SZYMANSKI K M, STCYR D, ALAM T, et al. External stoma and peristomal complications following radical cystectomy and ileal conduit diversion: a systematic review [J]. Ostomy/wound Management, 2010, 56 (1): 28 – 35.

[264] RUDONI C. Peristomal skin irritation and the use of a silicone – based barrier film [J]. Br J Nurs, 2011, 20 (16): S12, S14, S16. DOI: 10. 12968/bjon. 2011. 20. Sup9. S12

[265] 左尚宝. 临床针灸推拿诊疗指南 [M]. 天津: 天津科学技术出版社, 2015.

[266] 孙秋华. 中医护理学 [M]. 第 3 版. 北京: 人民卫生出版社, 2012.

[267] 高鹏翔. 中医学 [M]. 第 8 版. 北京: 人民卫生出版社, 2013

[268] 张绍岚, 何小花. 疾病康复 [M]. 第 2 版. 北京: 人民卫生出版社, 2014.

[269] 燕铁斌, 尹安春. 康复护理学 [M]. 第 4 版. 北京: 人民卫生出版社, 2017.

[270] 范丽婵, 张薇平. 早期康复护理干预对脑卒中偏瘫患者肩关节半脱位的影响 [J]. 齐鲁护理杂志, 2014, 20 (2): 97.

[271] 陆再英, 钟南山. 内科学 [M]. 第 7 版. 北京: 人民卫生出版社, 2008.

[272] 郑彩峨, 李秀云. 康复护理技术操作规程 [M]. 北京: 人民军医出版社, 2014.

[273] 龙何英, 吴雪坚, 黄珊. 纤维支气管镜灌洗治疗老年坠积性肺炎的临床观察研究 [J]. 当代护士, 2019, 26 (4): 46 – 47.

[274] 中国抗癌协会, 中国抗癌协会肿瘤营养与支持治疗专业委员会, 中国抗癌协会肿瘤康复与姑息治疗专业委员会, 中国医师协会营养医师专业委员会, 中国营养学会临床营养分会. 鼻咽癌营养治疗专家共识 [J]. 肿瘤代谢与营养电子杂志, 2018, 5 (1): 30 – 32.

[275] 中国抗癌协会鼻咽癌专业委员会, 李金高, 陈晓钟, 等. 鼻咽癌复发、转移诊断专家共识 [J]. 中华放射肿瘤学杂志, 2018, 27 (1): 7 – 15.

[276] 张玉英, 黄慧玲. 浅谈鼻咽癌患者放疗后功能锻炼 [J]. 健康必读 (下旬刊), 2013, (3): 44 – 44.

[277] 谷铣之. 殷蔚伯. 刘泰福, 等. 癌症放射治疗学 [M]. 第 4 版. 北京: 中国医科大学、中国协和医科大学联合出版社, 2008.

[278] 邵肖梅, 叶鸿瑁, 丘小汕. 实用新生儿学 [M]. 北京: 人民卫生出版社, 2019: 71.

[279] 封志纯，钟梅．实用早产与早产儿学［M］．北京：军事医学科学出版社，2010．

[280] 范玲，张大华．新生儿专科护理［M］．北京：人民卫生出版社，2020：481．

[281] 崔焱，仰曙芬．儿科护理学（第6版）［M］．北京：人民卫生出版社，2017．

[282] 陈超，杜立中，封志纯．新生儿学［M］．北京：人民卫生出版社，2020．

[283] 张玉侠．实用新生儿护理学［M］．北京：人民卫生出版社，2015：408．

[284] 杜立中．新生儿高胆红素血症［M］．北京：人民卫生出版社，2010．

[285] 陈燕燕．眼耳鼻咽喉口腔科护理学［M］．第3版．北京：人民卫生出版社，2014．

[286] 吴欣娟，李庆印．临床护理常规（2019年版）［M］．北京：中国医药科技出版社，2020．

[287] 李秀娥．实用口腔颌面外科护理及技术［M］．北京：科学出版社，2008，5．

[288] 邱蔚六．口腔颌面外科理论与实践［M］．北京：人民卫生出版社，1998．

[289] 王天佑．胸外科围术期肺保护中国专家共识（2019版）［J］．中国胸心血管外科临床杂志，2019，26（9）：835－842．

[290] 江泽飞．中国临床肿瘤学会（CSCO）乳腺癌诊疗指南（2021）［M］．北京：人民卫生出版社，2021．

[291] 中华医学会外科学分会，中华医学会麻醉学分会．加速康复外科中国专家共识及路径管理指南（2018版）［J］．中国实用外科杂志，2018，38（1）：1－20．

[292] 马洪升．日间手术［M］．北京：人民卫生出版社，2016：82．

[293] Gustafason uo, Scott MJ, Hubner M, et al. Guidelines for Perioperative Care in Elective Colorectal Surgery：Enhanced Recovery After Surgery（ERAS）Society Recommendations：2018［J］. World J Surg, 2019（43）：659－695．

[294] 刘娟．护理质量敏感指标在骨科护理管理中的应用［J］．中国卫生产业，2019，16（22）：84－85．

[295] 梁艳．成人住院病人深静脉血栓护理敏感指标体系的构建［J］．护理研究，2020，34（23）：4139－4144．

[296] 孙晋洁，孙永强．基于德尔菲法和分层研究法在胃肠外科专科护理敏感监测指标的构建［J］．护理学报，2018，25（18）：30－33．

[297] 刘春晓．结肠造口护理质量敏感指标体系的构建与运用［J］．临床研究，2019，27（1）：181－182．

[298] 柴翠萍，谢秀霞．急性脊柱脊髓损伤患者肺部感染的相关因素分析及预防［J］．护士进修杂志，2008（6）：541－542．

[299] 彭婷，陈邦菊．护理干预在预防颈髓损伤患者肺部感染的临床应用［J］．中华肺部疾病杂志（电子版），2019，12（6）：802－803．

[300] 黄春燕，邓爱群，许明．NBAS－APS模式在脆性骨折患者围手术期疼痛管理中的应用［J］．广州医科大学学报，2021，49（1）：100－103．

[301] 万丽，赵晴，陈军，等．疼痛评估量表应用的中国专家共识（2020版）［J］．中华疼痛学杂志，2020，16（3）：177－187．

[302] 刘洁钰，杨莉琴．护理干预在预防下肢深静脉血栓形成中的应用现状［J］．现代医药卫生，2015，31（11）：1647－1649．

[303] 高小雁，高远，秦柳花．医院内骨科静脉血栓栓塞症护理与管理［M］．北京：北京大学医学出版社，2020．

［304］李怀木，方玮，韩雪昆，等．人工全髋关节置换治疗成人股骨颈骨折内固定术后股骨头坏死［J］．国际病理科学与临床杂志，2019，39（11）：2462－2466．

［305］黄才亮．全髋关节置换术对34例股骨颈骨折及股骨头坏死患者髋关节功能的影响［J］．上海医药，2019，40（23）：61－63．

［306］祝恩青．髋关节置换术治疗老年人股骨颈骨折和股骨头坏死的临床分析［J］．中国实用医药，2019，14（34）：83－84．

［307］黄丽槐，黄钢勇，吴建国，等．股骨颈骨折行髋关节置换术患者血沉、C反应蛋白和D－二聚体的变化及临床意义［J］．中华老年骨科与康复电子杂志，2019，（2）：62－67．

［308］何晓真．实用骨科护理学（2001版）［M］．河南：河南医科大学出版社，1999：501－504．

［309］高小雁．创伤骨科护理（2020版）［M］．北京：北京大学医学出版社，2014：27－31．

［310］高小雁．积水潭手外科护理与康复（2015版）［M］北京：人民卫生出版社，2015：148－158．

［311］鲁雪梅，高小雁．积水潭骨科术后常见并发症的护理（2020版）［M］．北京：北京大学医学出版社，2020：20－24．

［312］田光磊．格林手外科手术学（2012版）［M］．北京：人民军医出版社，2012：151－155．

［313］郭震华，那彦群．实用泌尿外科学［M］．北京：人民卫生出版社，2013．

［314］谢幸，孔北华，段涛．妇产科学［M］．第9版．北京：人民卫生出版社，2018：83－89．

［315］安力彬，陆虹．妇产科护理学［M］．第6版．北京．人民卫生出版社，2017：149－155．

［316］国家卫生健康委员会．关于印发母婴安全行动计划（2018—2020年）和健康儿童行动计划（2018—2020年）的通知．国卫妇幼发［2018］9号．［EB/OL］．（2018－04－27）．http：//www．nhc．gov．cn/jkfpwlz/zcwjlge/201902/1e050616afc048ac8ca3681dd5fdzboa．shtml．